“十二五”职业教育国家规划教材
经全国职业教育教材审定委员会审定

HULIXUE DAOLUN

护理学导论

（第2版）

杨新月 主编

高等教育出版社·北京

内容提要

本书是“十二五”职业教育国家规划教材。

本书的编写宗旨是以培养学生良好的职业素质为核心，以培养实用型人才为目标，在整体护理观念的指导下，使学生具有现代的护理理念、必要的护理理论知识，并能初步运用所学护理理论和知识指导临床实践，为护理对象服务。本书共分九章，内容包括护理学与护理专业、护士的素质与角色功能、护理学的基本概念、文化与护理、护患关系与沟通交流、护理学相关理论、护理学理论、护理程序、健康教育。

本书可作为高职高专护理专业的教学用书，也可作为从事护理工作人员的参考书。

图书在版编目（CIP）数据

护理学导论 / 杨新月主编 . --2 版 . -- 北京：高等教育出版社，2015.1

ISBN 978-7-04-041559-9

Ⅰ . ①护…　Ⅱ . ①杨…　Ⅲ . ①护理学 – 高等职业教育 – 教材　Ⅳ . ① R47

中国版本图书馆 CIP 数据核字（2014）第 273256 号

策划编辑　肖　娴　　责任编辑　肖　娴　　封面设计　李小璐　　版式设计　于　婕
插图绘制　杜晓丹　　责任校对　殷　然　　责任印制　尤　静

出版发行　高等教育出版社
社　　址　北京市西城区德外大街4号
邮政编码　100120
印　　刷　三河市华润印刷有限公司
开　　本　787mm×1092mm　1/16
印　　张　13
字　　数　310 千字
购书热线　010-58581118
咨询电话　400-810-0598
网　　址　http://www.hep.edu.cn
　　　　　http://www.hep.com.cn
网上订购　http://www.landraco.com
　　　　　http://www.landraco.com.cn
版　　次　2009 年 3 月第 1 版
　　　　　2015 年 1 月第 2 版
印　　次　2015 年 1 月第 1 次印刷
定　　价　19.90 元

物 料 号　41559-00

《护理学导论》(第2版)编写人员

主　编　杨新月

副主编　杨丽艳

编　者（以姓氏汉语拼音为序）

高　颖（天津医学高等专科学校）
谭　严（重庆三峡医药高等专科学校）
杨丽艳（哈尔滨医科大学大庆校区）
杨　瑞（第四军医大学护理学院）
杨新月（天津医学高等专科学校）
张涌静（山西医科大学汾阳学院）

出版说明

教材是教学过程的重要载体，加强教材建设是深化职业教育教学改革的有效途径，推进人才培养模式改革的重要条件，也是推动中高职协调发展的基础性工程，对促进现代职业教育体系建设，切实提高职业教育人才培养质量具有十分重要的作用。

为了认真贯彻《教育部关于"十二五"职业教育教材建设的若干意见》（教职成〔2012〕9号），2012年12月，教育部职业教育与成人教育司启动了"十二五"职业教育国家规划教材（高等职业教育部分）的选题立项工作。作为全国最大的职业教育教材出版基地，我社按照"统筹规划，优化结构，锤炼精品，鼓励创新"的原则，完成了立项选题的论证遴选与申报工作。在教育部职业教育与成人教育司随后组织的选题评审中，由我社申报的1 338种选题被确定为"十二五"职业教育国家规划教材立项选题。现在，这批选题相继完成了编写工作，并由全国职业教育教材审定委员会审定通过后，陆续出版。

这批规划教材中，部分为修订版，其前身多为普通高等教育"十一五"国家级规划教材（高职高专）或普通高等教育"十五"国家级规划教材（高职高专），在高等职业教育教学改革进程中不断吐故纳新，在长期的教学实践中接受检验并修改完善，是"锤炼精品"的基础与传承创新的硕果；部分为新编教材，反映了近年来高职院校教学内容与课程体系改革的成果，并对接新的职业标准和新的产业需求，反映新知识、新技术、新工艺和新方法，具有鲜明的时代特色和职教特色。无论是修订版，还是新编版，我社都将发挥自身在数字化教学资源建设方面的优势，为规划教材开发配备数字化教学资源，实现教材的一体化服务。

这批规划教材立项之时，也是国家职业教育专业教学资源库建设项目及国家精品资源共享课建设项目深入开展之际，而专业、课程、教材之间的紧密联系，无疑为融通教改项目、整合优质资源、打造精品力作奠定了基础。我社作为国家专业教学资源库平台建设和资源运营机构及国家精品开放课程项目组织实施单位，将建设成果以系列教材的形式成功申报立项，并在审定通过后陆续推出。这两个系列的规划教材，具有作者队伍强大、教改基础深厚、示范效应显著、配套资源丰富、纸质教材与在线资源一体化设计的鲜明特点，将是职业教育信息化条件下，扩展教学手段和范围，推动教学方式方法变革的重要媒介与典型代表。

教学改革无止境，精品教材永追求。我社将在今后一到两年内，集中优势力量，全力以赴，出版好、推广好这批规划教材，力促优质教材进校园、精品资源进课堂，从而更好地服务于高等职业教育教学改革，更好地服务于现代职教体系建设，更好地服务于青年成才。

高等教育出版社
2014年10月

第2版前言

本书是“十二五”职业教育国家规划教材，供三年制高职高专学校护理、助产专业学生使用。

“护理学导论”课程在护理学专业教学中占有非常重要的地位。本教材的编写宗旨是以培养学生良好的职业素质为核心，以培养实用型人才为目标，在整体护理观念的指导下，使学生具有现代的护理理念、必要的护理理论知识，并能初步运用所学护理理论和知识指导临床实践，为护理对象服务。

全书共分九章，内容包括护理学与护理专业、护士的素质与角色功能、护理学的基本概念、文化与护理、护患关系与沟通交流、护理学相关理论、护理学理论、护理程序、健康教育。为便于学生对护理理论的学习和理解，增加了相关病例，突出了理论与实践的结合。为符合高职高专护理人才的培养目标，适当削减了有关护理理论的深度，有别于护理本科教材的理论知识，有助于本层次护理人才的培养。

参加本教材编写的编者有：张涌静（山西医科大学汾阳学院，编写第1、2章）、高颖（天津医学高等专科学校，编写第3、5章）、杨瑞（第四军医大学护理学院，编写第4章）、杨新月（天津医学高等专科学校，编写第6、7章）、杨丽艳（哈尔滨医科大学大庆校区，编写第8、9章）、谭严（重庆三峡医药高等专科学校，参与本版教材修订整理工作）。

在编写过程中，承蒙天津医科大学护理学院原院长刘纯艳教授，护理教育专家、天津医学高等专科学校董静蒲校长的热情指导和帮助，护理界诸同仁也给予了热忱的支持和鼓励，在此，一并致以诚挚的谢意。

限于编者的学识和能力，书中难免存在错误、缺点和不足，在此恳切地希望使用本教材的同仁惠予指正。

杨新月

2014年9月

第 1 版前言

本教材是根据“教育部新世纪高职高专护理专业教学改革教材编写会议”精神，由高等教育出版社组织编写的高职高专护理专业教材，供三年制高职高专学校护理、助产专业的学生使用。

“护理学导论”课程在护理学专业教学中占有非常重要的地位。编写本教材的宗旨是以培养学生良好的职业素质为核心，以培养实用型人才为目标，在整体护理观念的指导下，使学生具有现代的护理理念、必要的护理理论知识，并能初步运用所学护理理论和知识指导临床实践，为护理对象服务。

全书共分九章，内容包括护理学与护理专业、护士的素质与角色、护理学的基本概念、文化与护理、护患关系与沟通交流、护理学相关理论、护理学理论、护理程序、健康教育，增加了“文化与护理”章节。为便于学生对护理理论的学习和理解，增加了相关病例，突出了理论与实践的结合。

参加本教材编写的编委有：张涌静（山西医科大学汾阳学院第 1、2 章）；高颖（天津医学高等专科学校第 3、5 章）；杨瑞（第四军医大学第 4 章）；杨新月（天津医学高等专科学校第 6、7 章）；杨丽艳（哈尔滨医科大学第 8、9 章）。

在编写过程中，承蒙护理专家、南丁格尔奖章获得者梅玉文老师，天津医科大学护理学院院长刘纯艳教授，护理教育专家、天津医学高等专科学校董静蒲校长的热情指导和帮助，护理界诸同仁也给予了热忱的支持和鼓励，在此，一并致以诚挚的谢意。

限于编者的学识和能力，书中难免存在错误、缺点和不足，在此恳切地希望使用本教材的同仁惠予指正。

杨新月

2008 年 9 月

目　录

第一章　护理学与护理专业

学习目标

掌握：

1. 护理学的概念、性质和任务。
2. 护理学的范畴与护理的工作方式。
3. 南丁格尔对护理事业的主要贡献。

熟悉：

1. 国际和我国护理事业发展的主要事件。
2. 南丁格尔护理理论与护理实践之间的关系。
3. 21 世纪我国护理工作面临的挑战。

了解：

1. 南丁格尔理论，分析环境对人体的影响。
2. 传统护理学与现代护理学的比较，现代护理学特点的案例说明。
3. 护理专业学术团体。

护理学(nursing science)是一门独立的学科，拥有自己独特的研究目的、服务范畴和知识体系。20 世纪 80 年代以来，护理已成为一门独立的专业，并确立了自己的理念。护士是护理专业的从业者，必须具备专业知识和专业技能。在任何护理服务场所的工作中，护士要以现代护理观为指导，采用科学的护理方法，实施综合护理，并在实践中加强责任心，加强自律及自我肯定，努力扮演好自己的角色，充分发挥最大的作用。

第一节　护理学的概述

护理是基于人类基本需要而产生、随着社会的进步而发展的专业。“护理”一词译自英文单词 nursing，由拉丁文 nutricius 演绎而来，意含抚育、照顾、保护、看护等意义。1914 年“中国护士会”的第一次会员大会上，钟茂芳女士认为，把“nurse”译为“看护”颇为不妥，她认为从事这项工作的人必须受过相当水平的教育，具备科学知识，懂得如何保护生命，她根据我国传统观念——“学而优则仕”，将其译为“护士”并沿用至今。

一、护理学的概念

一门学科的定义，首先应该确定这门学科的研究对象和内容，明确这门学科的性质。从这种认识出发，许多学者对护理学提出不同的定义，但多数学者认为，护理学是研究护理人类身心健康的理论、知识、技能及发展规律的应用性科学。它以自然科学和社会科学为基础，是医学科学中一门独立的学科。

综合上述观点可将护理学定义为：是研究有关人类健康、疾病防治与康复过程中护理的理论与技术的科学。

（一）护理学的性质

护理学是一门在自然科学与社会科学理论指导下的综合应用科学，是研究有关预防保健与疾病康复过程中护理理论与技术的科学。

1. 自然科学　是研究自然界中各种物质现象的科学，包括生物学、物理学、化学、解剖学、生理学等。如为中毒患者洗胃，运用了虹吸原理；为呼吸道阻塞患者吸痰，运用了负压吸引原理；为患者静脉输液，运用了液体静压原理等。另外，人体本身是个化学加工厂，根据化学知识可观测人体内环境的稳定，如体内的酸碱平衡、药物代谢等。运用生理、解剖知识可对人体进行定位检查、治疗疾病，采用外科手术及各种穿刺治疗、注射等方法。

2. 社会科学　是研究社会现象的学科，如社会学、行为学、心理学、伦理学、哲学及美学等。护理学的研究对象是整体的人，是具有生物和社会双重属性的人。人的健康不仅是指生理方面，还包括心理和社会等方面，即护理人员要同时具备社会科学知识，才能满足护理对象的需要，同时要关注社会环境对人类健康的影响。

3. 应用科学　护理学具有较强的实践性。护理工作对护理人员提出的要求是：既具备一定的理论知识，还要熟练掌握各项操作技能，具有一定的实践操作能力。如在抢救心搏骤停患者时，护士熟练准确的操作是抢救成功的关键，这就要求护士能在临床实践中将护理理论与应用实践相结合。

（二）护理学的服务对象

随着近代生物医学模式向现代生物—心理—社会医学模式的转变，护理学研究的对象已经从单纯的患者扩大到整个人群。

1. 现存健康问题的人　由于某些原因影响人体正常生理活动，而出现症状、体征或机体发生病理改变，患有某些疾病。护理目标是：配合医生积极治疗，精心护理，使护理对象早日康复。

2. 潜在健康问题的人　护理对象尚未出现症状、体征，但有一些需要注意的问题，如不引起注意，则会向疾病方向发展。如身体过于肥胖有患“三高症”（高血压、高脂血症、高胆固醇血症）的危险。护理目标是：采取预防措施，改变护理对象的饮食习惯和生活方式，维护其健康。

3. 健康人群　对健康人群进行健康教育，是护理学研究的新领域。护理目标是：提高整个人类的健康水平，人人都能有健康的身体。

（三）护理学的任务

护理学的任务是研究维护人类身心健康及预防疾病和治疗疾病的护理理论与实践，以满足人类各生命阶段的护理需要。20 世纪 70 年代，国际性护理组织以促进健康、预防疾病、协助康复、减轻痛苦作为护士共同履行的职责，其实质是对护士所服务的对象及所从事职业的一种爱心和无私奉献的精神。

随着护理学的发展和护理理念的转变，护理学的任务也发生了很大的变化。1978 年世界卫生组织（WHO）指出“护士作为护理的专业工作者，其唯一的任务就是帮助患者恢复健康（health），帮助健康的人促进健康”，并提出了健康—疾病五个阶段中应该提供的护理服务：

1. 健康维系阶段　帮助个体尽可能达到并维持最佳健康状态。

2. 疾病易感阶段　尽可能保护个体，预防疾病的发生。

3. 早期检查阶段　及早识别出处于疾病早期的个体，尽快诊断和治疗，避免和减轻痛苦。

4. 临床治疗阶段　帮助处于疾病中的个体解除痛苦和战胜疾病。对于濒死者则给予必要的安慰和支持。

5. 疾病恢复阶段　帮助个体从疾病中康复，减少残疾的发生或帮助残疾者使其部分器官的功能得以允分发挥，把残疾损害降到最低限度，达到应有的健康水平。

二、护理学范畴

科学技术的发展和人民生活水平的提高，使护理的工作内容逐渐扩大，护理学的内容和范畴也不断深入和发展。根据其工作范围分为以下几方面。

（一）临床护理

临床护理的对象是患者，其内容包括基础护理和专科护理。

1. 基础护理　是各专科护理的基础，研究临床各科带有共性的问题。以护理学的基本理论知识和基本实践技能、基本态度和方法为基础，结合护理对象的生理、心理特点和对治疗、康复的需求，满足患者的基本需要。如肌肉注射、导尿、灌肠、静脉输液等。

2. 专科护理　是围绕各医疗专科理论、知识、技能进行的身心整体护理，主要包括各专科疾病的护理、急救护理、康复护理等，手术及特殊检查的术前、术中及术后处理，以及特殊专科护理技能操作。

（二）社区护理

社区护理的对象是一定范围的居民和社会群体，是以临床护理的知识和技能为基础，结合社区服务的特点，深入到社区中的家庭、学校、工厂、机关等，为个人、群体提供促进健康、预防疾病、早期诊断、早期治疗等服务，如妇儿保健、家庭护理、健康教育、健康咨询、预防接种等工作。社区护理的实践属于全科性质，是为整个社区人群实施连续、动态的健康服务，需要护士有较高的知识水平、沟通能力和实践能力。

（三）护理管理

护理管理是运用管理学的理论和方法，对护理人员、技术、信息、经济等要素进行计划、组织、指挥、协调和控制，以确保护理服务正确、及时、安全、有效，也是培养护理人员良好护理品质的工作过程。如医院的护理管理、病区的管理、患者和家属的管理等。

（四）护理教育

护理教育是以护理学和教育学理论为基础，有目的地培养护理人才，以适应医疗卫生服务和医学科学技术发展的需要，包括护理教育的培养方向、培养目标、教育层次、护理教师队伍培养等问题。目前我国的护理教育分为中专教育、专科教育和本科教育三个层次；毕业后教育包括研究生教育和规范化培训；继续教育是针对从事护理工作的在职人员，为其提供新理论、新知识、新技术、新方法学习机会的终身教育。

（五）护理科研

护理科研是推动护理学科发展、促进知识更新的基本动力。护理学的研究方法有观察法、科学实验法、调查法、经验总结和理论分析法。运用正确的方法和观点通过逻辑思维，揭示护理学的内在规律，是创建护理学科体系新领域的关键。

上述几个方面相辅相成，形成了本学科的工作范畴。随着科学技术的发展和人民生活水平的提高，护理工作的内容在不断地深化和扩展的同时，也在不断地丰富和完善。

三、护理工作的方式

不同的护理工作方式有各自不同的特点，每种工作方式都是为适应整体护理的需要，在原来的基础上进行改进和提高的。由于临床护理工作的分工、班次和责任的不同，在护理实践中可以择优选用。

（一）功能制护理

功能制护理是以工作任务及活动为中心进行岗位分工的一种集权式的护理方式。20 世纪 30 年代，工业化大生产分工协作，以较少的人力就可以较好地完成工作；同时由于经济因素，医院不愿意花费大量的金钱来雇用护士，因此，有人将这种工业生产方式用于护理工作，以完成各项医嘱和常规基础护理为主要工作内容，以日常工作任务为中心分配工作，将护理工作分为若干项，根据每个人的能力、经验、知识水平等分配工作，每人负责 1 ~ 2 项或更多。功能制护理是一种集权式的按工作内容分工的护理工作方法。这种流水作业的工作方式的优点是：护士分工明确，便于组织管理，节省人力。缺点是工作机械，缺少与患者的交流机会，不能满足患者的心理、社会需求，护士较难全面掌握患者的情况。

（二）小组护理

小组护理是由不同级别的几个护理人员组成一个护理小组，各司其职，共同完成对患者的整体护理。护理小组由经验丰富的、知识水平较高的护士任组长，由注册护士、护士助理及护理员组成，每组分管 10 ~ 15 位患者。由小组长制订护理计划和措施，安排小组成员完成任务及实现确定的目标。小组护理是一种能弥补功能制护理对患者护理过于零散的护理方式，利于发挥各级护士的作用，便于了解患者的一般情况，但由于岗位分工的明确，护士个人的责任感相对减弱。

(三)个案护理

个案护理是由专人负责实施的个体化护理,即一名护士护理一位患者。适用于危重患者或某些特殊患者(如移植术后病情危重的患者),也适用于临床教学和护理科研。这种护理方式,护士职责明确,并负责完成其全部护理内容,能全面掌握患者情况,但耗费人力。

(四)责任制护理

责任制护理是因功能制护理和小组护理不能满足患者需要而产生的,是由责任护士和辅助护士运用护理程序对患者进行的全面、系统和连续的整体护理。其结构是以患者为中心,责任护士从患者入院到出院实行 8 h 在岗,24 h 负责制。

责任护士负责对患者评估、完成护理计划、监督护理计划的执行情况及评价是否达到护理目标。责任护士不在班时,由助理护士按照护理计划为患者提供护理。责任护士负责与其他人员协调,以满足患者的需要。这种护理方式,责任护士的职责明确,能较全面地了解患者情况,但要求责任护士不但要有丰富的理论知识和技能,还要有很强的责任心,人员需要较多。同时,要求护士对患者 24 h 负责是难以实现的,且文字记录、书写护理病历较多。

(五)综合护理

综合护理是一种通过最有效地利用人力资源,最恰当地选择并综合应用上述几种工作方式的护理,为护理对象提供既节约成本,又提高效率和质量的护理服务。护理人员可以根据医疗机构的特性和资源配置情况,决定符合自身特点的工作方式和流程,最终目标是促进患者康复,维持其最佳健康状态。该护理工作方式要求在工作中合理地分配和使用不同经验、能力和学历层次的护士,既考虑了成本效益,又为护士的个人发展提供了空间和机会,最佳地使用人力资源。

临床护理工作方式作为一个对患者进行护理的可变的形态系统,随着人们认识水平的提高,其内容将得到不断丰富,其根本目标是为患者提供尽可能优质、高效、经济的护理服务。

四、护理与专业

(一)护理专业的特性

护理专业在长期实践过程中逐渐自成体系,有其独立的学说和理论,有明确的为人类健康服务的专业目标。1981 年 5 月,我国著名学者周培源在卫生部、中国科协和中华护理学会联合会议上说:“护理学是一门独立的学科,与医疗有密切的关系,相辅相成,相得益彰。”护理专业的特性表现在以下几个方面。

1. 具有系统的科学体系　通过长期护理实践的积累,20 世纪 60 年代后,国际护理界致力于发展各种护理理论,如奥瑞姆(Orem)的自理理论、罗伊(Roy)的适应理论、纽曼的保健系统护理模式等,其科学性在护理过程中呈现出来,逐渐被发展为一个具有自主性的专业。

2. 具有其哲理与信念　如“护理的对象是人”“将护理对象视为一个整体的人”“护理是提供个别性、独特性、持续性的照护”等。

3. 具有经过专业教育机构培养的人才　同时强调执业者必须参加护理学的继续教育，不断扩大和更新知识面。

4. 专业活动有较强的自主性　在制订护理专业构架和控制本专业活动方面，有国际护士会及各国护理学会等专业团体及专业标准，护理专业有其护理工作者遵循的护士行为规范和伦理道德等专业准则，拥有发展的自主性。

5. 具有一定的职称和地位　护理工作者的职称与其应尽的职责和功能相适应，执业者必须获得专业执照或证明文件。

6. 具有特定的护理对象　护理工作者依其工作场所不同，护理对象也不同。

7. 能够吸引专业人员　以经济保障等手段奖励或酬劳本专业人员，使其通过为人类健康服务而对社会有所贡献，并为之提供继续发展的机会。

8. 受到社会的认定并具有社会地位　护理已被社会接纳为专门职业之一，在任何医疗场所都必须有相应比例的护理工作者。但要获得与其他专业相同的社会地位与认同，还需要不断提高专业学术权威性及护理工作者的整体专业素质。

护理专业的特性体现了护理专业特有的专业方向、知识体系、服务目标、社会价值，同时护理活动还具有其科学性和艺术性。

（二）护理学术团体

1. 国际护士会（International Council of Nurse，ICN）　该团体于1899年在英国伦敦成立。由英国护士芬威克联合英国、美国、加拿大、新西兰、芬兰、荷兰和丹麦等国护士成立的国际护士组织，是一个独立的非官方机构，1966年迁至日内瓦。国际护士会致力于增进各国护理人员之间的国际交流，特别关注护理人员在全球基本保健需要中的作用、各国护理学术团体的作用和他们与其政府有关部门的关系，以及护士的社会、经济福利等问题，每4年召开一次代表大会。该会还与联合国、世界卫生组织、国际红十字会等开展合作。2013年在北京国际护士节的护理大会上，国际护士会主席Rosemar Bryant代表国际护士会宣布中华人民共和国重新加入国际护士会。

2. 中华护理学会　该学会的成立经历如下几个阶段。

1909年美国护士信宝珠来华工作后，在当时的《医学杂志》上发表一封公开信，倡议成立一个护理人员的组织。

1914年，中国护士钟茂芳女士任中国护士会副会长，会长由外国人担任。后于1923年改名为“中华护士会”。由于会员人数极少，前几年未开展工作，学会主要领导亦由外国人担任。

1922年，中国护士会加入国际护士会，成为第11名会员国。

1924年，中国护士伍哲英任中华护士会理事长，学会开始由中国人担任主要领导。

1954年，《护理杂志》创刊；1981年改名为《中华护理杂志》，原为季刊，后改为双月刊，1986年改为月刊。

1964年，“中华护士会”改名为“中华护理学会”。

目前，中华护理学会已成为政府联系广大护理工作者的纽带。多年来，学会为促进学术交流，提高护理人员的整体素质，推动护理事业的前进，做出了巨大的贡献。

第二节 护理学的发展

护理产生于人类生存的需要。尽管在漫长的历史演变过程中护理的总体目标基本未变，但是科学的不断进步和社会需求的不断变化深刻地影响着护理实践。了解护理学的历史渊源有助于提高对护理学本质的认识和理解，从而推动未来护理学的发展。

一、护理学的形成

护理学是最古老的艺术，最年轻的专业。在人类发展的历史进程中，始终伴随着护理活动。护理学的形成和发展与人类的文明、科学的进步息息相关。

（一）人类早期护理

自有人类就有生、老、病、死，也就有了原始医护照顾的萌芽，其照顾方式随当时人们对形成疾病和伤害的原因以及对生命的看法而不同。在原始社会中，人类居住在山林和洞穴中，靠采集和渔猎生活，受生活磨炼，逐渐学会了以树枝或石块为工具获取食物，学会用火改善生活条件。人类为谋求生存，在同自然作斗争的过程中，积累了丰富的生活和生产经验，逐渐形成了原始的“自我保护”的医护照顾方式。

为抵御险恶的生活环境，人们开始定居，组成家庭并开始初步分工，妇女担负起照顾家庭中伤病者的责任。当时，人们常用一些原始的治疗护理方法为伤病者解除痛苦，促进健康，如伤口包扎、止血、热敷、按摩以及饮食调理等。这一时期的医疗和护理不分，并形成了原始社会“家庭式”医护照顾。

在人类社会的早期，医护照顾长期与宗教和迷信连在一起，当时的社会，巫、医不分。他们把疾病看成是灾难，是一种由神鬼所致的超自然力量，用祷告、念咒等方法祈求神灵帮助，或用拳击患者、放血、冷水泼浇等方法驱除鬼怪以减轻病痛，治疗疾病。经过长期的实践和思考，一些人摒弃了巫术，对患者施用以草药为主的治疗手段，加上饮食调理和生活照顾，产生了集医、护、药于一身的原始医生。在一些文明古国有了关于如何处理儿童保健、公共卫生、内外科疾病治疗、疾病预防、伤口缝合、绷带包扎、沐浴法、催眠术、尸体包裹等医护活动的记载。

公元初年，基督教兴起，开始了教会一千多年来对医护的影响。教徒们在广泛传播宗教的同时，还开展医病、济贫等慈善事业。一些献身于宗教事业的妇女，有较好的文化教养和高尚的品德，除教会工作外，还参加对老弱病残的护理工作，形成了早期护理工作的雏形。她们当中多数人虽未受过专门的训练，但工作认真、服务热忱、有奉献精神，经常到患者家中访视。对精神病患者、麻风病患者、孕妇及婴幼儿等更是关怀备至，而使护理工作从一出现就有良好声誉，并进一步摆脱家庭走向社会，对以后护理事业的发展起到了良好的指导作用。

综上所述，人类早期的护理形式主要是自我保护式、互助式、经验式和家庭式。

（二）中世纪护理

欧洲中世纪（476—1640）的护理工作受到宗教和战争的影响。13 ~ 14 世纪，罗马天主教皇掌握了欧洲许多国家的宗教大权，在各地广建教堂和修道院，修道院内设医院收治患者；同时，由于政治、经济、宗教的发展，战争频繁，疾病流行，形成对医院和护士的迫切需求，推动了护理事业的发展。护理逐渐由"家庭式"转向了"社会化和组织化的服务"，形成了宗教性、民间性及军队性的护理社团。战争之外的欧洲各国普遍设置医院，当时医院条件很差，担任护理工作的多为修女，她们既缺乏护理知识，又无足够的设备，更谈不上护理管理，护理工作多限于简单的生活照料。

此期护理开始从自助式、互助式、家庭式逐渐走向社会化、组织化的服务。

（三）文艺复兴时期的护理

欧洲文艺复兴时期（14—16 世纪），西方国家又称为科学新发现时代，期间许多图书馆、大学、医学院校建立，促进了文学、艺术、科学包括医学领域的发展。人们破除了对疾病的神话和迷信，治疗疾病有了新的依据。此时，教会医院大量减少，为适应医疗的需要，建立了公、私立医院，从事护理工作的人员开始接受部分训练，以专门照顾伤病者，护理开始走向独立职业之旅。但是，1517 年发生的宗教革命导致社会结构与妇女的地位发生了变化，护理工作不再由神职人员担任，新聘的护理人员多为谋生而来，她们既无护理经验又未接受训练，致使护理质量大大下降，护理的发展进入了长达 200 年的黑暗时期。

（四）护理学的诞生

19 世纪，随着科学的发展和医学的进步，社会对护理的需求日益迫切，护理工作的地位开始有所提高。1836 年，德国牧师塞奥多·弗里德在凯撒斯韦特城建立了女护士训练所，招收年满 18 岁、身体健康、品德优良的妇女，给予专门的护理训练，这是最早具有系统化组织的护士训练班。1850 年，弗罗伦斯·南丁格尔（Florence Nightingale）曾在此接受训练。

19 世纪中叶，南丁格尔开创了科学的护理专业，这是护理学发展史上的转折点，也是护理专业化的开始。

二、南丁格尔与近代护理

（一）南丁格尔生平

弗罗伦斯·南丁格尔（图 1－1）是近代护理的创始人，她对护理事业做出了卓越的贡献。19 世纪中叶，她首创了较规范的护理职业，促进了健康与卫生的发展，规范了军中和民间医院中的护理工作，发展了以促进舒适和健康为基础的护理理念。

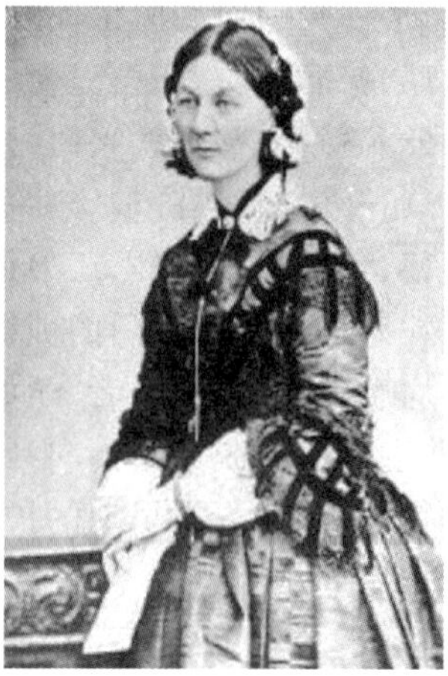

图 1－1 弗罗伦斯·南丁格尔

南丁格尔，英国人，1820 年 5 月 12 日生于意大利佛罗伦萨城的一个富有家庭，5 岁随父母返回英国定居。父母的博学多才，使南丁格尔从小就受到良好的家庭教育。除了学习英语之外，父亲还教授她学习拉丁文、希腊文、法文、德文和意大利文，以及数学、哲学、历史、音乐等。良好的教育素养，奠定了她坚实的科学理论基础，并使南丁格尔成为一位天资聪颖、智慧并有着虔诚宗教信仰与社会道德观等坚毅性格的女子。目睹贫困饥饿的患病同胞，她不愿在优裕的生活中虚度自己的年华，不愿做富家小姐，立志成为一个为患者带来幸福的人，她选择了护理工作，当时从事护理工作的人，绝大多数是未经正式培训的教会女执士、修女或没有文化知识的妇女。她的选择遭到了来自父母、亲友的强烈反对，南丁格尔照顾那些贫困患病者的行为使得家人陷入极度的苦恼中。她的姐姐气愤地说："弗罗伦斯的行为正在扼杀她自己。"为使她放弃从事护理工作的想法，家人安排她去国外旅行，然而在随家人到世界各国旅游时，南丁格尔仍专注于参观、考察各地的孤儿院、医院和慈善组织等，了解各地护理工作的情况。1850 年她终于冲破封建意识的束缚和家庭的阻挠，毅然决定献身护理工作，前往德国凯撒斯韦特城的护士训练班接受 3 个月的护理训练，开始了她的护理生涯。

1853 年，南丁格尔担任一所私人看护所的管理职务，她在重整这所看护所的过程中，护理、行政与组织方面的天资立即得到展现；她继续探访其他医院，同时对护理工作的兴趣也愈加浓厚，一方面她体验到在从事护理工作之前，必先有良好的学校来培训护士；另一方面她亦开始探询社会改革者及医生的意见，他们一致认为对护士品质的要求是有必要的。这些经验成为南丁格尔日后创立护士学校的基本理念。

1854 年 3 月，英国与法国为了对付沙皇俄国入侵土耳其，共同派兵参加了克里米亚战争。随着战争的进展，战地救护条件日益恶劣，英军伤兵由于缺乏医药设备及医护人员照料，伤员死亡率高达 42%，消息引起英国政府及国民的极大震惊和不满。南丁格尔获悉此惨状，立即致信给当时的英国陆军大臣，要求率护士赴战地救伤。1854 年 10 月，她被任命为"驻土耳其英国总医院妇女护士团团长"，11 月获准带领经过精心挑选的 38 名护士，克服重重困难抵达战地医院。

战地医院原计划容纳 1 700 余张床，但实际却接纳了三四千名伤兵，病房里拥挤不堪，受伤的士兵穿着沾满血污的军服躺卧在地上。卫生设备差，通风不良，臭气四溢，成群老鼠到处流窜，医院既缺乏食物、饮水，又无任何医药用品供给，夜晚仅以蜡烛照明。

由于当时的陆军从来没有女性参与工作，而南丁格尔不但受陆军总部正式任命且有权运用医院的物资，护士团的到来，给军医们带来很大的冲击而对其采取抵制的态度，主张没有医生指示，护士们不准参与医护工作。但南丁格尔不畏艰难，以无比的耐心与智慧接受挑战。她组织护士清除医院的垃圾污物，改善医院的环境；设置厨房调剂士兵的特别饮食，加强营养；为士兵清洗伤口，消毒物品，设立洗衣房以清洗肮脏的衣物；设法筹集资金并拿出自己的钱款为士兵购置必需的用物，建立了阅览室和游艺室，活跃他们的生活，帮助士兵们书写家信，满足身心需求。她经常手持油灯巡视各个病房，亲自安慰那些受伤和垂危的士兵，被前线士兵誉为"提灯女郎""克里米亚的天使"。由于南丁格尔夜以继日的辛勤工作，战地医院的状况在短短数月得到了迅速的改观。半年后，英军士兵的死亡率降至 2.2%。南丁格尔卓有成效的工作，受到前线官兵和英国本土人民的赞誉，她的功绩，不仅传为奇迹，震惊全国，而且使英国朝野改变了对护士的评价。

1856 年战争结束，战地医院关闭，同行护士相继离开后，南丁格尔才返回英国。她回国时，不以功臣自居，未参加英国政府为其举行的隆重欢迎仪式，自行回到家中。由于南丁格尔功绩卓著，为了表彰并支持她的工作，英国国民募捐建立了南丁格尔基金。1907 年，英国女王授予她最高国民荣誉勋章，这是第一位获此殊荣的英国妇女。她毕生献身于护理事业，终身未嫁。1910 年 8 月 13 日南丁格尔逝世，享年 90 岁。

南丁格尔博学多才，远见卓识，以慈爱之心和科学知识解除伤病者的痛苦，维护和尊重患者的利益，认为护理既是艺术又是科学。她对待事业和工作严肃认真，深思熟虑，勇于开拓和改革；面对困难和阻力，意志坚强，坚韧不拔；为人谦虚恭谨，居功不自傲。她孜孜不倦，一生致力于开创护理事业，她对护理事业的献身精神成为全世界护士的楷模。为了纪念她，国际护士会将她的生日 5 月 12 日定为国际护士节，每年的这一天全世界的护士以不同的方式庆祝自己的节日。

（二）南丁格尔对护理学的贡献

1. 创建世界上第一所护士学校　克里米亚战争的护理实践使南丁格尔越发深信护理是科学事业，再度确认了护士必须接受严格的科学训练，有其专业知识，而且应是品德优良、有献身精神的高尚的人。1860 年，南丁格尔用政府奖励给她的资金，在英国圣托马斯医院创办了世界上第一所正式的护士学校，为现代护理教育奠定了基础。该学校不受宗教思想的束缚，以传授科学的专业知识和培养高尚的品德为主，对学生有严格、具体的要求，并提供良好的学习环境和条件。从 1860 年到 1890 年共培养学生 1 005 名，她们遍布英国本土及殖民地和欧洲各国，并有人远渡重洋赴美国。自圣托马斯医院护士学校建立后，欧美各国南丁格尔式护士学校便如雨后春笋般地纷纷成立，受过训练具有专业知识的护士不断增加，使护理工作有了崭新的面貌，护理事业得以迅速发展。这个时期也被称为护理发展史上的"南丁格尔时代"。

2. 撰写著作指导护理工作　1857 年后，南丁格尔根据她的护理实践经验撰写多篇护理论著。其中《影响英军健康、效率与医院管理问题摘要》的报告被认为是对当时医院管理最有价值的文献。文中提出很多有针对性和实用性的改进意见，并使预防医学的观点逐渐被人们接受和重视。在以后的几篇研究报告中，如《英军的死亡率》，南丁格尔充分应用了科学的统计方法，利用图表列举数字以呈现军中护理工作的成效，被视为护理研究的开端。1858—1859 年，她又完成了代表作《医院札记》和《护理札记》。《医院札记》中阐述了她对改进医院的建筑和管理方面的意见。而《护理札记》被认为是护士必读的经典著作，曾被译成多种文字。她在书中精辟地指出了护理工作的生物性、社会性和精神对身体的影响等，直至今日对护理实践仍有其指导意义，南丁格尔的论著奠定了近代护理专业的理论基础。

3. 开创了科学的护理专业　南丁格尔对护理事业的杰出贡献，在于她使护理走向科学的专业化轨道，使护理从医护合一的状态中成功地分离出来。她认为"护理是一门艺术，需要有组织性、实务性及科学为基础"，同时提出护士是内科、外科及健康方面的技术服务者，而不是医生的技术辅佐者，并且主张"护理人员应由护理人员来管理"。她以克里米亚的成功护理实践经验，对护理专业及其理论的精辟论述，形成了护理学知识体系的雏形，奠定了近代护理理论基础，确立了护理专业的社会地位和科学地位，推动护理学成为一门独立的科学。

南丁格尔以她渊博的知识、远大的目光、坚韧的毅力和高尚的品德，献身于护理工作，开创了科学的护理事业，功绩卓著。为了永久纪念她，在英国的伦敦和意大利的佛罗伦萨都铸有她的铜像。国际护士会成立了南丁格尔国际基金会，向各国优秀护士颁发奖学金供进修学习之用，并将她的生日定为国际护士节。她去世的第二年，国际红十字会在伦敦召开的大会上，决定设立南丁格尔奖章，作为各国护士的最高荣誉奖，每两年颁发一次。从1912年首次颁发南丁格尔奖至今，我国从1983年开始参加第29届南丁格尔奖的评选活动，至2013年已有68名优秀的护理工作者荣获南丁格尔奖章（图1－2）。

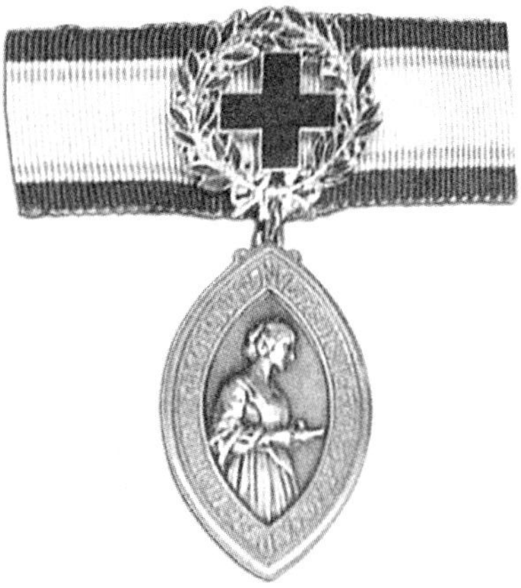

图1－2 南丁格尔奖章

（三）南丁格尔理论

南丁格尔理论（Nightingale's theory）的核心是环境概念。她认为环境是影响机体生存和发展，并能预防、抑制或加重疾病和死亡的所有外在因素。护理的目的是将患者置身于有利于发挥机体本能作用而自然恢复到最佳健康状况的环境中。

1. 理论架构　南丁格尔的理论是环境理论，理论的中心是"人体"，所有环境因素都对人体的健康状况产生影响。理论架构明确了环境概念的主要内容以及物理环境、社会环境与心理环境三者的关系（图1－3）。她着重强调了通风、空气清洁、水、温暖等因素，并认为护理的目的是帮助患者获得上述因素而满足他们的需要，这些需要常常与环境因素有关。她认为护理工作本身并不是一种治疗活动，而是帮助患者处在一个合适的环境中，让患者自我恢复。当今，即使环境概念已经改变了许多，这种认识仍然具有深远意义。

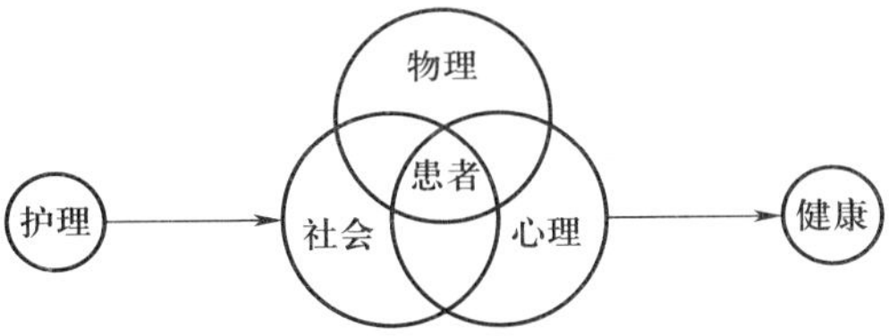

图1－3 南丁格尔理论架构

从环境理论的架构中可以看出，南丁格尔似乎强调物理环境甚于心理环境、社会环境，这与她所处的历史背景以及她的护理活动是基于当时恶劣环境有关。

尽管如此，南丁格尔仍感到精神因素对躯体的影响，认识到不良的环境因素引起机体的不适，继之影响精神状态。因此，她强调患者应该从事一些活动以保证精神状态的活跃，与患者交流也是环境的一部分。南丁格尔没有明确社会环境的概念，但在物理环境中，如清洁的空气、水和适当的排水系统等，都受社会环境的影响。

2. 南丁格尔对护理四个基本概念的论述　南丁格尔理论中对护理的几个基本概念及其相互关系进行了描述，她认为这些因素相互影响，但环境是一个主要因素。环境影响人体，人体有能力对抗疾病，而护理人员有责任改善环境因素，护理的目标是把患者放置在最佳的环境中使得健康成为一个自我恢复的过程。

3. 南丁格尔理论与护理程序　在南丁格尔时代，护理程序的概念还未提出。在环境理论本身的论述中没有对护理程序确切的应用方法，但她对护理工作简明而高度概括的阐述能够指导护理实践和护理研究，尤其对护理专业理论的建立和发展起到奠基石的作用。

4. 环境理论在护理实践中的应用　病例：女性，67 岁，独居市郊一所老房子里。生活基本能自理。有一个义子，平时工作很忙，偶尔来探望。2 年前老人右侧躯体局部瘫痪，行走困难，只能靠轮椅在室内活动。由于行走不便，几乎不外出，小时工定时为其送饭和采购物品。绝大多数时间坐在轮椅上看电视。

应用环境理论对该老人进行护理。

（1）收集、分析资料：女，67 岁，右侧肢体不全偏瘫，生活基本能自理。靠轮椅室内活动，活动空间只有卧室、餐厅、休息室；与邻居和小时工偶有交流，观看电视是唯一的娱乐活动。

缺乏与整体环境有关的信息，资料分析是暂时的，应做反复评估。通风情况，有无穿堂风；环境清洁度；有无噪声；提供食物的种类；与他人沟通的机会；提供刺激源的种类；具体生理缺陷；排泄物处理方法；光线等。

（2）计划、措施：制订逐步改变环境的计划。对直接的物理环境进行干预。

增加与亲人、邻居等的交流机会，创建有利于促进健康的最佳环境；通过户外活动、在阳光下及新鲜空气中暴露增加刺激；外出活动，促进与他人交流互动。

（3）评价：观察改变环境对老人健康状况的影响。

三、中国护理学的发展

（一）中医学与护理

我国传统医学历史悠久，其特点是医、护、药不分；强调“三分治七分养”，养即护理；有其独特的理论体系，按阴阳、五行、四诊、八纲辨证施治；病因方面考虑内伤七情、外感六淫等心理及环境因素；治疗时把患者作为一个“人”来全面考虑。中医学发展史和丰富的医学典籍及历代名医传记中，有护理技术和理论的记载，许多内容对现代护理仍有指导意义。

春秋末年，齐国名医扁鹊提出“切脉、望色、听声、写形，言病之所在”，这不仅为创立医学作出了贡献，且说明了病情观察的方法和意义。

西汉写成的著名的《黄帝内经》是我国现存最早的医学经典著作，全书强调对人的整体观念和预防思想，记载着疾病与饮食调节、精神因素、自然环境和气候变化的关系，并提出要“扶正祛邪”，及加强自身防御和“圣人不治已病治未病”的防御观点。

东汉末年名医张仲景总结自己和前人的经验著《伤寒杂病论》，发明了猪胆汁灌肠术、人工呼吸和舌下给药法。东汉临床医学家华佗在医治疾病的同时，创造了模仿虎、鹿、猿、熊、鸟动作姿态的“五禽戏”，来活动关节，增强体质，预防疾病。晋朝葛洪所著《肘后方》中有筒吹导尿术的记载：“小便不通，土瓜根捣汁，入少水解之，筒吹入下部。”

唐代医学进一步发展，名家辈出，孙思邈著《千金要方》及《千金翼方》，除总结前人和自己的医学经验外，还提倡应有高尚的医德；他还改进了前人的筒吹导尿术，采用细葱管进行导尿。

明末吴又可著《温疫论》对一些传染病的致病因素和防治方法做了探讨。清朝时期的医学名家通过实践和总结，使温病理论更趋完善，很多医生对“七分养”都很重视，并提出了一些具体措施。

随着医药学的发展，有许多行之有效的调养和护理方法散在地记录于中医的著作中，但由于中医学当中医、护、药不分，护理没有得到独立发展的机会。

（二）中国近代护理的发展

中国近代护理事业的发展是在鸦片战争前后，随西方列强入侵战争、宗教和西方医学进入中国而起步。1820 年，英国医生在澳门开设诊所。1835 年，英国传教士帕克（P. Parker）在广州开设了第一所西医院，两年后，这所医院以短训班的形式开始培训护理人员。

1884 年，美国护士兼传教士麦克尼（E. Mckechnie）来华，在上海妇孺医院推行现代护理并于 1887 年开设护士训练班。

1888 年，美国护士约翰逊（E. Johnson）在福州一所医院里开办了我国第一所护士学校。

1900 年以后，中国各大城市建立了许多教会医院，一些城市设立了护士学校，逐渐形成了我国护理专业队伍。

1920 年，北京协和医院开设高等护理教育专业，学制 4～5 年，五年制毕业学生授予理学学士学位。

1934 年，民国政府教育部成立医学教育委员会，下设护理教育专业委员会，将护理教育改为高级护士职业教育，招收高中毕业生，护理教育纳入国家正式教育体系。

抗日战争期间，许多医护人员奔赴延安，在解放区设立了医院，护理工作受到党中央的重视和关怀。1931 年在江西开办了"中央红色护士学校"，1941 年在延安成立了"中华护士学会延安分会"。毛泽东主席于 1941 年和 1942 年两次为护士题词："尊重护士，爱护护士""护理工作有很大的政治重要性"。

（三）中国现代护理的发展

中华人民共和国成立后，在卫生工作"面向工农兵，以预防为主，团结中西医及卫生工作与群众运动相结合"的方针指引下，中国的医疗卫生事业有了很大发展，护理工作进入了一个新时期。特别是党的十一届三中全会后，改革开放政策进一步推动了护理事业的发展。

1. 护理教育体制逐步完善　其发展如下。

1950 年在北京召开了全国第一届卫生工作会议，会议对护理专业教育进行了统一规划，将护理教育列为中级教育之一，并规定了护士学校的招生条件，成立了教材编写委员会。1952 年后取消了高等护理教育。

1961 年，北京第二医学院再次开设高等护理教育专业。

1966—1976 年十年动乱期间，护士学校停办。

1976 年后，为解决护士短缺的问题，许多医院开办了两年制的护士培训班，我国护理进入恢复、加强、整顿和发展的新阶段。

1979 年卫生部（2013 年与国家计划生育委员会合并，更名为中华人民共和国国家卫生和计划生育委员会，简称国家卫生和计生委）先后下达《关于加强护理工作的意见》和《关于加强护理教育工作的意见》，加强和发展护理工作和护理教育。统一制订了中专护理教育的教学计划，编写了教材和教学大纲。

1980 年，南京医学院率先开办高级护理专修班。

1983 年，天津医学院率先在国内开设了五年制本科护理教育专业。

1984年,教育部和卫生部召开了全国高等护理专业教育座谈会,明确要建立多层次、多规格的护理教育体系,培养高层次护理人才,充实教学和管理等岗位,以提高护理工作质量,促进学科发展,尽快缩小与先进国家的差距。这次会议不仅是对高等护理教育的促进,也是我国护理学科发展的转折点。

1985年,全国11所高等医学院校设立了护理本科教育。

1992年,从北京开始了护理学硕士研究生教育,并逐渐在全国建立了数个硕士学位授权点。形成了中专、专科、本科、研究生4个层次的护理教育体系。1996年,协和医科大学率先成立护理学院。

2004年,协和医科大学、第二军医大学分别开始招收护理博士研究生。

自20世纪80年代以来,全国许多地区开展各种形式的护理成人教育,促进了护理人才的培养,使护理队伍的结构日益趋向合理,也体现了终身教育对护理队伍建设的意义。

1997年,中华护理学会在无锡召开继续护理学教育座谈会,制订了相应的规程,从而保证护理学继续教育走向制度化、规范化、标准化。

2011年,国务院学位办颁布了新的学科目录设置,其中护理学从临床医学二级学科中分化出来,成为一级学科,为护理学的发展提供了更大的发展空间。

2. 临床实践水平逐步提高　自1950年以来,临床护理工作一直以疾病为中心,医护分工明确,护士为医生的助手,护理工作处于被动状态。1980年以后,随着我国的改革开放,国外有关护理的概念和理论逐渐被引入,护理人员认识到人的健康与疾病受心理、社会、文化、习俗等诸多因素的影响,护理人员开始加强基础护理工作,并分析、判断患者的需求,探讨如何以人为中心,应用护理程序为患者提供积极、主动的整体护理,护理工作的内容和范围不断扩大。同时,器官移植、显微外科、重症监护、介入治疗、基因治疗等专科护理、中西医结合护理、社区护理等迅速发展。

3. 护理管理体制逐步健全　为加强对护理工作的领导,卫生部医政司(2013年更名为国家卫生计生委医政医管局)设立了医疗护理处,负责统筹全国护理工作,制定有关政策法规。各省、自治区、直辖市卫生厅(局)在医政医管局下设专职护理管理干部,负责协调管辖范围内的护理工作。各级医院健全了护理管理体制,以保证护理质量。

1979年,国务院批准卫生部颁发了《卫生技术人员职称及晋升条例(试行)》,明确规定了护理专业人员的高级、中级和初级职称。根据这一条例,各地制订了护士晋升考核的具体内容和方法。

1993年3月,卫生部颁发了我国第一个关于护士执业和注册的部长令和《中华人民共和国护士管理办法》,1995年6月首次举行全国范围的护士执业考试,考试合格获执业证书方可申请注册,护理管理工作开始走向法制化轨道。

4. 护理专业研究水平不断提高　1990年后,随着高等护理教育培养的学生进入临床、教育和管理岗位,我国的护理研究有了较快的发展。一些高等护理教育机构或医院设立了护理研究中心,为开展护理研究提供场所和条件,所进行的研究课题以及研究的成果对指导临床护理工作起到了积极作用。在学术交流会或学术期刊上发表的科研文章日益增多,且质量不断提高。

5. 学术交流日益增多　1950年以后,中华护士学会积极组织国内的学术交流。1977年以来,中华护理学会和各地分会先后恢复学术活动,多次召开护理学术交流会,举办各种不同类型的专题学习班、研讨会等。中华护理学会及各地护理学会成立了学术委员会和各护理专科委员会，以促进学术交流。1954 年创刊的《护理杂志》复刊（1981 年更名为《中华护理杂志》），《护士进修杂志》《实用护理杂志》等近 20 种护理期刊相继创刊，护理教材、护理专著和科普读物越来越多。1993 年中华护理学会设立护理科技进步奖，每两年评选一次。

1980 年以后，国际学术交流日益增多，中华护理学会及各地护理学会多次举办国际学术会议、研讨会等，并与多个国家开展互访活动，提供相互学习和了解的机会。各医学院校也积极参与国际学术交流，同时，选派一批护理骨干和师资出国深造或短期进修，获硕士学位或博士学位后回国工作。1985 年，卫生部护理中心在北京成立，进一步取得了 WHO 对我国护理学科发展的支持。通过国际交流，开阔了护士眼界，活跃了学术氛围，增进和发展了我国护理界与世界各国护理界的友谊，促进了我国护理学科的发展。21 世纪，我国的护理学科已成为一级学科，结合国内外的实践经验及研究成果，探讨护理学科在新形势下的发展思路。进一步构建从本科到博士的高等护理人才培养模式，探索专科化护理人才的培养和实践模式，建设护理学科的多元化、国际化的研究团队，运用科学方法论，形成重点专科研究方向，明确发展定位，提升护理科研水平，转化护理科研成果，更好地为社会提供服务，提高临床护理质量，营造科研创新文化，建立健全管理体系和创新机制，不断推动护理学科的可持续发展。

四、21 世纪中国护理工作的展望

（一）护理工作国际化

护理工作国际化是指专业目标国际化、专业标准国际化、职能范围国际化、管理国际化、教育国际化、人才流动国际化。此外，还包括跨国护理援助和护理合作的日益增多。多元化的护理、外语尤其是英语以及计算机的普遍应用将成为这一时期护理工作的主要特点。

面对这种国际化的发展趋势，21 世纪的护理人才应该具备能够适应这种国际化的知识和技能，护理教育也将随着这种国际化的趋势而发生变革。

（二）护理工作市场化

护理工作市场化是指随着市场经济的发展和市场竞争的日益激烈，护理工作将被推向市场。主要表现为护理人员的流动和分布将由市场来调节，护理服务的内容和范畴也将根据市场需求的变化而变化。服务第一、质量至上的宗旨将成为护理专业在市场竞争中的主要立足点。随之而来的许多护理体制的变革，如护理人员聘用制、结构工资制的推行、护士独立开业的增多、家庭护理和社区护理的推广等都体现了护理工作市场化的特点。

（三）护理工作社会化

护理工作的社会化表现在护理对象上，由患者群体扩大到整个社会群体，由只关注个体到重视群体；在护理服务项目上，由只提供技术服务扩大到为社会提供身心的整体护理和卫生保健的多项服务；在护理服务范围、形式上，从院内闭锁性服务扩大到院外整个社会的开放性服务。随着人口老龄化社会的到来，慢性疾病及与不良行为和不良生活方式相关疾病的增多，人们对健康保健的需求趋于多元化，对健康保健服务便捷化的要求日益强烈。在这种形势下，许多护士必将深入家庭和社区开展工作，使护理工作走向社会。同时，由于健康教育的广泛开展，预防为主的观点将成为护理社会化的又一特点，而护理人员将为这种护理社会化的实现提供必需的健康教育和指导，并且成为健康教育的主力军，与其他医务人员一起担负起维护人类健康的重任。

（四）护理人员高学历化

在护理专业向着国际化迈进和市场竞争日益激烈的情况下，护理人员必须不断地学习新的知识和技能来提高自己的能力和水平，护理教育高层次化正是适应了这种变化。20世纪末是护理本科教育发展加速期，进入21世纪，护理学研究生教育将加速发展。今后，护理人员的基本学历将从中专转向大专和本科，护理学学士、护理学硕士、护理学博士人数将逐步增多，护理队伍的整体素质将明显提高。

（五）中国护理特色化

随着中医学研究在全球范围的兴起，中医护理也将引起各国护理界的高度重视。将中医护理的理论融入现代的护理理论中是我国护理界的一个重要课题和研究方向。结合阴阳、五行等学说进行辨证施护是这种崭新的护理理论的主要特点。具有中国特色的护理理论和技术方法，将为全人类护理做出重要贡献。

思考与练习

1. 谈谈对护理学概念的理解和认识。
2. 南丁格尔对护理学做出了哪些贡献？最让人感动的是什么？
3. 说出南丁格尔理论的核心，此理论如何在护理工作中应用？
4. 21世纪护理工作的特点有何理解？自己应做哪些准备？
5. 学习本章后，对将来从事的护理专业有何新的认识？

（张涌静）

第二章　护士的素质与角色功能

学习目标

掌握：

1. 护士素质的基本内容。
2. 角色、复合角色的定义及护士的角色功能。
3. 护士行为举止的要求。
4. 评判性思维、循证护理的概念。

熟悉：

1. 护士良好的行为规范在护理工作中的重要性。
2. 护理工作中护士角色的转变。
3. 评判性思维、循证护理的实践应用。

了解：

1. 科学思维在护理工作中的应用。
2. 分析护士素质的构成及培养和提高的途径、方法。
3. 护士在卫生保健中的作用。

护理工作的护理对象是人，人不仅有其生物属性，更有来自心理、社会、文化等不同方面的社会属性，这充分体现了护理工作的艺术和精细所在。维护健康、捍卫生命是护士神圣的职责和使命，护士角色及功能范围的不断扩大及延伸，对护士素质的要求也越来越高。要求护士有一定的专业知识及技能，遵守护理伦理道德的规范要求，为护理对象提供高质量的护理服务。

第一节　护士的素质

素质(diathesis)是心理学专业术语，指人的一种较稳定的心理特征，分为先天与后天两个方面。先天的、自然的一面，是指人在某些方面的本来特点和原有基础，即天生的感知器官、神经系统，特别是大脑结构和功能上的一系列特点；后天的、社会的一面是人的素质主要的一面，是通过不断学习、培养教育、自我修养、自我塑造而获得的一系列知识技能、行为习惯、文化涵养、品质特点的结合。

一、提高护士素质的重要性

素质不仅是人的一种心理特征，也是人所特有的一种实力。提高护士素质，有利于护理学科的发展和护理质量的提高，有利于护理人才的成长和医院的整体发展。

（一）促进护理专业学科的发展

护理学科的发展，关键在于护理人才，人才的培养，重在素质。近百年来，医学科学发展速度很快。护理学科随着医学科学的发展，在护理理论、护理体制、护理范畴、护理技术和护理手段上都得到了一定程度的发展和进步。护理学科由一门职业发展为一门独立的学科；护理教育由中专教育发展为高等护理教育；护理工作者由单纯地执行医嘱和医生的助手转变为医生的合作者，共同商讨患者的医疗护理，护理学科正在成为有影响的、作为人类健康守护神的学科。但与其他学科相比，护理学科还是一门正处于发展阶段的年轻学科，需要更多的理论和实践促进学科的发展，以形成完整的现代护理学独立体系。

（二）提高护理质量

护理质量的高低与护士素质的优劣有密切关系。护理质量是护士素质的反映，护士素质又是提高护理质量的动力。在战争年代，无数白衣战士以高尚的品德，精湛的技术，优良的护理质量保障了战士的健康。新中国成立后，一批具有较高文化素质、精湛护理技术、较强护理管理能力的护理专家齐心努力，使我国护理事业得到迅速恢复和发展，保障了护理质量的逐步提高。十年动乱中，护理教育停止导致护士素质一度下降，护理质量也随之降低。改革开放拨正了护理事业发展方向，使护理质量向高标准迈进。

（三）培养护理人才

人才是社会性、创造性、进步性的统一体。人才的成长需要一定的条件。护理学科正处于蓬勃发展的阶段，急需有优良素质的护士作为高等护理教育的专家、临床护理专家、护理科研的研究员、护理管理的领导者；急需成千上万具有爱心和优良素质的护士工作在监护室、病房及社区保健单位。护士群体是护士成才的社会性基础，护士群体的素质优化为护士成才创造了良好的社会环境。

（四）利于医院的全面建设

护理人才是医院的全面建设主要因素之一。在医院，护理人员占医、护、技术人员总数的1/2，由护理人员参加的工作或部门约占医院工作部门的3/4。因此，护士素质的高低，护理工作的好坏直接关系到医院的全面建设。

（五）利于护理对象早日康复

护理的工作重点是增进健康、促进康复、预防疾病，最大限度地满足人民群众防病治病的需要。一般来说，护理质量取决于三方面：其一是护理技术设备，其二是护理技术水平，其三是服务态度，三者缺一不可。护士24 h在患者身边观察病情变化，满足患者在医疗、生活、心理等方面的需要，保证患者在住院期间得到妥善的治疗和护理。只有高素质护理人员，才能充分发挥护理技术设备的作用，才能在运用护理技术的过程中取得理想的效果，才能有良好的服务态度，才能使护理对象早日康复，全面提高医疗护理质量。

二、护士素质的基本内容

（一）思想素质

1. 热爱护理事业　热爱祖国，热爱护理事业，改革开拓，坚信护理事业是人类崇高的事业，具有为人类健康服务的奉献精神。

2. 热爱患者　疾病康复不仅需要医疗和护理，也需要精神“哺育”，其中“爱”是重要的精神营养素。护理人员发自内心地爱患者，尊重他们，爱护他们，使他们产生安全感、信任感、满足感，从而更好地与医护人员合作，增进身心健康。

3. 诚实慎独的品行　慎独是儒家用语，意思是在独处时，自己的行为谨慎不苟。护士具有正确的人生观、价值观，有自尊、自爱、自强、自制、诚实、慎独的思想品质。具有正视现实，面向未来的目光，追求崇高理想，忠于职守，救死扶伤，廉洁奉公，实行人道主义。

（二）科学文化素质

为适应医学模式的转变和护理学科的发展，现代护士应具备高中以上文化知识水平，具备自然科学、社会科学、人文科学等多学科知识，这是学习掌握护理科学的基础和做好护理工作的需要。掌握一门外语及现代科学发展的新理论、新技术，以便直接迅速地了解掌握国际信息，有利于对外开放和国际交流。提高自身审美意识，培养认识美、欣赏美和创造美的能力。

（三）专业技能素质

护士应具备合理的知识结构及比较系统完整的基础护理和专科护理理论、知识和技能。掌握基础医学、临床医学基本理论知识是做好护理工作的基础。具有预防医学、营养学、妇幼保健、优生优育、老年医学、康复医学基础知识是发展护理学科的需要。具有护理科研的基本知识和科学研究的基本实验调查能力、逻辑思维分析能力、论证能力，对护理学科的发展至关重要。掌握规范、准确、熟练、适应性强的护理技术操作，在紧急多变又艰苦困难的情况下，能机智灵活地应用准确的技术完成复杂的护理操作。

（四）心理、身体素质

良好的心理、身体素质是胜任护理工作的首要前提。护士应心胸开阔，有坦诚豁达的气度，严于律己，奋发图强。有高度的责任感和正义感，保持愉快乐观的心情；有高度的自觉性，较强的适应能力，良好的忍耐力及自我控制能力，善于应变，灵活敏捷；有较强的进取心，不断求取知识，丰富和完善自己。

护理工作是脑力和体力的结合，护士必须具有健康的体魄，文雅大方的仪表，端庄稳重的举止，整洁美观的衣着，热情真诚的待人方式，饱满高昂的精神状态。护士作风必须紧张明快、秩序井然、有条不紊、有始有终，保证各项工作能按计划要求，及时完成。

三、护士素质的形成、发展和提高

（一）推行素质教育对护士素质的形成起重要作用

素质既有先天禀赋，又需要在后天教育的影响下形成和发展。在录取护生入学时，应设有面试，选拔一批适合做护生的学生入学，入学后要有计划地教育、培养护士素质。

（二）护士素质的教育应贯穿于各门课程中

在政治教育、思想教育、专业教育中均应重视护士素质的培养。在护理学基础中应重点讲解护士素质的理论、知识，并训练护士素质的养成。在日常生活管理中注重点滴教育，养成良好的行为习惯，培养他们成为德、智、体、美全面发展的合格人才。

（三）护士素质的提高在于强调自我修养、自我完善

每个护士都须明确护士必备素质的内容、目标、要求，并在实践中积极学习、主动锻炼，经常对照检查，找出差距和薄弱环节，在实际工作中不断加以提高和完善，努力使自己成为一个素质优良的合格护士。

第二节　护士的行为规范

人的一言一行、一举一动、一颦一笑是其内心活动的外在表现，是人类文明的标志。人们在履行自己责任和义务的社会活动过程中，每个个体的思想、行为都遵循着具有自己职业特征的准则和行为规范。人们称护士是“白衣天使”，就护士的职业特点而言，其仪容、仪表、体态、言谈要求更为严格。在护患交往中，护士仪表端庄、站立有相、落座有姿、行走有态、举手有礼显得尤为重要。

一、护士的仪表

在护理工作人际交往中，护士仪表是一种无声的语言。护士高雅大方的仪表，端庄稳重的仪容，反映着护士群体的职业道德水准。

（一）护士的着装

着装既是一门技巧，更是一门艺术。当今，世界上流行着一个着装协调的国际标准，简称“TPO”原则。即 Time（时间）、Place（地点）、Object（目的），形象地表达了人们穿着打扮要兼顾的三个因素，只有与这三个因素相适应，才能给他人留下良好的印象。

护理独特的艺术美可以通过护士的形象表现出来。正确得体的着装不仅体现护士良好的精神面貌和较高的文化素养，而且还可以增强护士的自信，提高与人交往的能力。

1. 护士着装的要求　护士着装应当遵循统一、适体、呼应、适度、合理的原则。着护士装，应当讲究系列，使衣、裤、裙、帽、鞋、袜等相互呼应，协调配合。护士装仅供护士上班时穿着，并佩戴工作牌，整体装束力求简约端庄，整齐清洁。护士装的清洁整齐代表着护士的尊严和责

任；统一规范的样式，体现了护士严格的纪律和严谨的作风。

2. 护士着装的要点

（1）帽：护士的工作帽是护士职业的象征，是一种职业的荣誉，更是一种职业的责任感。护士帽有两种，即燕式帽和圆帽。戴燕式帽时，头发要求前不遮眉，后不搭肩，侧不掩耳；如为长发，则应梳理整齐盘于脑后，发式素雅端庄。燕式帽平整无折，距离发际 4 ~ 5 cm，戴正戴稳，高低适中，用白色发卡固定于燕式帽后，发卡不得显露于帽的正面。戴圆帽时，要求前不遮眉，后不露头发，头发要全部遮在帽子里面，不露发际，不戴头饰，缝封应置于脑后，边缘整齐。

（2）衣：原卫生部设计的护士服多数是连衣裙式，给人以青春、轻盈、活泼、勤快的感觉。护士服可以是白色系列，即白衣、白裤、白裙，也可根据不同科室的工作对象选用不同色彩和样式，如急诊科、手术室、小儿科、传染科等可分别选用深绿色、淡蓝色、淡粉色、米黄色等。工作服式样要简洁、美观，穿着和体，操作活动自如。护士着装时自己的内衣领口、袖口不宜露在工作服外，夏季着裙装时注意衬裙不要长于工作服。

（3）鞋袜：护士鞋应符合护士着装的特点。注意选择质量轻、皮面柔、鞋底软而有弹性并可防滑，鞋跟高度适中。颜色以白色或奶白色为主，要求干净、穿着舒适，与整体装束协调。配白色或肉色的袜子，袜口不能露在裙摆或裤脚的下面。

（二）护士的仪容

护士的仪容美在塑造护理人员整体美、为患者提供优质服务方面具有重要作用。保持良好的仪容，是护士维护自身形象和护理职业形象美的关键。

1. 化妆　护士掌握好化妆的技巧，既是一种聪颖，也是一种智慧，不仅能为自己增添神采，还可以使患者看到健康、信心、希望。

护士化妆，既要维护护士自身职业形象，又要体现护士爱岗敬业的精神，更要尊重患者。护士的妆容，应以自然、美观、得体、协调为原则，以激发患者对美好生活的向往与追求，为患者尽力创造安宁、舒适、欣赏美、享受美的心理氛围。

2. 修饰　要做到仪容的修饰美，自然要修饰仪容，修饰仪容的基本原则是美观、整洁、卫生、得体。护士在修饰仪容时，应当注意的部位通常有头发、眼部、耳部、鼻部、口部、手臂、腿部。

（1）头发的修饰：头发是人们脸面中的脸面，应经常清洗，做到无异味、无异物、有光泽。护士染发、烫发、选戴假发要力求朴实、简洁，不可过于张扬，应注意与护士仪表美所表达的职业情感相适宜。

护士的工作发式，除了遵循基本的美发原则外，还应体现护士职业的特点。总体要求是整洁、简练、明快、方便、自然，既利于护士进行各项护理操作，又体现护士庄重、严谨的风格。

（2）眼部修饰：眼睛是心灵的窗户，修饰眼睛，就是展现心智。护士应注意眼部清洁和眼睛的保养，但不宜做过于复杂的修饰。配戴眼镜要注意眼镜的选择和清洁。护士工作时忌戴有色眼镜，以免有拒人于千里之外的感觉。

（3）手臂修饰：手臂通常被称为每一名服务人员拥有的“第二张名片”，在整个服务过程中始终处于最显著的位置。护士在工作中用手的机会最多，手臂的装饰应以朴素、庄重为美。

二、护士行为举止的要求

训练有素的举止、优美的姿态、得体的风度,能显示出护士良好的素质和职业特点,并给人们留下温和、善良、仁爱的“白衣天使”形象。

(一)护士的基本体态

体态是人的举止的重要组成部分,是一种具有表露、替代、辅助功能的无声语言。不同的体态可传递不同的信息,可反映一个人的基本素质。

1. 站姿　站姿能体现出人的稳重、端庄、礼貌、挺拔、有教养,显示出一种亭亭玉立的静态美。它是培养优美体态的基础,也是发展不同质感动态美的起点和基础。其要领是:挺、直、高、稳。

挺:站立时身体各部位要尽量舒展挺拔,做到头平、颈直、肩夹、背挺。

直:站立时身体的支干——脊柱要尽量与地面保持垂直,注意收颌、挺胸、收腹、夹腿、提臀。

高:站立时身体的重心要尽量提高,即昂首提气直腰绷腿。

稳:主要体现在脚和腿上,两腿绷直,膝盖放松,脚的位置可以有以下几种形式:“V”形即双脚的跟部并拢,两脚尖张开 45°~60°,使身体重心穿过脊柱,落在两腿正中;丁字式即两脚中间间隔 1~2 拳头宽,前腿轻轻着地,重心全部放在后腿上,站的时候看上去有点像字母“T”;平行式即双脚平行的放在地上。

2. 坐姿　正确坐姿:上身挺直,头部端正,目视前方;双手掌心向下,叠放于大腿之上,或是放在身前的桌面上,或一左一右扶在座位两侧的扶手上;上身与大腿、大腿与小腿之间均呈 90°;脚尖对向正前方或侧前方,双脚可以并拢、平行,也可一前一后;只落座椅面的 1/2~2/3,避免倚靠座椅的靠背。

3. 行姿　在站姿的基础上,行走时昂首挺胸,全身伸直;起步前倾,重心在前;脚尖前伸,步幅适中;直线行进,自始至终;双肩平稳,两臂摆动;全身协调,匀速行进。

通常在抢救患者、处理急诊、应答患者呼唤时,为赶速度、抢时间而表现的短暂的快步,称快行步。为了达到以“行”代“跑”的目的,快行步时,步态应保持自然,肌肉放松,舒展自如,步速加快,步位落点适宜,两臂前后摆动,摆幅一般不超过 30°。

4. 蹲姿　蹲姿的运用要优美、典雅。其基本要求是:一脚在前,一脚在后,两腿靠紧下蹲,前脚全脚掌着地,小腿基本垂直于地面,后脚脚跟抬起,前脚掌着地,臀部向下,避免护士服拖地。

(二)护士的行为举止

举止,也叫举动、动作,是人们的动作姿态和由动作姿态所表现出来的内在素养。举止在护患间思想和感情的交流中,起着重要的作用。护士的行为举止要尊重患者,维护患者利益;尊重习俗,和具体环境相吻合;尊重自我,掌握好分寸。

第三节　护士的角色

护士角色是医疗保健领域中重要的社会角色之一,在各项医疗、护理及健康教育等活动中发挥着重要的功能，起着其他角色不可替代的作用。护士角色的获得要经过以护理教育为重要手段的角色社会化过程，承担独特的工作内容，具有自己的权利和义务。

一、角色理论概述

社会的发展促进了对某一角色的要求不断改变，每个人的一生都会承担多种角色，为了更好地承担和发展新的角色，个体必须了解有关角色理论。

（一）角色的概念

角色(role)，又称社会角色。这一词源于戏剧舞台上演出的用语。1936年美国人类学家林顿(Linton R)在《人的研究》一书中提出社会角色这一词，后来被广泛地运用于分析个体心理、行为与社会规范之间的相互关系中，成为社会学、社会心理学、护理学中常用的词语。其含义为：处于一定社会地位的个体或群体，在实现与这种地位相联系的权利与义务中，所表现出的符合社会期望的模式化的行为。因而，角色是对于一个人在特定社会系统中，一个特定位置的行为期望与行为要求，表明了一个人在社会结构和社会制度中的特定位置、相应权利和担负的责任。例如，教师应爱护学生、认真教学、以身作则；护士应救死扶伤、尊重患者等。

（二）角色的特性

1. 角色的实现必须通过互动才能完成　不同的角色在社会中不是孤立存在的，而是与其他角色相互依存。即一个人要完成某一角色，必须要有一个互补的角色存在。例如，要执行学生的角色，必须与其角色伙伴教师角色、同学角色发生互动关系。要完成护士的角色，必须与医生、患者、患者家属等角色发生互动关系。这说明为了形成某一角色，必须有与之互动的角色作为这个角色的补充而存在。这些互动的角色，统称为角色丛。任何角色都不是孤立的，都是在角色丛中进行工作的。

2. 角色行为由个体来执行和完成　社会对每一个角色均有“角色期待”，如学生要有学生的样子，教师应有教师的形象。这种“角色期待”形成价值体系，经社会化过程融入每一个人的认知系统中，由个体按照“角色期待”的内容执行和完成角色行为。若个体或群体的行为符合角色期待，则社会或群体将能和谐、圆满的共同生活，反之，则导致紧张与冲突。

3. 复式角色现象普遍存在　复式角色是指当多种角色集于某个体一身时，这个个体所处的位置，又称角色集。例如，一位女性，在家庭中，对丈夫而言她是妻子，对孩子来说她是母亲；在工作岗位上，她是护士，可能同时又是临床带教教师；在社会上，她是顾客；等等。这名女性集多种角色于一身成为一个复式角色。这种现象在人类社会中普遍存在，但在复式角色中，一个人主要承担的角色是与家庭、职业相关的，如妻子、母亲、护士。

（三）角色转变

所谓角色转变，指个体承担并发展一个新角色的过程。它是一种正向的成长，是发展过程中不可避免的。在这个过程中，个体必须改变自己的情感、行为以符合社会对个体新的角色期待，最终有效地完成角色转变。

每一个人的一生中可能扮演多种角色。角色为理解人们的行为和态度提供了一种模式，每个人在社会中的一切行为都与各自特定的角色相联系。社会要求每个人必须履行自己的角色行为。一个人在不同的时间、空间里会扮演多种不同的角色。从长远时间来看，一个人可能担任过学生、父(母)亲、雇员、雇主等角色。而在短时期中，一个人也往往同时扮演几种角色，如工作时间，是领导、经理、医生、职员；下班时间，是父亲、儿子、女儿等。一个护士可能同时又是妻子、母亲。不同的角色，担负不同责任，表现不同的功能。当个体承担并发展一种新角色时，便出现角色转变过程。

二、护士的角色功能

随着护理学由简单的、医学辅助的学科发展为一门现代的、独立的学科，护士的角色与功能也发生了根本的变化。

（一）护士角色

护士角色是社会所期望的适于护士的行为，其形成源于职业要求，并随着社会的变迁而变化。

护士最初的形象是“母亲代理人”。“nurse”(护士)衍生自拉丁文，含有抚育、扶助、保护、照顾的意思。历史上母亲或妇女哺育幼儿、照顾患者和老人，扮演着护士的角色，其照顾方法代代相传。这种殷勤慈祥、无微不至的“母亲形象”，反映了护士帮助、照顾患者时的温柔、慈爱的社会形象。

西方社会在宗教的影响下，过去把护理患者认为是基督教徒的责任。教徒们认为照顾患者与拯救患者的灵魂一样重要，他们强调爱心、仁慈。这种宗教的形象强化和丰富了民间的护士形象，表明了护理需付出爱心。为了将更多的时间和精力投放在患者身上，表达自己的爱心，一些护士独身或进入修道院。

在护理历史上的“黑暗时期”，疾病被认为是对罪恶的一种惩罚，对患者的照顾也就远不是仁慈了。护士往往由出身低微、道德不好的妇女甚至酒鬼、罪犯来担任，她们既不像修女般为患者祈祷，也不能执行良好的护理技术，而只能做一些仆役式的工作，护士被看作仆人。

自19世纪中叶南丁格尔首创护理专业以来，护理学在深度和广度上得到了科学的发展，护士的形象也发生了根本的变化。护士作为一个受过正规护理教育、有专门知识和技能的独立实践者，被赋予了多元化的角色。因此，护士角色的承担者，必须根据社会对护士的角色期望而塑造自我，逐步完善自身。

（二）护士角色功能

21世纪护士的角色发生了根本的变化，由传统的形象逐渐发展到受过专门教育、受人尊重、有专门知识的独立的实践者。当代护士被赋予了多元化的角色，因而履行多重功能。

1. 服务者、照顾者　患者因为疾病的缘故或多或少会产生一些基本需求的缺陷。护士处于临床工作的第一线，她们最主要的任务是尽力提供基本的护理照顾，帮助患者满足人类生存的基本需要，直到他们不需别人的协助为止。这些基本需要包括：正常呼吸、饮食、排泄、活动、休息、个人卫生、安全、娱乐、环境及信仰等。

2. 协调者　护士需联系并协调与有关人员及机构的相互关系，维持一个有效的沟通网络，以使诊断、治疗、救助，与卫生保健相关的工作得以互相协助、配合，保证护理对象获得最适宜的整体性医护照顾。如护士需与医生联络，讨论相关治疗和护理方案；护士还需与营养师联系，讨论有关膳食的安排。

3. 护理计划者　护士运用护理专业的知识和技能，收集护理对象的生理、心理、社会状况资料，评估护理对象的健康状况，找出其健康问题，并制订系统全面的、切实可行的护理计划，直到患者的健康问题全部解决为止。

4. 患者权益的维护者　患者在住院前、住院中和出院后会接触许多健康服务者，护士有责任帮助患者理解从其他健康服务者那里获得的信息，并维护患者的权益不受侵犯或损害。护士还需评估有碍全民健康的问题和事件，提供给医院行政部门改进，或提供给卫生行政单位作为拟订卫生政策和计划的参考。

5. 健康咨询者　护士通过解答护理对象的问题、提供有关信息、给予情绪支持和健康指导等，澄清护理对象对疾病和与健康有关问题的疑惑，使护理对象清楚地认识自己的健康状况，并以积极有效的方法去应对和处理问题，找到满足生理、心理、社会需要的最习惯和最适宜的方法。

6. 健康教育者　每个护士都应依据护理对象的不同特点进行健康教育，向其传授日常生活的保健知识、疾病预防和康复知识，以改善护理对象的健康态度和健康行为，从而获得良好的生活质量。另外，护士之间还应互相学习，并参与临床实习生的带教、讲课，同时向下一级护士传授理论知识和实践经验。

7. 护理管理者　护士需对日常护理工作进行合理的组织、协调与控制，作为护理领导者，要管理人力资源、计划资金和物质资源的使用，制订本科室、本单位的护理发展方向；作为普通护士，要为护理对象制订护理计划、进行沟通交流，提高工作效率，使护理对象得到优质服务。

8. 改革研究者　护士需积极进行护理研究工作，通过研究来验证、扩展护理理论和知识，发展护理新技术，指导、改进护理工作，提高护理质量，促进专业发展。同时，护士还需探讨隐藏在患者症状及表面行为下的真正问题，以便能更实际、更深入地帮助患者。

当今社会对护士角色的需求越来越多，为满足角色期待，护士必须加强角色学习，以更好地完成角色功能。角色学习是个人学习和把握社会赋予的角色期待，明确角色行为，并通过角色实践完成角色功能的全过程。护士角色学习应将系统的学习和临床的实践相结合，并不断贯穿于基础护理教育、毕业后护理教育之中。可见，护士角色学习是一种终身行为。

三、护士应具备的科学思维

科学思维是人类智力系统的核心，是人类在学习、认识、操作和其他活动中所表现出来的理解、分析、比较、综合、概括、抽象、推理、讨论等所组成的综合思维。护理实践过程中护士需要运用科学思维来分析和解决护理问题，为患者提供满意的服务。

（一）评判性思维（critical thinking）

1. 概念　评判性思维是指个体在复杂的情境中，能灵活地运用已有的知识经验对问题及解决方法进行选择，在反思的基础上进行分析、推理，做出合理判断和正确取舍的高级思维方法及形式。从护理的角度来看，评判性思维是对临床复杂护理问题所进行的有目的、有意义的自我调控性的判断、反思、推理及决策过程。

评判性思维是一种逻辑思维方法，人们通过这种思考活动产生想法并加以判断。评判性思维过程包括：解决问题、做出决策和进行创造性思考。在护理实践中运用评判性思维的方法是整体护理实践的需要，培养护理学生的评判性思维，利用以往的知识和护理实践的经验去发现患者的问题，并独立思考，分析推理，从各种解决问题的方法中选择最佳方案，促进问题的解决。

2. 特点　评判性思维是主动思考的过程，必须对外界的信息和刺激、他人的观点或“权威”的说法进行积极思考，主动地运用知识和技能做出分析判断。评判性思维是质疑、反思的过程，要通过不断提出问题而产生新观点。在此过程中，始终注意反思自己或他人的思维过程是否合理，客观判断相关证据，坚持正确方案，纠正错误选择。评判性思维是审慎开放的过程，运用评判性思维思考和解决问题过程中，要求审慎广泛地收集资料，分析寻求问题发生的原因和证据，经过理性思考，得出结论。但必须认识到评判性思维在审慎的同时，要求个体高度的开放性，愿意听取和交流不同观点，使所作的结论正确、合理。

3. 实践　护理作为一项实践性很强的专业，其护理的对象是人，是为患者的健康和公众的卫生保健服务的。现代护理模式要求护士要用整体的观念处理护理对象的健康问题，如护士必须评判性地运用其他学科的知识，从整体上理解患者资料，实施有效的护理干预。因此，护生除了要学习护理学专业知识外，还需要学习生物科学、社会科学以及人文科学知识。

在临床实践中，护士在一个迅速变化的环境中工作，如治疗、用药、临床技术的不断变化，以及患者的病情瞬息变化，在这种应急的情境中护士要正确处理各种情况。例如，遇到一个害怕打针或不愿服药的患者时，就需要运用评判性思维，正确识别重要线索，迅速做出反应，调整干预措施以满足患者个体需要。临床上，患者呈现在护士面前的是不同的经历、行为、社会观点、价值观，以及病情改变的症状和体征。随着护理的不断深入，这些变量都会改变，护士要运用评判性思维密切观察患者病情，正确收集和解释信息，合理推论患者的健康问题，运用相关的科学知识，正确识别问题，并提出护理的方法。

在护理教学过程中，教师应注意在发挥自身主导作用的同时，充分体现学生的主体地位，给学生充分的自主权和选择权，并积极参与到评价学习过程中。教师在授课时将评判性思维的教学融入其中，教授专科内容的同时教授思考策略，可以通过各种类型的问答、反思日记、案例教学、情景模拟、PBL 教学等有效的教学方法，激发学生积极的思维活动，训练观察、发现、比较、分析、综合、推理、假设、论证等评判性思维的基本技能。

在护理科学研究中，护士需要积极运用评判性思维，对护理实践中的现象、问题、观点、方法、常规等进行思考和质疑，运用科学的研究方法得出新观点、新方法、新模式，推动护理理论和实践的不断创新发展。

（二）循证护理（evidence-based nursing）

1. 概念　循证护理又称实证护理或以证据为基础的护理，是循证医学在护理专业中的应用，其核心思想是批判性地接受现有的专业知识，并将其转化为可应用于临床实践的证据，减少护理工作中的易变性，使以经验为基础的传统护理向以科学为基础的有证可循的现代护理发展。

2. 步骤 循证护理由五个步骤组成：明确需要解决的问题、搜集证据并将证据逐一列出、评价所寻找的证据、选择及使用其中最有效的证据、评价应用证据后的效果。

(1) 明确需要解决的问题：护士在确定要解决的问题时，需考虑三方面的因素。① 自己目前承担的主要任务；② 在职责范围内，直接影响工作效率的因素；③ 在这些影响因素中，最基本、最急于解决的因素。

(2) 收集信息并列出证据：护士通过查阅文献、网上检索等各种方式收集所需要的所有相关信息资料，并列出相关证据。

(3) 评价证据：护士使用评判性思维方式对所列出的证据进行评价，将这些证据按照其不同的价值区别，找出自己所需的证据。评价过程中可对资料进行分类，缩小评价范围，从中筛选密切相关的资料证据，查找证据全文，并采用评判性思维的方法阅读全文。

(4) 使用最有效的证据：将收集到的最有效的证据用于实践，改进工作、提高个人的实践水平和研究能力。此过程也是临床护士开展科学研究的过程。在使用有效证据时，应结合临床的具体环境、条件、文化背景及护理对象的个体差异等。

(5) 评价应用证据后的效果：选择客观、合适的方法，并确保将评价结果反馈到护理过程。根据临床具体情况，选用外单位评价、本单位评价、自我评价等不同方法。

3. 实践 循证护理是临床决策常用的方法，是循证医学在护理专业中的应用，其核心是审慎地、明确地、明智地应用当代最佳证据做出决策，从而减少护理工作中的易变性，使以往以经验为基础的护理转换为以证据为基础的护理。循证护理的实施可使护士在临床工作中发现问题时，能够通过科学的方法查询新近的、质量高的证据，以获得解决问题的方法，提高护理质量。例如，一位肿瘤科的护士，在护理癌症某期的患者时遇到了这样一种情况，即护士引导患者记“疼痛日记”，期望通过对自己疼痛的记录、思考及反省来帮助其控制疼痛，提高生活质量，但是，写“疼痛日记”这样一种方法究竟是否对癌症某期的患者有益引起了这位护士的思考。通过归纳总结，形成问题“引导癌症晚期患者记‘疼痛日记’是否有助于患者进行疼痛管理”；从医学文献中找出相关的信息，查询证据、评价证据进而指导临床工作。在长期的护理实践中形成的一系列护理常规，是否是一成不变的，需要在临床护理实践中循证。护理人员在计划护理活动过程中，审慎地、明确地、明智地将科研结论与临床经验、患者愿望相结合，获取证据，作为临床护理决策依据。例如：在以往的教科书中，压疮的护理提倡按摩受压局部，用手掌的大、小鱼际蘸少许50%乙醇紧贴皮肤按摩；使用垫圈置于骨隆突处，减少与床垫的摩擦。但多年的护理实践发现：使用气圈预防压疮，易使局部血液循环受阻，造成静脉充血与水肿，同时妨碍汗液蒸发而刺激皮肤，特别是水中和肥胖的患者，所以不提倡使用气圈。局部按摩不但不能预防压疮，还容易使局部水肿、变形、分离，骨突出处组织血流量下降，因此应避免以按摩作为各级压疮的处理措施。

第四节 护士在卫生保健中的作用

自从有了人类就有了护理和保健，二者是不可分的。由于新的医学模式的影响，预防保健的概念逐渐延伸和扩展，作为保健事业中重要组成部分，护士的作用也在发生改变。

一、我国卫生保健工作的基本方针

护理人员应了解我国卫生保健工作的基本方针和改革走向，以便更好地发挥自己的作用。

（一）新中国成立初期

1. 历史背景　1949年前，我国劳动人民基本的生存权利及生活条件均得不到保障。当时，卫生条件恶劣，疾病丛生，疫病流行，急性传染病的发病率为2/10万人，婴儿死亡率为20%，产妇死亡率为1 500人/10万人，平均寿命只有35岁。少数的医疗机构集中在大城市，根本无法覆盖辽阔的疆土，医疗保健对工农群众是可望而不可即的事，因此中国被称为"东亚病夫"。

2. 四项基本方针　新中国成立以后，为了改变落后的卫生面貌，提高广大人民的健康水平，1950年8月，卫生部在北京召开了第1次全国卫生工作会议，确定了"面向工农兵"、"预防为主"和"团结中西医"的三项方针，加上1952年12月在第2次全国卫生工作会议上增加的"卫生工作与群众运动相结合"，被称为卫生工作的四大方针。由于方针正确，我国的卫生事业有了很大发展。以仅占全世界1%的卫生资源，初步解决占世界20%以上人口的基本医疗卫生问题，取得了举世瞩目的成就。卫生工作在促进民族繁荣、经济发展、社会进步等方面，发挥了巨大的作用。

（二）新时期卫生工作的目标和方针

1. 疾病谱的改变　20世纪中期以来，由于工业的进步、经济的发展、劳动方式和生活方式的变化，人类的疾病状况也发生了较大的变化。主要表现在以下两个方面：

（1）疾病构成与死因顺位的变化：目前世界各国的疾病构成比与半个世纪前完全不同，疾病谱与死亡顺位发生了明显变化。对人类威胁最大的疾病已经不是传染病、寄生虫病和营养不良等疾病，而是脑血管病、心血管病和恶性肿瘤等。这些是由多种因素引起，其中心理和社会因素占重要地位。

（2）致病因素的显著变化：20世纪以前，影响人类健康的因素大多数为生物因素，这些生物因素导致传染病流行。但近几十年来，随着城市化、工业化的发展，心理因素、生活方式、环境因素逐渐上升为主要致病因素。

2. 卫生工作的目标　我国是发展中国家。新中国成立以来，医疗卫生事业虽然有了很大发展，人民健康水平也有较大提高。但是，由于中国人口众多，经济底子薄弱，卫生事业发展不平衡。农村卫生事业落后；城市卫生事业发展面临疾病谱、死因谱变化和人口老龄化、环境污染等方面的重大挑战。为此，1994年国务院在《中国21世纪议程》和1997年《中共中央、国务院关于卫生改革与发展的决定》中，以世界卫生工作战略目标为指导，并结合上述具体国情，制订了我国卫生工作的总目标。即"到2000年，初步建立起具有中国特色的包括卫生服务、医疗保障、卫生执法监督的卫生体系，基本实现人人享有初级卫生保健，总体上达到小康水平相应的健康水平。""到2010年，在全国建立起适应社会主义市场经济体制和人民健康需求的、比较完善的卫生体系，国民健康的主要指标在经济较发达地区达到或接近世界中等发达国家的平均水平，在欠发达地区达到发展中国家的先进水平。"

3. 卫生工作的方针

(1) 以农村为重点:包括落实初级卫生保健计划;积极稳妥地发展和完善合作医疗制度;加强农村卫生组织建设,巩固和提高农村基层卫生队伍;做好贫困地区的卫生工作。

(2) 预防为主:包括各级政府对公共卫生和预防保健工作的全面负责,切实做好三级预防工作;加强机构的建设和保证必需的资金;认真做好食品、环境、职业、学校等方面的卫生工作;重视健康教育及依法保护重点人群(妇、幼、老年和残疾人)等。

(3) 中西医并重:包括加强领导,逐步增加投入,为中医药的发展创造条件;加强中西医的团结,互相学习,促进中西医结合;正确处理继承与创新的关系,坚持"双百"方针;积极发展中药产业,推进中药生产和质量的现代化、科学化管理等。

(4) 依靠科技与教育:突出重点,集中力量攻关,使我国卫生领域的主要学科和关键技术逐步接近或达到国际先进水平;办好医学教育,培养一支适应社会需求,结构合理、德才兼备的专业卫生队伍;加强职业道德教育,开展创建文明行业活动。

(5) 动员全社会参与:包括在城乡开展爱国卫生运动,坚持除"四害"等。以实现为人民健康服务,为社会主义现代化服务。

二、初级卫生保健

初级卫生保健(primary health care)是人们所能得到的最基本的保健照顾,包括促进健康、预防保健和及时合理诊断和治疗各种疾病以及社区康复。1978 年《阿拉木图宣言》中明确提出:推行初级卫生保健是实现"2000 年人人享有卫生保健"这一目标的基本策略和基本途径。

(一) 初级卫生保健的基本原则

1. 合理布局　即人人接受卫生服务的机会均等。
2. 社区参与　即社区主动参与有关本地区卫生保健的决策。
3. 预防为主　卫生保健的重点应是预防和促进健康,要以寻找和消除各种致病因素为核心。
4. 适宜技术　卫生系统中使用的方法和物资应是能被接受和适用的。
5. 综合途径　卫生服务仅仅是所有保健工作的一部分,应与营养、教育、饮用水、住房同属于人类生活中最基本和最低的需要。

(二) 初级卫生保健的任务

1. 宣传当前存在的主要卫生问题,提出预防和控制这些问题的方法。
2. 改善食物供应,提供合理营养。
3. 提供充足的饮水和基本的环境卫生。
4. 搞好计划生育工作及妇幼保健。
5. 主要传染病的预防接种。
6. 地方病的控制和预防。
7. 常见病及外伤的恰当处理。
8. 提供基本药物。

1981年,第34届世界卫生大会,除上述8项任务外,又增加了"使用一切可能的方法,通过影响生活方式和控制自然、社会、心理环境来预防和控制非传染病和促进精神卫生"一项任务。由此可见,工业发展可能带来的职业性伤病,生活方式改变所致的慢性病、外伤和肿瘤的预防,精神卫生等,都应包括在初级卫生保健中。

(三)具体工作内容

为了完成上述任务,在人们不同的成长发育阶段,工作内容应有所侧重,具体如下。

1. 预防性服务

(1) 计划免疫接种:是预防婴幼儿、儿童主要传染病最有效、经济和方便的方法,主要有卡介苗、白喉、百日咳、麻疹、脊髓灰质炎、乙肝等疫苗的接种。

(2) 妇幼保健:包括妇女四期(月经期、妊娠期、围产期、更年期)保健,科学分娩、育儿知识的教育,常见妇科病的防治及妇女劳动保护等。培养幼儿及儿童良好的生活、卫生、营养饮食习惯,以及健康的心理和行为。

(3) 计划生育:是我国的基本国策,主要在育龄人群中进行宣传和技术指导。

(4) 青少年保健:除继续养成良好卫生、饮食习惯外,在德、智、体、美、劳诸多方面促使其茁壮成长,并进行青春期卫生教育,预防身心疾患。

(5) 中老年保健:通过卫生宣教,使其掌握自我保健的常识,如烟、酒对健康的危害,体育锻炼的重要性等。定期进行体检,及时发现一些疾病的早期症状,尽早加以治疗等。

(6) 在医疗服务中,也要有大预防观点,应实施三级预防。

第一级预防:采用自我保健方法或预防措施,预防疾病的发生,又称病因预防。

第二级预防:早期发现、诊断和治疗,以防止疾病的发展,又称三早预防。

第三级预防:积极治疗、预防并发症并采用各种促进身心健康的措施,以防止疾病进一步恶化和各种伤残,以达到最大可能地恢复健康,又称临床预防。

2. 加强环保,以保护健康　环境中有许多有害物质和各种危险因素,污染空气、水源、食物和居住环境(如噪声),并危害人们的健康。环境保护也是我国的基本国策之一,主要包括净化空气、保持食品卫生、保持饮用水的卫生、搞好劳动环境的卫生和安全。

(四)健康状态评价指标

评价一个人健康状况的各项指标涉及人体的每一个器官。在预防医学和健康教育领域,常常用一些整体指标来对个体的健康状况进行评价。

1. 营养状态　通过评价一个人摄入营养素的总量及各种不同成分的量来评估健康,是评价健康状况的经典方法。衡量营养与健康状况的指标有身高、体重等。

2. 出生率与孕、产妇死亡率　出生率表示某地某年每千人口中出生(活产)人数,是衡量生育水平的基本指标。孕、产妇死亡率指妇女在怀孕期到分娩后42天内因妊娠和分娩引起的死亡率,较能反映社会的经济、文化发展状况,对产妇的医疗照顾水平及产妇健康状况等。

3. 婴儿死亡率　婴儿死亡率指婴儿未满周岁前死亡人数与同年活产婴儿总数之比。这是一项直接反映婴儿健康因素的敏感指标,包括营养状况、母亲健康水平、围产期保健、计划生育等。任何国家婴儿死亡率都与社会生活水平、环境卫生状况、保健服务状况有关。

4. 发病率 发病率指一定期间内某人群中某种病新发生的病例数和该时期的暴露总人数之比。

5. 总死亡率 总死亡率即粗死亡率，包括年龄别死亡率和疾病别死亡率，是分析疾病死亡率和检查某一地区及国家健康状态的有价值的数据。

6. 期望寿命 期望寿命指同时出生的一批人在一定年龄别死亡率条件下活动，一般实足年龄7岁后，平均还能继续生存的年数。期望寿命是从出生角度来观察人群健康的重要指标。

7. 心理健康指标 心理健康指标包括人格、智力及情感方面的衡量指标，如人格量表、智力量表等。

8. 社会及精神幸福指标 社会及精神幸福指标包括社会学指标，如就业率和失业率、居民平均收入等；环境状况指标，如人均住房面积、空气质量、居室采光、基本卫生设备等；主观评价指标，如生活适应度和生活满意度等。

三、保健的概念与模式

保健（health care）是保护人体健康之意，是指为了提高健康水平而对个人或集体所采取的预防、医疗和康复措施。保健的实质在于寻找和消除破坏人体与环境之间平衡状态的各种因素，维护和修复或重建被破坏的健康平衡，增加健康潜能。

（一）现代保健概念

在现代医学模式的影响下，保健的概念有了延伸扩大。从过去以“疾病”为中心，扩大到以“健康”为中心的社会综合保健；从单纯针对人体的各种生理、生化、免疫等检查指标的变化，扩大到同时重视心理、行为对健康的影响；从单纯依赖医、护、药物以及技术性医疗措施，扩大到针对社会致病因素，依靠全社会各方面力量，来共同采取措施维持人类健康。这是一个全新的保健概念。在世界卫生大会上WHO提出发展初级卫生保健是实现人人享有卫生保健的基本途径，它促使人们从更广阔的范围去考察、分析和解决卫生保健问题，充分强调了面向群体的基本卫生保健对从根本上提高人类总体健康水平的重大意义。

（二）新的保健概念

为适应新的保健观念和面临保健工作的新情况，团体保健和综合保健这些新的保健概念应运而生。

团体保健是初级卫生保健的基本模式。初级卫生保健是世界卫生组织提出的，是向全体居民提供最基本的卫生保健服务。这一保健模式，改变了过去卫生保健方向，使健康护理和保健服务走出医院，面向社会，过渡到基层团体，促进团体医疗和护理的发展。

综合保健是从单纯地防病治病转向整体保健的模式。增进健康、预防疾病、医治伤痛、促进身心康复，比传统的保健思想更优越，使人们容易接受。

（三）健康新地平线

健康是人类追求和探索的永恒主题，是人类最大的财富，也是21世纪医学的追求。随着社会发展和各种条件的改善，人们的健康观发生了变化。过去，人们由于受到传统影响，把健康单纯地理解为“无病、无残、无伤”。1948 年 WHO 对健康下了一个科学的定义，明确地指出：“健康不仅仅是没有疾病和虚弱；而且是在身体、心理和社会适应上的一种完好状态。”阿拉木图宣言也提出：“健康不仅是人体的生理健康，而且必须包含人体当时的心理状态和社会环境都处在一个极完美的状态。”

1986 年第 1 届国际健康促进大会发表的《渥太华宪章》指出：“健康促进是促使人们提高、维护和改善他们自身健康的过程，为达到身体、精神健康和良好社会适应的完好状态，每个人或人群必须有能力去认识和实现这些愿望，满足需求以及改变或处理环境。”WHO 西太平洋地区办事处的政策性文件《健康新地平线》明确指出：“卫生干预必须要以人为中心，以健康为中心，而不是以疾病为中心，并且必须将重点放在有利于健康的工作上，作为人类发展的一部分。”

WHO 提出的健康新概念对全世界人民的健康影响是巨大而且深远的，从现代的健康概念中可以看出，真正的健康应包括 4 个方面：生理健康、心理健康、道德健康、社会适应健康。WHO 还根据健康的含义制定了健康的 10 条标准。

1. 充沛的精力，从容不迫地负担日常生活和繁重的工作而不感到过分紧张与疲劳。
2. 处事乐观，态度积极，乐于承担责任，事无大小，不挑剔。
3. 善于休息，睡眠好。
4. 应变能力强，能适应外界环境中的各种变化。
5. 能够抵御一般感冒和传染病。
6. 体重适当，身体匀称，站立时，头肩位置协调。
7. 眼睛明亮，反应敏捷，眼睑不发炎。
8. 牙齿清洁，无龋齿，不疼痛，牙龈颜色正常，无出血现象。
9. 头发有光泽，无头屑。
10. 肌肉丰满，皮肤有弹性。

（四）我国卫生保健工作面临的新问题

随着我国社会主义市场经济体制不断完善与发展，经济体制和社会结构发生了巨大变化，卫生保健工作面临许多新课题、新问题。

1. 护理对象的变化　护理对象一般属性的变化主要是从单一成分变成多元成分，其国籍、籍贯、民族、职业、居住方式等发生了改变。护理对象数量变化主要是人口自然增长率由正数变为负数，人口迁移加剧，人口总量继续增加。护理对象年龄结构、家庭结构、居住地等发生变化。

2. 卫生服务需求变化　发达地区居民卫生服务需求整体水平由“同层次、低需求”让位于“多层次、高需求”，“一根针、一把中草药”时代已一去不复返，“求优、求新、求特、求近”已成为普遍需求，“需求提高、基本医疗、特需服务”是变化中的三大特征。

3. 疾病变化情况　未来对居民身心健康构成严重威胁的主要有三种趋势，一是人口老龄化，二是慢性病，三是行为病。

4. 医疗保障体系变化　由过去的民政救助、合作医疗保障发展到现在的医疗保险、单项保险、社会捐助、民政救济、合作医疗、社区服务等，对医疗卫生机构来讲形成多头制约、合力控制。

四、护士在卫生保健中的作用

根据WHO等国际组织的报告，护理人员作为健康保健事业的重要力量，在21世纪将承担更多的责任和更艰巨的任务。

（一）开展社区护理

随着社会对健康保健需求的增加，单靠医院服务已远远不能满足社会各类人群的需求。护理人员开始走出医院，面向社会，承担起初级保健的任务，为社区老年人、妇女、儿童、慢性病患者等重点人群提供诸如老年人保健、慢性病护理、职业病防治、妇科疾病普查、免疫接种等健康保健服务，并开放家庭病床，满足院外患者的基本治疗和护理需求。护理人员还将与社区公共卫生人员、社会工作者合作，开展社会卫生监督性服务及企业、学校、机关、街道卫生人员保健业务培训和技术交流。

（二）为急、危、重症患者提供护理

随着社区保健工作加强，大量轻症患者、慢性病患者在社区得到了治疗和护理，而入住医院的患者大多为急、危、重症患者，这就要求护理人员必须掌握更多、更新的多学科知识，具有处理各种临床复杂情况的能力和娴熟精湛的技术，能使用先进、复杂的仪器、设备，为这些患者提供全面、优质、高效的整体护理。

（三）提供健康教育和指导

根据WHO的目标，提高个人、家庭的自我护理、自我保健能力，是护理人员的重要职责。护理人员必须具备良好的实施健康教育的能力，通过开展内容广泛、形式多样的健康教育，调动人们自我护理的潜能，指导人们掌握自我保健知识与技能，更新健康观念，实践科学健康的生活方式和良好的行为习惯，以促进健康，预防疾病，不断增进健康水平。

思考与练习

1. 本章内容对护理专业的学习和将从事的护理工作有何启示？
2. 如何理解“护理是科学、专业、艺术和爱心的结合”？
3. 阐述护士行为举止的要求。
4. 阐述科学思维在护理工作中的重要性。
5. 演讲题：我心中的“白衣天使”。
6. 简述护士在卫生保健中的作用。

（张涌静）

第三章　护理学的基本概念

学习目标

掌握：

1. 护理、整体护理、环境、治疗环境、健康、疾病的定义。
2. 在护理中人的基本概念和护理中人的范围。
3. 健康与疾病的关系。
4. 现代护理发展的三个阶段及各阶段护理工作的特点。

熟悉：

1. 人是一个整体，是一个开放的系统。
2. 良好自我概念的重要性。
3. 影响人健康的因素及科学的生活方式。
4. 医学模式的转变，现代医学模式对护理工作的影响。

了解：

1. 传统医学模式的内容。
2. 环境对健康的影响。
3. 论述护理学四个基本概念之间的关系。

任何一门学科都以其独特的知识体系作为实践的基础和指导，每一门专业都建立在一定的理论基础之上，而理论则是由相关的概念来表达的。护理学中，人、健康、环境和护理被公认为影响和决定护理实践的四个最基本的概念。在这些概念中，护理实践的核心是人，由人可引导出其他概念。然而，缺乏这些概念中的任何一个，护理都不可能发展成为一门学科，也不可能步入专业实践的领域。

第一节　医学模式转变对护理工作的影响

一、医学模式的概念

医学模式（medical model）是对人类健康与疾病的特点和本质的哲学概括，是在不同的社会经济发展时期和医学科学发展阶段，认识和解决医学问题的思考。医学模式的核心是医学观，主要研究医学的属性、职能、结构和发展规律。

二、医学模式的转变

医学模式是在一定历史条件下形成的,标志着某一时期人们对健康和疾病的认识水平和发展阶段。随着人们对自然界和人类自身的了解和认识的不断加深,医学模式也会发生相应的转变。

(一)传统医学模式

近代医学模式是生物医学模式,它渗透到近代医学的各个角落,支配着医学实践的一切活动。基础医学、临床医学、预防医学、护理学等都遵循生物医学模式进行学术研究和实践活动。

1. 生物医学模式的产生　15 世纪下半叶开始,随着近代自然科学迅速发展,人体生理学、细胞病理学、微生物学和免疫学、诊断学等学科迅速发展,强化了人们对生物科学的重视与依赖,从而创用了生物医学这一名词,以表达生物科学同医学的密切关系。以此来研究医学的方法和形式,就被称为"生物医学模式(biomedical model)"。

2. 生物医学模式的内涵　生物医学模式以生物学为基础,即把人作为一个生物体来研究,从生物学的角度来研究健康和疾病问题。生物医学模式认为,一切不适、疼痛、功能紊乱或障碍都可以从躯体上找到原因,即一切疾病都可以而且也应该用偏离正常的生物学的改变来说明。

生物医学模式把疾病归结为生物学的改变,一切疾病都是由于机体出现了损伤,病原微生物侵入机体并对机体的结构和功能造成影响,从而出现一系列的不适。

3. 生物医学模式的疾病谱　生物医学模式认为疾病的出现是由于感染所致,因此疾病谱以急、慢性传染病为主。

4. 生物医学模式指导下的护理　在生物医学模式指导下的护理工作,重视外因即微生物对机体的影响,忽略内外因的相互作用,不能客观地、全面地认识人和人的健康问题。最终导致护理人员忽视患者是一个社会人,一个有感情、有自尊心、有精神需求的整体的人,造成护患双方感情交流不足,关系疏远。

(二)现代医学模式

随着精神病学、心理学的发展,以及 1948 年 WHO 对健康所做出的定义,人们越来越认识到人类的健康不仅仅同生物因素有关,而且同心理和社会因素也有着密切的关系。1977 年,由美国精神病学家、医学教授恩格尔首次提出了"生物—心理—社会医学模式"。

1. 生物—心理—社会医学模式的产生

(1) 在传统的生物医学模式的基础之上,人们认识到社会和心理因素同样作用于人体。

(2) 20 世纪 40 年代系统论的诞生,为生物—心理—社会医学模式提供了方法论的基础。系统论提出生物机体是一个系统,而人体是一个开放的系统,同周围环境以及人体各系统之间存在着物质、能量、信息的交流,是相互影响和相互作用的,人体与社会、心理环境是一个不可分割的统一体。

(3) 随着科学技术的发展,工业化程度的提高,医学科学的进步,威胁人类健康的主要疾病是与心理性、社会性因素有关的疾病,即要求生物医学模式必须加以扩充和发展。

2. 生物—心理—社会医学模式的内涵　人类健康和疾病状态的判断应综合生物因素、心理因素和社会因素。因为人是一个具有生物和社会双重属性的整体，人的心理、社会因素会影响人的健康。现代医学模式恢复了心理因素、社会因素在医学研究系统中应有位置，更加准确地肯定了生物因素的含义和生物医学价值，全方位探求影响人类健康与疾病的因果关系。

3. 生物—心理—社会医学模式的疾病谱　全球疾病谱和死因谱发生了重大变化，世界各国都出现了以心脏病、脑血管病、恶性肿瘤和意外伤害占据疾病谱和死因谱的主要位置的趋势。这些疾病的病因复杂，它和人的性格、行为与生活方式、心理因素乃至经济条件、能否定期进行健康检查等多种因素都有联系。现代医学模式在当前疾病谱和死因谱改变的情况下，是指导卫生保健工作的正确思想和科学方法。

4. 生物—心理—社会医学模式指导下的护理　在生物—心理—社会医学模式指导下，护理工作扩大了对患者心理、社会状况的了解和支持；对护理对象进行健康教育和指导；协助患者调节个人情绪和心理状况；及时与医生、患者家属进行有效沟通等。护理工作的场所由医院的患者扩大到社区护理尚未患病的人。

第二节　护理学基本概念的内容

护理学的基本概念包括四个方面：人、环境、健康和护理。

一、关于人的概念

护理学研究和服务的对象是人，对人的认识是护理理论的核心和基础，它影响整个护理概念的发展，并决定了护理工作的任务和性质。对于护士来说，正确认识人的整体特征、熟悉人与周围环境之间的广泛联系、把握人体需求的特点、了解人成长与发展的规律，对于今后提供专业服务是非常必要的。

（一）人是一个整体

1. 整体的概念　所谓整体，是指按一定方式、目的有秩序排列的各个个体的有机集合体。整体的概念强调两点：第一，组成整体的各要素相互作用、相互影响。任何一个要素发生了变化，都将引发其他要素发生相应的变化。第二，整体所产生的行为结果大于各要素单独行为的简单相加。整体中各要素功能的正常发挥，都有助于其整体功能的发挥，从而全面提高整体的功效。

2. 整体人的含义

（1）人是一个具有社会和生物双重属性的整体：首先人是个生物体，由各个器官组成系统，由各个系统组成人这一整体。如人的消化系统是由口腔、食管、胃、大肠、小肠等组成的；而人体又由呼吸系统、消化系统、泌尿系统、心血管系统、神经系统、生殖系统、内分泌系统、运动系统组成人的整体。同时人又是一个有思维、有意识、有情感，从事创造性劳动、过着社会生活的人。二者结合起来构成一个完整的个体。

（2）人是由生理、心理、社会、精神、文化组成的统一整体：人的生理、心理、社会等方面相互作用，相互影响，因此其中任何一方面的功能变化均可在一定程度上引起其他方面功能的变化;而人体各方面功能的正常运转,又能有力地促进人整体功能的最大程度地发挥,从而使人获得最佳的健康状态。

（二）人是一个开放的系统

人不是孤立存在的,是一个开放的系统。由于人是生活在复杂社会中的有机体,人无时无刻不与其周围的环境发生着联系。

1. 与自然界互动　人不断与自然界进行物质、能量的交换,人要从自然界中不断地获取氧气、水、食物和营养,不断地向外界环境排出二氧化碳、代谢产物。

2. 与社会互动　人通过各种学习途径从社会中获取信息和知识,形成自己的思想并向外界表达自己的观点、立场与态度,得到社会的认可,找到自己的位置。

3. 与环境互动　人既受环境的影响,又可以影响环境,既可以适应环境又可以改造环境。如污染环境造成人呼吸系统疾病增加,现代生活产生的压力使人的心理健康受到影响。但人又可以发挥主观能动性来改变环境,如保护野生动物、治理荒漠、控制城市环境污染,营造良好的社会人文氛围,创造舒适、安全的优质环境,以利于健康。

因此在护理中,护士不仅要着眼于局部病变,而且更多地要考虑到外部环境、社会因素对人体的影响。

（三）人的基本需要

1. 基本需要的概念　人的基本需要是指个体为了维持身心平衡及求得生存、生长与发展,在生理和心理上最低限度的需要。

个体从出生到衰老、死亡,每个人都要经历不同的生长发育阶段,而每个阶段都有其不同层次的、与众不同的基本需要,当这种需要得不到满足时,个体就会因失衡而导致疾病。护士应满足不同层次护理对象的基本需要,使其处于最佳身心状态。

2. 基本需要的内容　需要有不同的分类,具有代表性的分类方法为二维分类法及多维分类法。二维分类法根据需要的起源,把人的需要分为生理性需要和社会性需要;根据需要的内涵,将其分为物质需要和精神需要。多维分类法将人的需要分为生理、社会、情感、认知及精神需要。具体分类如下。

(1) 生理需要:如氧气、水分、食物、睡眠、排泄等。

(2) 社会需要:如与人沟通交流、获得友谊、被人尊重及实现人的价值等。

(3) 情感需要:如感知、思维、表达情感等。

(4) 认知需要:学习、探索研究、思考问题等。

(5) 精神需要:精神信仰、精神支持,如祈祷、忏悔等。

3. 基本需要的特点

(1) 人类的基本需要大致相同:无论是古代人还是现代人,也无论是东方人还是西方人,其基本需要都是大致相同的。

(2) 每种需要的重要性因人而异:受个人的期望、社会文化、基本的健康状况及个人的身心发展程度的影响。

(3) 各种需要彼此间可相互联系、相互作用:如生理需要的满足可促进认知方面需要及社会方面需要的满足;而精神方面需求的满足又可促进生理功能更加旺盛。

(四) 人的基本目标

人的基本目标是保持机体的平衡,这种平衡包括:机体内部各子系统间的平衡、机体与环境(包括内环境和外环境)间的平衡。

1. 保持机体内部的平衡　护理的主要功能是帮助个体调整并维持其内环境的稳定状态。通过神经、体液及自身调节,机体可以维持内环境中理化因素的平衡与稳定,并且逐渐适应外环境的不断变化,以获得并维持身心的平衡(即健康状态)。

2. 保持机体与环境的平衡　人是个开放系统,在进行护理时若想维持机体的平衡,不能只关心机体各系统或器官功能的协调平衡,同时还应注意环境中的其他人、家庭、社区甚至更大的群体对机体的影响,只有这样,才能使人的整体功能更好地发挥和运转。

(五) 人的能力

1. 思维的能力　思维是人们对客观事物间接的、概括的反映。它属于认识的理性阶段,思维能使人们知道自己没有直接实践过的事物,也能预见事物的进程和结果。思维的基础是客观事物和它们之间的相互联系,思维的正确与否必须接受时间的检验。

思维能力是人们在感性认识的基础上,运用分析、综合、比较、抽象、概括、归纳、演绎等基本思维方法,形成概念并通过判断和推理,获得对事物本质和规律的认识。思维是理解知识的关键,掌握科学思维的方法,对提高护士思维素质和护理水平很有帮助。

2. 自理的能力　自理即自我照顾。是个体为维持生命完整和健康而需要自己采取的有目的的行动。包括进食、穿衣、洗漱等日常生活,也包括社会交往、适应环境变化等方面的个体活动。自理是个体为了满足自身的需要而采取的有目的行动,在正常情况下,人有能力满足自己的各种需要,即人有自理能力。但是,自理能力存在个体差异。同一个人在不同的生命阶段或处于不同的健康状况下,自理能力也会发生变化。

个体的自理活动和能力受年龄、发展状态、健康状况、家庭和社会的文化、信仰、习俗、生活方式等因素影响。

3. 对自身健康的追求能力　健康是一个多维的概念,包括个体的独立感、乐观性、心理安宁感和生理、心理、社会及精神的安适等。每个人都有能力并努力创造、改变自身周围的一切条件以达到、维持最佳的健康状态,如改善生态环境、形成良好的生活习惯等。

(六) 人的自我概念

1. 自我概念的定义　自我概念(self-concept)是指一个人对自己的看法,即个人对自己的认同感。自我概念不是与生俱来的,它是随着个体与环境的不断互动,综合社会中其他人对自己的看法与自我觉察和自我认识而形成的。一些学者认为一个人的自我概念是基于自身对以下各方面情况的感知和评价而产生的,包括:个人的工作表现、认知功能、自身形象和外在吸引力、是否受人喜欢、解决问题的能力、特别的天赋以及自立情况、经济情况等。

2. 自我概念的组成　北美护理诊断协会(NANDA)认为,自我概念由以下四部分组成。

(1) 身体心像(body image):身体心像是指个人对自己身体的感觉和看法,是通过认识自己的外表、身体结构和身体功能形成对身体心像的内在概念的。很显然,个人良好的身体心像有助于正性自我概念的建立。

(2) 角色表现(role performance):角色表现是对于一个人在特定社会系统中一个特定位置的行为要求和行为期待。一个人一生中有许多角色需要履行,有时在同一时间,个人也得承担多种角色。如果个人因能力有限或对角色要求不明确等原因而不能很好地完成角色所规定的义务时,挫折感与不适感便油然而生,其结果是负向的自我概念。

(3) 自我特征(personal identity):自我特征是个人对有关其个体性与独特性的认识。通常人们是以姓名、性别、年龄、种族、职业、婚姻状况及教育背景等来确定其身份和特征的。个体特征也包括个人的信念、价值观、个人的性格与兴趣等。可见自我特征是以区别个人和他人为目的的。

(4) 自尊(self-esteem):自尊是指个人对自我的评价。在个体与环境的互动中,若个人的行为表现达到了别人所期望的水平,受到了家人或对其有重要影响的人的肯定和重视,其自尊自然会提高。而自尊的提高又有助于个人正性自我概念的发展。

3. 良好自我概念的重要性　自我概念是个体身心健康的必要因素,它影响着个体的所思所想、所作所为以及个人的抉择等。拥有良好自我概念者对自身的能力、天赋、健康、外貌等抱有足够的信心,因此,能更好地建立起良好的人际关系并能更好地面对人生,能有效地抵御一些身心疾病的侵袭。而自我概念低下者则时常会流露出对自己的失望、不满甚至憎恨等。

(七) 护理中人的范围

1. 从单纯的患者扩大到健康人　随着护理学科的发展,护理的服务范畴与服务内容都在不断地深化和扩展,护理的护理对象也从单纯的患者扩大到了健康的人。

2. 护理的层面　由于人是家庭的组成部分,而家庭又是社会的组成部分,因此从这种意义上来看,护理中的人包括个人、家庭、社区和社会四个层面。

3. 护理的最终目标　护理不仅是维持和促进个体高水平的健康,更重要的应是面向家庭、面向社区,达到最终提高整个人类社会的健康水平。

在护理中,人的概念可概括为:人是一个整体,人具有生物、社会双重属性;人是一个开放系统,不断与外界进行着物质、能量、信息的交换;人有基本需要和基本目标;人有自理能力并对自身健康有所追求。

二、关于环境的概念

环境是我们每个人生活的空间,护理理论家罗伊把环境定义为,围绕和影响个体或集体行为与发展的所有因素的总和;韩德森认为环境是“影响机体生命与发展的所有外在因素的总称”。

环境(environment)是人类赖以生存的周围一切事物,包括内环境(人的生理、心理变化)和外环境(自然环境、社会环境、治疗环境)。

(一) 人的内环境

内环境一词由法国生理学家伯纳德(Claude Bernard)提出,即细胞外液是细胞在体内直接所处的环境,故称为内环境。在现代医学模式的指导下,内环境包括生理和心理等方面。

1. 内环境的内容　生理内环境是指细胞外液,即细胞生存的环境;心理环境是指一个人的心理状态,它对人的健康有很大影响。

(1) 生理环境:指身体的内环境,包括呼吸系统、循环系统、消化系统、神经系统、内分泌系统等,各系统之间通过神经、体液及自身调节维持细胞外液的理化因素恒定,各种物质浓度的相对恒定,即达到内环境稳态;并与外环境进行物质、能量和信息的交换,以适应外环境的改变,维持身体的正常生理形态与功能。内环境稳态的维持是各种细胞、器官的正常生理活动的结果;反过来,内环境的稳态又是体内细胞、器官维持正常生理活动和功能的必要条件。

(2) 心理环境:作为一种"对人的心理事件发生实际影响的环境",无疑是一种以观念形式表现出来的环境。这是一种在客观环境的作用下,通过主体对客观环境的内化、整合,在一定心理时空表现出来的、对主体心理行为产生实际影响的观念环境。它既是主体对客体的反映,但又不同于客观环境刺激下所出现的心理反应。影响主体心理行为的心理环境,是一个由多种心理要素整合而成的极为复杂的心理构成物。有由心理活动内容建构的认知环境、感情环境、意志环境、个性环境;有由主体的种种心态建构的个体心理环境、群体心理环境;还有由社会的不同心理层面建构的民族心理环境、区域心理环境、家庭心理环境、学校心理环境、商店心理环境等。

2. 内环境与健康　伯纳德认为:一个生物体要生存就必须努力保持其体内环境处于相对稳定的状态。其后许多科学家致力于这方面的研究,大量研究表明:人体不断地使内部环境维持一种动态的相对稳定状态,这种恒定状态是靠机体的各种调节机制(如神经系统和内分泌系统的功能)在无意识状态下以自我调整的方式来控制和维持的,只有内环境相对稳定,才能保持人体生理功能的正常,维持健康状态。在各种病理情况下,内环境的理化因素偏离正常,而机体一些细胞和器官的活动可发生代偿性改变,使改变了的内环境理化因素重新恢复正常。如果器官、细胞的活动改变不能使内环境的理化因素恢复正常,甚至更加偏离正常水平,则细胞和整个机体的功能就会发生严重障碍,甚至死亡。

(二) 人的外环境

人的外环境可分为生态环境、人文社会环境和与护理专业有关的治疗性环境。

1. 生态环境　生态环境是指存在于人类周围自然界中各种因素的总称,它是人类及其他一切生物赖以生存和发展的物质基础。包括物理环境(如空气、阳光、水、土壤等)和生态环境(如动物、植物、微生物等)。近年来,我国人民的物质生活水平得到迅速的改善和提高,但同时也承受了因经济增长而带来的新问题,如环境的污染。由于环境与人类的健康密切相关,医护人员有责任和义务通过各种渠道、运用各种方式宣传和影响公众,使其保护人类赖以生存的环境。

2. 人文社会环境　人文社会环境是人为的环境,是人们为了提高物质和文化生活而创造的环境。在这个环境中也存在许多危害健康的因素,如人口的超负荷增长、文化教育落后、人际关系不协调、缺乏科学管理及医疗保健服务体系不够完善等。

3. 治疗性环境　治疗性环境(therapeutic environment)是专业人员在以治疗为目的的前提

下创造的适合患者恢复身心健康的环境。个体在生命过程中都有机会接触医疗环境，而医疗环境中是否强调为患者提供治疗性设施与服务，不仅会影响患者在就医期间的心理感受，还会影响个体疾病恢复的程度与进程。因此，作为医务人员，提供一个安全、舒适的适合患者恢复健康的治疗性环境是十分必要的。

治疗性环境应主要考虑以下两方面因素。

(1) 安全：治疗性环境应考虑患者的安全，这就要求医院在建筑设计、设施配置以及各部门相关人员在治疗和护理过程中均应有安全防护意识，以防意外事件的发生。如设有防火装置、紧急供电装置；病房配有安全辅助用具或设施（如拐杖、轮椅、床栏、带扶栏的走廊等）；用热、冷治疗的过程中防烫伤和冻伤等。此外，安全也包括防止微生物的传播，因此医院中要设有院内感染控制机构，定期对医院内的空气、物体表面及无菌物品等进行细菌监测，以防院内感染的发生。

(2) 舒适：舒适首先来自于医院良好的物理环境，包括温度、湿度、光线、噪声的控制与清洁的维持；舒适也源于医务人员优质的服务与良好的服务态度，使患者感到心情舒畅。此外，优美的环境布置也可为患者带来舒适感。

人类的一切活动都离不开环境，人类与环境相互依存，相互影响。人类的健康与环境状况息息相关，一方面，人类通过自身的应对机制不断地适应环境，通过征服自然与改造自然不断地改善和改变自己的生存与生活环境；另一方面，环境质量的优劣又不断地影响着人类的健康。在人类所患疾病中，不少与环境中的致病因素有关，其中人为的生产活动所造成的环境破坏比自然环境中的危害因素对人类健康的威胁更为严重。人类在改造自然的同时，要有环境保护意识，自觉地保护自己的生存环境，使人类与环境相互协调，维持一个动态平衡状态，使环境向着有利于人类健康的方向发展。

三、关于健康的概念

健康是人类的基本要求和权利，预防疾病与促进健康是护理人员神圣的职责，对健康和疾病的认识直接影响护理人员的护理行为。

（一）健康的定义

健康是一个复杂、多维、综合性且不断变化的概念，其意义相当广泛，且涵盖不同的层面，对健康的理解受个人年龄、受教育程度、生理状态、自我照顾能力、社会地位、风俗习惯、价值观及科技发展等因素的影响。

1. 传统健康观　健康是个变化的概念，不同的历史条件、文化背景与个体不同的价值观等都可能导致对健康的不同理解。对健康定义的传统认识，归纳起来大致如下。

(1) 健康就是没有疾病：人们认为健康是人体处于各器官系统发育好，体质健壮，功能正常，精力充沛，并且具有良好的劳动效能的状态。认为没有疾病就是健康，人体感到舒适就是健康。这是人们对健康的最一般的认识，是传统的健康观。这种观点忽视了人们的社会特征和心理特征，把健康和疾病对立起来，忽视了通常没有疾病也并非健康的现象。

(2) 生理、心理健全就是健康：这是人体健康的重要特征，人正是通过其各种功能的正常发挥维持了生长与繁衍。医学也正是基于这种认识逐步发展出了许多人体功能的正常活动指标。但这种观点忽视了人对社会的适应性。

2. WHO 关于健康概念　WHO 在 1948 年提出:健康(health)不但是没有疾病和身体缺陷,还要有完整的生理、心理状况与良好的社会适应能力。

此定义从现代医学模式出发,既考虑了人的自然属性,又侧重于人的社会属性,把人看成既是生物的人,又是心理、社会的人,把健康的内涵扩展到了一个新的认识境界,对健康认识的深化起到了积极的指导作用。WHO 的健康定义具有以下特点。

(1) 指出了健康不仅是没有疾病:弥补了"健康就是没有疾病"定义的漏洞。

(2) 指出了健康应该包括精神和身体两个方面:克服了把身体、心理、社会诸方面机械分割的传统观念,为护理工作展开了广阔的活动领域,为护理模式的转变提供了依据。

(3) 指出了健康应包括对社会环境的适应:将健康放入人类社会生活的广阔背景中,指出健康不仅是医务工作者的目标,而且是国家和社会的责任,反映了人类对自身健康的理想追求。

1990 年 WHO 又将健康概括为四个方面,即躯体健康、心理健康、社会适应良好和道德健康。第一次提出了"道德健康"的概念,认为人的健康不仅涉及人的体能方面,也涉及人的精神方面。重点强调从社会公共道德角度出发来维护人类的健康,要求每个社会成员不仅要为自己的健康负责,而且要对社会群体的健康承担责任。

3. 亚健康(sub-health)　是指机体没有现存的健康问题,但却有潜在的健康问题,包括生理、心理和社会三方面。如机体整日处于头昏、疲劳、失眠、心悸、记忆力下降、工作学习效率低等状态,被称为第三状态即亚健康状态。机体的自稳状态发生紊乱,但尚未表现出疾病状态,可能由于心理问题、社会压力所致,给予及时的健康教育指导和调整,机体可转向健康状态,否则会转向疾病状态。

(二) 影响健康的因素

为了更有效地维持和促进健康,护士应了解影响健康的有关因素,以便更好地为人类健康服务。影响健康的因素主要包括环境因素、机体因素、生活方式和获得保健措施的可能性。

1. 环境因素(environmental factors)　环境对人的健康影响很大,占影响健康因素的 30%。除少数遗传性疾病外,几乎所有疾病都或多或少与环境相关。环境因素包括自然环境因素和社会环境因素。

(1) 自然环境因素:人每时每刻都离不开自然界,自然界中的空气、水、食物、气候等给人类提供了各种各样的生存必需品。然而人类赖以生存的自然环境中又存在许多危害健康的因素,如粮食、蔬菜中残留的农药,空气中的一氧化碳、二氧化硫等。

(2) 社会环境因素:社会环境因素是指关于社会与心理需要的状态,个体的身心发展,受很多情况的制约。

1) 政治制度:是否将公民的健康放在重要位置,并积极采取措施以促进公众健康,政治制度是否合理能产生很大的影响。

2) 社会经济因素:社会经济状况与个人经济条件的好坏都直接影响到人们的健康水平。

3) 文化教育因素:文化教育通过影响人类素质间接影响到人们的健康意识。

人不能脱离环境而生存,需要与家人、朋友和同事交往,与其所居住的社会发生交流,如城市快速发展，生活节奏加快，导致人际关系疏远，情绪处于紧张状态，易导致心理问题及高血压等疾病。

2. 机体因素（body factors）

（1）遗传因素：据统计，世界遗传性疾病患者6.4亿，我国约有1.3亿。遗传因素占影响健康因素的10%，对人类健康的影响不容忽视。

1）遗传性疾病：生物遗传因素由生殖细胞或精卵遗传物质发生突变而引起的遗传性疾病，这些遗传病完全由遗传因素决定发病，并且在出生一定时间后才发病，如先天愚型、多指（趾）、先天性聋哑、血友病等。遗传性疾病病种多且许多疾病目前尚无有效的根治方法，主要通过提倡科学婚配、优生和法制等手段来减少遗传性疾病的发生。

2）与遗传因素有关疾病：有些遗传病需要遗传因素与环境因素共同作用才能发病，如哮喘，遗传因素占80%，环境因素占20%；胃及十二指肠溃疡，遗传因素占30%～40%，环境因素占60%～70%。因此，长期处于高度压力环境下的人群高血压、消化道溃疡的患病率较高。

（2）心理因素：心理因素是通过情绪、情感发生作用，通过神经系统影响人体内脏器官生理、生化变化，可造成功能紊乱、免疫力下降等。现代医学研究表明许多慢性病的发病与心理因素有关，如心血管病、肿瘤、高血压、胃十二指肠溃疡以及抑郁症等。

3. 生活方式（life style） 生活方式是指人们长期受一定文化、民族、经济、社会、风俗、规范，特别是家庭影响而形成的一系列生活习惯、生活制度和生活意识，占影响健康因素的50%。现代研究表明许多疾病与不良的生活方式有关。例如，长期不进食早餐的人易患胆石症，长期大量吸烟的人肺癌的发病率较高。因此科学家们指出应大力提倡良好的生活方式，定期进行体育锻炼，缓解压力；节制饮食、控制体重；安全驾驶等。

4. 获得保健设施的可能性（accessibility to health service） 卫生保健设施因素包括医疗保健网络是否健全、医疗保障体系是否完善、群体是否容易获得及时有效的卫生保健和医护等方面的照顾。例如，为高危人群提供免费预防接种、定期查体、社区保健体系的健全等。

（三）疾病的概念

人类对疾病的认识也在随着社会的发展、科学技术的进步而不断深化。作为护理工作者应了解疾病的概念及不同时期对疾病的不同认识，因为疾病观念的变化必将影响医疗、护理工作中的一些原则。

1. 疾病的定义 人类对疾病的认识和对健康的认识一样，经历了一个漫长和不断发展的过程。

（1）疾病是鬼神附体：是由于古代生产力的低下和认识自然的能力有限而出现的疾病观。认为世间有一些超自然的力量存在，疾病是鬼神附体，神鬼的惩罚或作祟是致病的原因，是疾病的本质，因此出现了巫与医的结合——“巫医”。

（2）疾病是机体阴阳失衡：在我国春秋战国时期，随着人们对自然界认识的加深，人们逐步认识到人与自然界的关系，开始从巫术中解脱出来，将朴素的唯物自然观用于人体，将人体分为阴阳两部分，阴阳协调则健康，阴阳失调则会发生疾病，这就是我国古代劳动人民经过长期的观察和实践提出的对疾病及其本质的认识。

在同一时期的西方，著名的“医学之父”希波克拉底（Hippcrates）创立了他的“液体病理学”，认为人的健康取决于四种基本流质：血液、黏液（痰）、黑胆汁（静脉血）和黄胆汁，疾病是四种流质不正常的混合与污染的结果。

这些以古代朴素唯物论和辩证观为基础的疾病理论，虽是幼稚的、带有一定的主观猜测性，但能将疾病的发生同人体的某些变化联系起来，对医学的形成和发展有着重大而深远的意义。

（3）疾病是机体功能、结构与形态的改变：疾病是机体功能、结构与形态的改变是在生物医学模式指导下提出的疾病的定义。是疾病认识史上的一大飞跃，也是医学发展到一定阶段的结果。其特点是把疾病视为人体某个（些）组织、器官或细胞的结构、功能或形态改变，这就从本质上把握了疾病发生的原因，如肺炎有血液中白细胞的升高，肾炎有尿蛋白的出现。事实上，正是在这种疾病观指导下，许多疾病的奥秘从本质上得以揭示，使人类在征服疾病的进程中取得了前所未有的成绩。然而这个定义也有其自身局限性，突出表现在无法解释一些无结构、功能与形态改变的疾病，如精神病；另外，忽视了机体的整体性。

（4）疾病是机体内环境恒定状态的破坏：这是在“人是一个整体”的观点指导下对疾病做出的解释。

19 世纪末，法国生理学家伯纳德在大量生理实验的基础上对致病原因提出了现代的概念。他认为，所有生命都是以维持内环境的平衡为目的，疾病是机体内环境平衡的破坏。

在 20 世纪 30 年代，美国生理学家坎农（W. B. Cannon）又进一步发展了伯纳德的学说，他首次提出了“内环境稳定”一词，指出“机体整体及体内某一功能系统、器官或细胞在各种调节与控制机制作用下所保持的功能和结构上的动态平衡，是机体及其他所有有生命系统的根本特征之一”。因此，疾病是机体内环境稳定状态的破坏。

20 世纪 50 年代，加拿大生理学家塞利（Hans Selys）的压力学说又进一步完善了现代整体观的疾病理论。他认为疾病是因各种刺激作用于机体，使垂体－肾上腺皮质系统功能改变而引发的一系列内分泌改变的表现。应该说将疾病看做是机体恒定状态的破坏，用整体的观点取代了局部的观点，是对疾病认识的又一进步。

综上所述，将疾病（disease）定义为：机体身心在一定内外因素作用下出现的一定部位的功能、代谢或形态结构改变，表现为机体内部及机体与环境间平衡的破坏或偏离正常状态。

2. 生病、疾病状态和疾病的关系

（1）生病：生病是指患者本人或他人对其疾病的主观感受，常常是患者身体上、心理上的不适、厌恶、不愉快的一种自我感觉和体验。一般将身体上或精神上的某些障碍所造成的某种痛苦或哀伤确定为生病。

（2）疾病状态：疾病状态是指对自我感觉或他人认为患病的人的各种症状进行测量或测定的一种表述，或者是用病理、生理等医学术语概括及解释的可观察、可感知的现象。疾病状态大多是医生通过问诊或各种检查对患者患病后的各种状态做出的表述，也包括患者的主诉内容。

（3）疾病：疾病是客观存在的，指根据医学科学知识及理论对疾病状态做出的病理生理学解释和说明。

生病、疾病状态和疾病的意义各不相同，但三者又相互联系，其共性在于它们都表现了从现象到本质的一个客观过程。生病是医务人员问诊的起点，疾病状态是医务人员认识问题的依据，疾病则是医务人员对疾病状态本质性的揭示。对三者进行区别，有助于医务人员正确对待和处理患者的主观感觉、疾病状态和疾病，明确履行自己的职责和使命。

3. 疾病对人体的影响　疾病不只对个体有影响，每个患者及其家属都必须面对疾病及其治疗所带来的变化与影响。由于每个患者对疾病的反应都有其独特的个体性，因此护理问题与护理措施应体现以护理对象为中心的个体化护理特征。通常疾病对患者及其家属造成的影响有：

（1）对个人行为与情绪方面的影响：一般来说，疾病所造成的个体行为与情绪改变可因疾病的性质、患者及他人对该病的态度不同而有所不同。通常，短期的、无生命危险的疾病不会引起患者与家人太大太久的行为改变；而重病，尤其是对生命造成威胁的疾病，则可引起强烈的行为与情绪反应，如焦虑不安、震惊、否认、愤怒等，这些反应也可视为患者及家属对疾病的应激反应。

（2）对个人自主性与生活方式的影响：疾病常可降低个人的自主性，而出现更多的依从或遵医行为。如许多患者为了疾病的康复，愿意放弃自己原有的生活方式与生活习惯，在饮食、作息、卫生等方面采纳医护人员的建议。

（3）对个人和家庭经济的影响：疾病给家庭经济所带来的影响是显而易见的。

（4）对身体形象所产生的影响：一些疾病可引起患者身体形象的改变，从而导致患者与家属的一系列心理反应。反应的程度取决于以下几方面。

1）外表改变的类型：如截肢，丧失某一感官或某一器官等。

2）患者与家属的适应能力：如由于疾病的影响导致的心理压力过重等。

3）支持系统是否健全：反应的过程一般包括震惊、否认、逐步承认与接受和配合康复四阶段。

因此，护士应积极帮助患者进行心理调整和适应，以良好的心态对待疾病，促进康复。

（5）家庭角色的改变：无论是在家庭还是在社会中，每个人都有自己的角色。然而当家庭成员患病之后，他被允许免于承担一些角色，因此在疾病过程中，角色的改变是显而易见的。如病情不重，这种角色改变只是暂时的，随着疾病的恢复，他可很快恢复原有的角色。

（6）对自我概念的影响：疾病可影响患者及其家属的自我概念，特别是一些久治不愈的疾病以及一些使人带有一定偏见的疾病如精神病、性传播疾病等。由于生活自理能力的下降和依赖性的增强，也常影响到患者的自尊心或不再可能重新回到自己原来的角色。

（四）健康的模式

健康与疾病是两个复杂的概念，为了对其有更进一步的认识，现介绍两个有关健康的模式。

1. 健康—疾病连续相模式（health-illness continuum model）　在健康—疾病连续相模式中，健康是指人在不断适应内外环境变化过程中所维持的生理、心理、情绪、精神、智力及社会等方面的动态平衡状态；而疾病则指人的某方面功能较之于以前的状况处于失常的状态。健康—疾病连续相即指健康与疾病是一种连续的过程，同处于一条连线上，其活动范围可从濒临死亡至最佳健康状态（图3-1）。

任何人任何时候的健康状况都会在这连续相两端之间的某一点上占据一个位置，且时刻

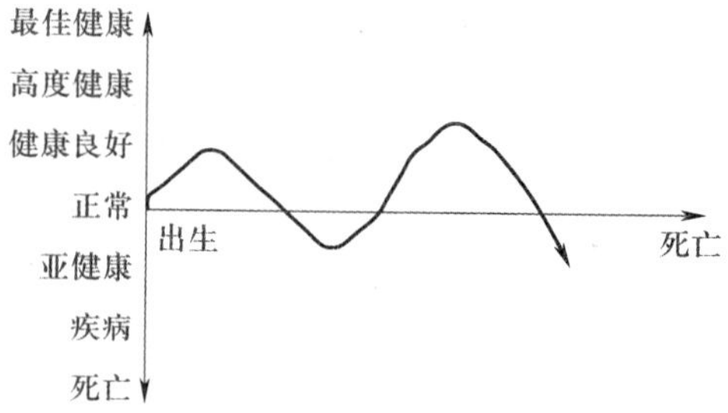

图 3－1　健康—疾病连续相

都处在动态变化之中。如某人某日感觉精力充沛、心情舒畅、头脑反应灵敏、办事效率高，其健康偏向最佳健康侧；第二天因感冒头胀、身感无力、周身不适、心情不佳、注意力无法集中，此时其健康转向健康不良侧；经有效的治疗、休息后，感冒症状很快消除，精力恢复，故又转向较佳健康侧。

连续相上的任何一点都是个体身、心、社会等诸方面功能的综合表现，而非单纯的生理上的有无疾病。如一个生理功能正常但行为紊乱、社会适应不良者，其在连续相上所占的位置应在健康不良侧。

护士应用该模式可以帮助护理对象明确其在健康—疾病连续相上所占的位置，并协助其采取措施从而尽可能达到健康良好状态。

2. 最佳健康模式（high-level wellness model）　1961 年，邓恩（H. L. Dunn）提出：健康仅仅是“一种没有病的相对稳定状态。在这种状态下，人和环境协调一致，表现出相对的恒定现象”。人应设法达到最佳健康水平，即在其所处的环境中，使人各方面的功能得以最佳发挥，并发展其最大的潜能。

最佳健康模式更多地强调了促进健康与预防疾病的保健活动，而非单纯的治疗活动。因此，护士可应用最佳健康模式帮助其护理对象进行有利于发挥机体最大功能和发展潜能的活动，从而帮助其实现最佳健康。如对于有生理残障者，护士在制订护理计划时，不仅要考虑如何在生理方面发挥其残存功能，还要帮助其在社会、情感、认知等方面适应这种残疾，将其生理残疾融入新的生活方式之中，以提高生活质量。

（五）健康与疾病的关系

健康和疾病都是人生命过程中最为关注的现象，对于健康与疾病关系的认识，在不同阶段有着不同的观点。

1. 两者各自独立且相互对立　过去人们多认为两者各自独立且相互对立，即为一种“非此即彼”的关系。有人认为，进了医院就是患者，离开医院就是健康人，这一观点忽略了中间的恢复过程。事实上，每个人的体质与精神状态差异性很大，即使年龄、性别、职业、文化程度及所患疾病都相同，其健康结局也不一定相同。

2. 健康与疾病是连续的统一体　20 世纪 70 年代，有人提出健康与疾病是连续统一体的观点，认为人的生命活动从出生到死亡是由健康与疾病构成的一线性谱，即以良好的健康状况为一端，以疾病状态、衰老和死亡为另一端，在一定条件下两者可以互相转化。

3. 健康与疾病可在个体身上同时并存　现在更多地认为健康与疾病可在个体身上同时并存，即一个人可能在生理、心理、社会的某方面处于健康的低水平甚至疾病状态，但在其他方面却是健康的。如“身残志坚”，即一个生理残疾的人可通过自己的调整，扬长避短，达到自身健康的良好状态，并充分发挥潜能，同样能为人类、为社会做出贡献。

另外，健康和疾病之间有时很难找到明显的界限，存在过渡形式，是动态的，不是绝对的。如一个人自觉不适，可能是由于疲劳所致，并非是患了某种疾病，但也可能是某些疾病的先兆；一个早期癌症的患者，可能毫无症状，但疾病已潜伏在其体内并在继续发展中。

4. 健康与疾病是一种主观对客观的判断　这种判断的准确性是不断发展的，任何时候做出的判断只有相对的意义。许多慢性病患者，如高血压、心脏病、糖尿病等患者，在医护人员的精心诊治、护理下其疾病处于稳定状态，生活能自理，可参加社会活动，即达到了他们自己的健康水平；又如某些因病致残者，经过医护人员的努力，把伤残程度降至最低限度，使身体尚存的功能充分发挥作用，使其能够自理，提高生活质量，尽可能对社会做出贡献，这就达到了他们自己的健康水平。

因此，健康与疾病的关系可概述为：健康是一种状态，是不断变化的，没有绝对的、静止的健康状态。健康与疾病是生命连续统一体中的一对矛盾，这对矛盾的相互作用是以人的功能状态来体现的。维持健康的基本条件是人的多层次需要得到满足，使机体处于内、外环境的平衡和协调状态。

四、关于护理的概念

护理的概念随着护理专业的形成和发展而不断地得到认识、变化和发展。护理人员只有对护理及护理专业有所认识，方能不断塑造自己的专业特征，培养自己的专业素质，扮演好自己的专业角色。

（一）护理的定义

自从南丁格尔开创现代护理新时代一百多年以来，护理定义的内涵和外延都发生了深刻的变化，这种变化可以从不同年代学者或组织对护理的定义中反映出来。

1. Nursing　由拉丁文 nutricius 演绎而来，意含抚育、照顾、使之强壮等意义。在这一词源基础上，人们将护理界定为营养、养育和保护，将护士界定为照料伤病者和年长者的人。随着护士角色和功能的扩展，这些定义显得过于局限。

2. 南丁格尔对护理的定义　南丁格尔认为：“护理既是艺术，又是科学。”1859 年她在《护理札记》中写到：“护理应从最小限度地消耗患者的生命力出发，使周围的环境保持舒适、安静、美观、整洁、空气新鲜、阳光充足、温度适宜，此外，还要合理地调配饮食。”

3. 韩德森对护理的定义　美国护理学家韩德森（V. Henderson）在 1966 年指出：护士的独特功能是协助患病的或健康的人，实施有利于健康、健康恢复或安详死亡等活动。这些活动，在个人拥有体力、意愿与知识时，是可以独立完成的，护理也就是协助个人尽早不必依靠他人来执行这些活动。

4. 罗杰斯对护理的定义　美国护理学家罗杰斯（Rogers）在 1970 年指出：护理是一种人文方面的艺术和科学，它直接服务于整体的人。护理要适应、支持或改善人的生命过程，促进个体适应内外环境，使人的生命潜能得到发挥。

5. 美国护士协会对护理的定义　美国护士协会(American Nurses Association，ANA)在1980年提出：护理是诊断和处理人类对现存的和潜在的健康问题反应的科学。

因此，仔细分析这些定义所包含的在护理对象、服务场所与服务手段等方面的异同，可反映出护理在特定时期的大致轮廓。

(二) 护理的内涵

尽管护理在近一百年来发展迅猛，变化颇大，然而它所具有的一些基本内涵，即护理的核心却始终未变，包括以下几方面。

1. 照顾(caring)　照顾是护理永恒的主题。纵观护理发展史，无论是在什么年代，亦无论是以什么方式提供的护理，照顾(患者或护理对象)永远是护理的核心。

2. 人道(humanistic perspective)　护士是人道主义忠实的执行者。在护理工作中提倡人道，首先要求护理人员视每一位护理对象为具有人性特征的个体、是具有各种需求的人，从而尊重个体，注重人性；提倡人道，也要求护理人员对待护理对象一视同仁，不分高低贵贱，不论贫富与种族，积极救死扶伤，为人类的健康服务。

3. 帮助(help)　帮助性关系是护士与护理对象互动，以促进健康的手段。护士和患者的关系是帮助与被帮助、服务与被服务。这就要求护理人员用自己特有的专业知识、技能与技巧为护理对象提供帮助与服务，满足其特定的需求，与之建立良好的帮助性关系。护士在帮助患者的同时也从患者那里深化了自己所学的知识，积累了工作经验，自身也获益，因此，这种帮助性关系是双向的。

五、护理学四个基本概念的关系

人、环境、健康、护理四个基本概念之间是相互关联、相互作用的。四个概念的核心是人，人是护理服务的对象；护理是以人的健康为中心的实践活动；护理对象存在于环境之中并与环境互相影响(图3-2)；健康即机体处于内外环境平衡、多层次需要得到满足的状态。护理的任务是创造良好的环境并帮助护理对象适应环境，从而达到最佳健康状态。

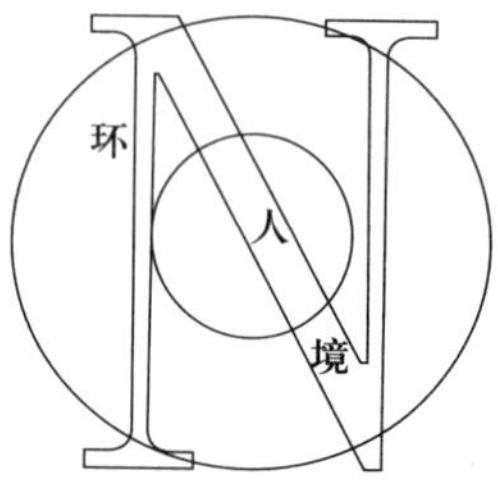

图3-2　护理学基本概念的关系

护理工作必须注意人的整体性，即人与社会的整体性、人与自然的整体性，只有把人和自然、社会看成一个立体网络系统，把健康和疾病放在整个自然、社会的背景下，运用整体观念，才能探索出护理学的规律，促进护理学的发展。

第三节　护理概念的演变过程

护理学科自护理专业创建以来，在医疗保健的实践中不断变化和发展。从护理的实践和理论研究来看，现代护理学的发展可概括为3个阶段。

一、以疾病护理为中心阶段

（一）指导观点

此阶段出现在现代护理发展的初期，由于当时人们对健康的认识还停留在“健康就是没有疾病”，且认为疾病是由于细菌或外伤引起的机体结构改变或功能异常，因此，一切医疗行为都围绕着疾病进行，以消除病灶为基本目标。受生物医学指导思想的影响，加之护理在当时还没有形成自己的理论体系，因此，协助医生诊断和治疗疾病成为这一时期护理工作的主要内容。

（二）护理工作的特点

1. 护理开始成为一门专门的职业，护士在从事护理工作之前需要经过特殊的培训。护理从属于医疗，护士被看做是医生的助手，其主要的工作内容是执行医嘱和各项护理技术操作。

2. 护理关心的只是人体的局部病灶，忽视了人的整体性，不能从生理、心理、社会等多个层面为患者提供健康需求。

3. 在长期对疾病护理的实践中逐步积累并形成了一套较规范的疾病护理常规与护理技术操作规程，为护理学的进一步发展奠定了坚实的基础。

（三）护理教育的特点

护理教育类同于医学教育课程，涵盖的护理内容较少，护理研究领域十分局限，束缚了护理专业的发展。

以疾病为中心的护理阶段，是护理形成和发展中的必然产物，也是护理学成为独立科学进程中不可缺少的重要阶段，还反映出人们在一定的历史条件下对健康与疾病的认识水平。

二、以患者护理为中心阶段

（一）指导观点

随着人类社会的不断进步，自然科学和社会科学都有了新的发展。系统论、人的基本需要层次论、人和环境相互关系等许多有影响的理论和学说的相继提出和确立，为人们提供了重新认识人类疾病和健康的基础。1948 年，WHO 提出了新的健康观——“健康不但是没有疾病和身体缺陷，还要有完整的生理、心理状况和良好的社会适应能力”，不仅为护理学指明了发展的方向，而且还提供了广阔的实践空间。

1. 20 世纪 60 年代后，护理理论家罗杰斯提出的“人是一个整体”的观点受到人们的关注。疾病是发生在人的身上，在疾病护理的开始注意人的整体护理，从而确定了以患者为中心的指导思想。

2. 1977 年，美国医学家恩格尔（Engel）提出“生物—心理—社会医学模式”。这一新的医学模式引起了健康科学领域认识观的根本改革，对所有与健康相关的专业都产生了深远的影响。护理从“以疾病为中心”开始转向以“患者为中心”的模式。

3. 1955 年,美国护理学者莉迪亚·海尔(L. Hall)首次提出了“责任制护理”这一概念,用系统的观点解释了护理工作,把科学的方法应用于护理领域,使护理专业有了革命性的发展。

(二)护理工作的特点

1. 强调护理是一门专业 护理人员是健康保健队伍中的专业人员。护士与医生是合作伙伴关系,护士不再是单纯被动地执行医嘱和各项护理操作,而是应用科学的工作方法——护理程序对患者实施系统的整体护理、解决患者的健康问题、满足患者的健康需要。

2. 建立护理学的理论框架与知识体系 护理学通过吸收相关科学的理论及自身实践和研究,逐步形成了护理科学的知识体系,如护理学基础中的健康概念、环境概念、系统论、适应论等。同时,在护理实践的研究中,又建立了许多护理模式,如奥瑞姆的自理模式、罗伊的适应模式、纽曼的保健护理模式等,形成了护理学的理论框架与知识体系。

3. 以患者为中心,实施整体护理 护理人员的思维从单纯的对患者疾病的护理扩展到了对患者实施整体护理,注重生理、心理及社会的全面照顾。

4. 护理工作的范围及工作场所 护士主要的工作场所仍局限在医院内,护理对象仍以患者为主,尚未涉及群体保健及全民健康。

(三)护理教育的特点

此时护理学逐步形成了自己的理论知识体系,摆脱了类同医学教育课程的教育模式,建立了以患者为中心的护理教育模式,丰富和完善了护理研究内容。

以患者为中心的发展阶段,是综合自然科学和社会科学理论形成护理学独立、完整的理论体系和实践内容的重要阶段,为现代护理学的发展奠定了基础。

三、以人的健康为中心阶段

(一)指导观点

1. 疾病谱的改变 随着社会的进步,科学技术的发展,传统的疾病谱已发生了很大的变化。过去对人类健康威胁极大的急性传染病已得到了较好的控制,而目前人类的主要死亡原因则多是与人类生活方式和行为有关的疾病,如心脑血管病、恶性肿瘤、糖尿病、精神病、意外伤害等。疾病谱的变化,促使人们的健康观念发生转变,享有健康成为每个公民的权利。

2. 世界卫生组织的战略目标 1977 年,世界卫生组织提出的战略目标是“2000 年人人享有卫生保健”。虽然现已进入 21 世纪十几年,但该战略目标仍为各国卫生保健人员努力的方向,而要实现这一目标,仅以患者为中心显然是不够的。因此,“以人的健康为中心”的护理理念仍为作为当前护理工作的指导思想。

随着人民物质生活水平的提高,人们的健康需求也日益提高。医疗护理服务重点局限在医院的现状已很难满足广大人民群众日益增长的保健需求。

(二)护理工作的特点

1. 护理学已发展成为现代科学体系中综合了人文、社会、自然科学知识的、独立的为人类健康服务的应用学科。

2. 护士的任务已超出了原有的疾病或患者护理的范畴,扩展到对所有人、人生命周期中所有阶段的护理。工作场所也相应地从医院扩大到了工厂、学校、家庭、社区、幼儿园、老人院、临终关怀医院等。

3. 护理人员注重运用护理程序进行综合性整体护理,将先进的护理理念、模式、理论与临床护理实践相结合。

(三)护理教育的特点

对护理教育的课程设置进行了调整,改变了单纯重视医疗与疾病护理的模式,要求护士不仅有对疾病护理的能力,而且应具有丰富的人文、社会科学知识与沟通交流等技巧,能按照护理程序进行临床课程的实践。开展多层次的护理教育,护理人员高学历化,加强国际交流,使中国的护理教育与国际接轨。

四、整体护理

整体护理是在现代科学交叉整合发展趋势以及由此而形成的大科学观的深刻影响下产生的,是人类对自身认识及对健康与疾病认识不断深化的必然结果。它标志着当代护理思想与观念的重大改革,极大地丰富和完善了护理学的理论体系。整体护理的开展,促进了我国护理人员思维模式的转变,并通过科学的工作方法,有效地解决了护理对象的健康问题,扩大了护理专业的自主权和独立性,使护理质量取得了实质性提高。

(一)整体护理的概念

整体护理(holistic caring)是以人为中心,以现代护理观为指导,以护理程序为基本框架,把护理程序系统化地运用到临床护理和护理管理中去的指导思想。

(二)整体护理的含义

整体护理是一种思想,一种理念,引导人们进一步认识护理学的科学内涵,确立了以人为中心的现代护理观,明确了护理的宗旨,即通过整体护理提供适合个人的优质护理服务,从而达到最佳健康状态。整体护理的科学思想内涵体现在以下几方面。

1. 护理应对人的整个生命过程提供照顾　护理服务的范围是人生命周期的全过程,即从出生到衰老,以至临终。人在生命过程的各阶段,特别是在生、老、病、死时都有着不同的护理需求,因此,护理应服务于人类生命的全过程,针对个体所处的不同生命阶段,给予相应的照顾和健康指导。整体护理以护理对象是开放的整体为思考框架,把人看做一个整体,即从生理、心理、社会、文化、精神等方面考虑人类现存或潜在的健康问题,并按护理程序解决这些问题,提供适合护理对象需要的最佳护理。

2. 护理应关注健康—疾病的全过程并提供服务　护理是健康科学中一门独立的学科,护士肩负着人群健康服务的重任。由于人的健康需求是多方面的,包括健康促进、健康维护、疾病预防以及疾病康复,特别是对于生病的个体,护士不仅要注重疾病的痊愈,还要关心患者的康复、自理,注重健康教育、预防保健等,从而达到个人健康的最佳水平。

3. 护理应对整个人群提供服务　护理服务的对象从患者扩大到健康人。为达到全民健康的目标，护理人员不仅要对护理对象个体给予帮助和照顾，更重要的是将护理对象扩展到家庭、社区的整个人群，提高人群的整体健康水平。

（三）整体护理的实践特征

1. 以现代护理观为指导　护理是以人的健康为中心，护理对象不仅是患者，而且包括健康人；护理服务范围不仅限于医院，而且还包括家庭和社区。在护理工作中为满足患者的身心需要，促进身体和精神的健康，确立了以人的健康为中心的现代护理观，为整体护理的开展奠定了实践基础。

2. 以护理程序为核心　护理程序是科学地认识问题、解决问题的工作方法。整体护理是以护理程序为核心架构，把护理哲理、护士的职责与行为评价、人员的组成结构、标准护理计划和教育计划、护理表格的制作与作用、护理质量控制等各个环节有机地结合在一起，做到紧密联系，协调一致，确保护理人员在临床护理和护理管理工作中自觉地运用护理程序的科学思维方式和行为方式进行工作，从而促进护理专业的发展和护理质量的提高。

3. 实施主动的计划性护理　整体护理从本质上改变了医嘱加护理常规的被动护理局面，护士不再只是医生的助手，而是与医生一道，相互合作、相互补充，形成新型的合作伙伴关系。护理人员的主动性、积极性和潜能得到充分发挥。护士工作的思维方式发生了改变，护理不再是被动地执行医嘱和盲目地完成护理操作，代之以全面评估、科学决策、系统实施、客观评价的主动调控过程，充分显示护理专业的独立性和护士的自身价值。

4. 体现护患合作的过程　患者是护理服务的核心，其思想、行为与情绪等都应受到护理人员的重视，整体护理十分注重患者及家属的自护潜能，强调通过健康教育，提高患者及家属的自护能力，并提供机会让他们参与患者的治疗、护理和康复活动，从而促进护患关系的良好发展。

思考与练习

1. 说出医学模式的概念，传统医学模式与现代医学模式的不同点。
2. 医学模式对护理实践产生了什么样的影响？
3. 说出护理工作中人的范围，提供护理时应注意哪些方面。
4. 比较传统健康观与现代健康观的区别。
5. 在护理中如何帮助个体稳定内环境，适应外环境？
6. 何为治疗性环境？为患者提供治疗性环境应考虑的因素是什么？
7. 什么是健康？影响健康的因素有哪些？
8. 何为护理？如何理解？
9. 护理学四个基本概念之间有何关联？
10. 整体护理的内涵及实践特征是什么？

（高　颖）

第四章　文化与护理

学习目标

掌握：

1. 文化休克的概念。
2. 文化休克的过程、各期的特点，文化休克的表现。
3. 满足患者文化需求的护理措施。

熟悉：

1. 文化背景对护理的影响。
2. 引起文化休克的原因。
3. 文化护理的原则。

了解：

1. 跨文化护理理论的基本内容和模式。
2. 影响文化休克的因素和预防措施。
3. 多元文化护理理论在护理工作中的应用。

在世界经济全球化发展的今天，世界文化也在向多元化的方向发展。来自不同文化的个体和群体在一起工作、学习和生活，使不同的文化发生碰撞和冲击，影响着相互间的思维方式、行为方式，甚至健康。这种由于文化差异而出现的健康问题，对护理人员提出了更高的要求，即更新护理观念，培养跨文化护理理念，掌握跨文化护理知识，以向患者提供多层次、多体系、全方位、高水平的整体护理。

第一节　文　　化

文化是一定历史、地域、经济、社会和政治的反映。人类社会生活的各个方面都可以归结为各种文化现象，包括社会化、社会互动、社会群体、社会制度、社会变迁等。

文化现象联系着社会生活和社会运行的各个方面。例如，当在国外的公园里，远远地看见一位老人在打太极拳，会不会首先想到他应该是位中国人，因为太极拳是我们中国特有的文化。当和朋友到一家日本餐馆吃饭，盘着腿坐在榻榻米上的时候，会不会强烈感觉到自己进入另一种文化？在印度，当看到人们用手抓着吃香辣扑鼻的咖喱饭的时候，会不会感到一种陌生文化的冲击？因此，护士有必要了解有关文化的基本知识，进而理解文化与护理的关系，以便更好地对不同文化背景的护理对象提供护理服务。

一、文化的概念

（一）文化的定义

公认的文化（culture）的定义是：文化是在某一特定群体或社会的生活中形成的，并为其成员所共有的生存方式的总和，包括价值观、语言、知识、信仰、艺术、法律、风俗习惯、风尚、生活态度及行为准则，以及相应的物质表现形式。

文化现象一般包含 3 个方面。

1. 物质文化　是一个社会普遍存在的物质形态（物质财富），如机器、工具、书籍、衣服、计算机等。

2. 精神文化　指理论、观念、心理以及与之相联系的科学、宗教、符号、文学、艺术、法律、道德等精神产品。

3. 方式文化　是文化现象的核心和最基本的内容，包括生产方式、组织方式、生存方式、生活方式、行为方式、思维方式、社会遗传方式等 7 个方面。

（二）文化的内涵

文化的内涵是博大精深的，概括地讲，文化是指社会历史发展过程中，人类所创造和积淀下来的物质财富和精神财富的总和。它是将过去人们生活中可行的东西沉淀下来，一部分变成客观的东西如建筑、工具、服装、语言、文字，一部分变成主观的东西，影响人们的信念和价值观。

其社会学定义为：广义的文化是指人类创造的一切物质产品和精神产品的总和；狭义的文化专指语言、文学、艺术及一切意识形态在内的精神产品。

其哲学定义为：广义的文化总括人类的物质生产和精神生产的能力、物质的和精神的全部产品；狭义的文化指精神生产能力和精神产品，包括一切社会意识形态，有时又专指教育、科学、文学、艺术、卫生、体育等方面的知识和设施，以与世界观、政治思想、道德等意识形态相区别。

二、文化的层次

（一）冰山的比喻

文化像冰山，有显性和隐性双重特征。比喻中的文化由两部分组成：显性部分，是浮在水上的可视部分；隐性部分，是藏在水下的不可视部分（图 4－1）。从该图中可见，水下隐藏的冰山比浮出水面的要大出很多。因此，我们平时观察到的文化表象只是冰山一角，真正造成其不同的部分都藏在水下。

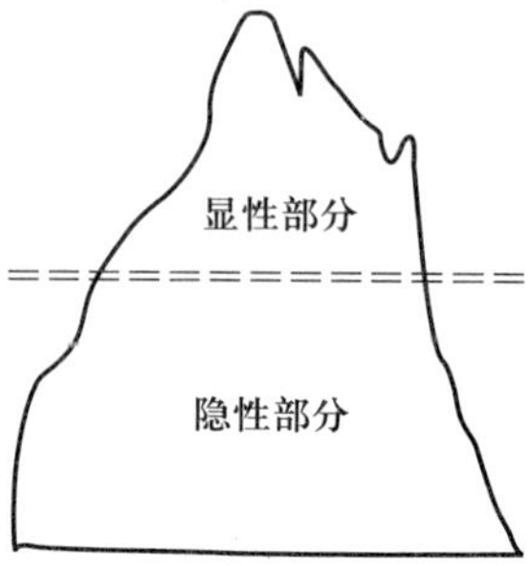

图 4－1　文化冰山说

（二）洋葱的比喻

文化像洋葱，有层次之分，可分为 3 层：表层、中层和核心层

(图4－2)。洋葱的表层—— 表层文化是我们平时能观察到的东西。例如,不同的服饰、建筑、音乐、语言和文字。由表层文化表现出来的文化特征常常给人以强烈的直接冲击,让人感受到文化的存在和力量。任何表层文化都能折射出社会更深的理念,是社会价值观的直观体现。洋葱的中层——中层文化指的是一个社会的规范和价值观。洋葱的核心——核心文化是一个社会共同的、关于人为什么存在的假设,它触及该社会中人们最根深蒂固、不容置疑的东西。例如,人与生俱来的权利,人存在的价值,个人与他人的关系。

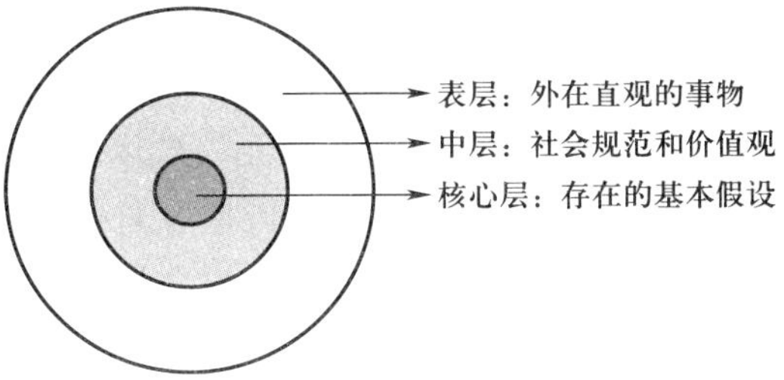

图4－2　文化洋葱说

如果把冰山比喻和洋葱比喻进行对比,可以看出:冰山一角是洋葱的表层,而冰山的水下部分,则包括了洋葱的中层和核心层,即影响各民族文化表面差异的信念、价值观和社会规范。

三、主流文化与亚文化

任何社会都有主流文化与亚文化之分。

1. 主流文化　主流文化是统治阶层和主流社会所倡导的文化,代表了社会的主要发展方向。

2. 亚文化　当社会的某一群体形成一种既包括主流文化的某些特征,又包括一些其他群体所不具备的文化要素的生活方式时,这种群体文化被称为亚文化。

3. 二者关系　亚文化是仅为社会上一部分成员所接受的或为某一社会群体所特有的文化。亚文化一般不与主流文化相抵触或对抗。亚文化可以围绕着职业种类发展而成,如医学或军事部门的亚文化;也可能是基于种族或民族形成的差异。例如,中华民族文化是汉、满、蒙、回、维、藏等多种民族亚文化交融的结果;亚文化还可以是源于地区的差异,如中国的南北地区的文化差异。

四、硬文化和软文化

1. 硬文化　是指文化中看得见、摸得着的部分,如物质财富。硬文化是文化的物质外壳,即文化的表层结构。在文化冲突中,文化的表层结构较易随着冲突而改变自身。

2. 软文化　是指活动方式与精神产品,是文化的深层结构。在文化冲突中,文化的深层结构不易在冲突中改变。

在文化冲突中,最难改变的是深层结构中的"心理沉淀"部分。这种不易改变的特征主要体现在两个方面。首先,心理沉淀是文化结构中最深层的文化层面,它不仅仅是个人长期形成的心理习惯,更是一个民族数代人积淀而成的心理习惯,由于这种积淀在人们心理上形成了一定的观念定势、思维定势和价值标准定势,故积重而难返;其次,对于外来文化,人们最易理解和接受的是外来文化的表层结构,即硬文化部分,而对于其深层结构,即软文化部分,则不易理解和接受。例如,西方人较易接受中国人发明的火药和火药制造出来的鞭炮,但对于中国人用鞭炮驱鬼避邪的行为，即文化的心理内涵则难以理解和接受。

五、文化背景对护理的影响

无论临床护理、家庭护理还是社区护理，护理工作的对象都是具有不同文化背景的人群。不同民族、不同地域的人们都有自己特殊的习惯模式、语言和家庭生活模式、对疾病的应对模式。当人群出现生理、心理或精神问题寻求帮助时，护士要理解患者对健康、疾病的文化信仰和价值观念，只有结合他们的文化模式做出全面的护理评估，才能提供个体化的整体护理。

（一）对疾病反应的影响

护理对象的文化背景不同，对同一种疾病、病程发展的不同阶段反应亦不同。性别、教育程度、家庭支持等文化背景会影响护理对象对疾病的反应。例如，确诊癌症后，女性护理对象比男性护理对象的反应更加积极正面。因为中国文化要求女性贤惠、宽容，所以当女性遭受癌症的打击时，能够承受由此产生的痛苦和压力，表现出情绪稳定和积极态度；而社会要求男性挑起家庭和社会的重担，面临癌症时，男性认为自己没有能力为家庭和社会工作，产生内疚和无用感，感到悲观和失望。

教育程度会影响护理对象对疾病的反应。一般情况下，教育程度高的人患病后能够积极主动地寻找相关信息，了解疾病的起因、治疗和护理效果。教育程度低的人认为治疗和护理是医务人员的事情，与己无关。病情恶化时，抱怨医务人员，开始更换求医途径，寻找民间偏方，有时还会由于认知错误导致情绪障碍，如子宫切除后的妇女，认为自己失去了女性的特征和价值，担心发胖，担心失去吸引力被丈夫抛弃，或认为不再能进行性生活，导致性欲降低和性冷淡。不仅是护理对象会产生错误认识，护理对象周围的亲属、朋友也同样可以产生认知错误。

（二）对就医方式的影响

文化背景和就医方式有密切关系。个人遭遇生理上、心理上或精神上的问题，如何就医、寻找何种医疗系统、以何种方式诉说困难和问题、如何依靠亲属或他人来获取支持、关心、帮助等一系列就医行为，常常受社会与文化的影响。例如，我国某些少数民族信奉的宗教认为疾病是神鬼附身或被人诅咒，宗教观念影响着人们的求医行为，所以对护理对象的治疗首先请宗教领袖或巫医“念经”“驱鬼”，乞求真主保佑护理对象免除灾祸。当“念经”无效、病情严重时才到医院求医。即使住院治疗期间也常常借故回家继续“念经”“驱鬼”。另外，在中国传统文化背景影响下，中国人有“混合”或“综合”的习惯，就医方式是混合就医，如同时求医于几个医院，用药则是中药、西药、补药同时服用，药物治疗和气功治疗等同时应用。例如，彝族以十二生肖轮回记日，认为其与天地同存、与日月同辉并永世不灭，所以彝族人忌讳使用牛黄、蛇胆、虎骨等十二生肖中的动物作为药材。

护理对象的就医还受经济条件的影响。经济条件好的人出现健康问题后会立即就医，而经济条件较差的人则会忍受疾病的痛苦而不去就医。

（三）对疾病发生原因的影响

文化中的价值观念、态度或生活方式，可以直接或间接地影响某些疾病的发生。我国是一个幅员辽阔的多民族国家，由于社会、历史、交通、自然条件等因素的制约，不同地区经济、科技、医药等发展水平不同，也使疾病的发生原因不同。例如，藏族人喜嗜肉食，心脑血管疾病患病率高；有些少数民族地区因近亲婚配，发育迟滞和精神分裂症等遗传病发病率较高。

（四）对疾病临床表现的影响

护理对象的文化背景不同，对疾病的临床表现方式亦不同。例如，个性长期受到压抑的人尽量减少与节制自己的欲望和行为，不锋芒毕露、不标新立异，出现心理问题时，往往不以心理症状表现，而是通过躯体症状来表现，并且否认自己的心理或情绪问题，“头疼、头晕、失眠、精神不振”是这类人出现心理问题时最常见的求医主诉，其最明显的生理特点是感觉过敏和容易疲劳，而且常常自行使用去痛片、复方阿司匹林、麻黄碱等药物作为消除疼痛的重要方法，继而又出现药物滥用的现象。

（五）对死亡现象的影响

死亡是生命的终结，而对生命终结的认识与社会文化密切相关。中国传统文化对死亡的观点包括以下两类。

1. 中国传统的死亡心态文化　中国传统的死亡心态文化包括死亡心理文化和死亡意识文化。例如，对待死亡的态度、临终时所关心的事情、对待自杀的态度、死亡价值观等。

2. 中国传统的死亡行为文化　中国传统的死亡行为文化包括不同民族的居丧习俗，如临终关怀习俗、哭丧习俗，不同民族的埋葬方式，如土葬、火葬、水葬、天葬、悬棺葬等，以及不同的埋葬制度、丧礼及丧服制度等。

第二节　文化休克

不同文化背景的人会形成不同的观念定势、思维定势、价值标准定势及行为方式定势。当一个人从熟悉而固定的文化环境到另一个陌生的文化环境时，常常会产生由于态度、信仰差异而出现的危机与陌生感，这种现象被称为文化休克。

一、文化休克的概念

文化休克（culture shock），又译为文化震撼或文化震惊。此概念 1958 年由美国人类学家奥博格（Kalvero Oberg）提出，特指生活在某一种文化环境中的人初次进入另一种不熟悉的文化环境，因失去自己熟悉的所有社会交流的符号与手段所产生的思想混乱与心理上的精神紧张综合征。例如，当一个长期适应于自己本土文化的人突然来到了不同的民族、社会群体中或地区甚至国家等新的文化环境中时，常常会在一段时间内出现迷失、疑惑、排斥甚至恐惧的感觉等文化休克现象。

二、文化休克的原因

引起文化休克的主要因素是突然从一个熟悉的环境到另一个陌生的环境，从而在以下几个方面产生问题。

（一）态度和信仰（attitudes and beliefs）

态度是人们在一定的社会文化环境中，与他人长期相互作用而逐渐形成的对事物的评价和倾向。信仰是对某种主张或主义的极度信任，并以此作为自己行动的指南，并主要表现在宗教信仰上。受自身环境文化模式的影响，每个文化群体之间的态度、信仰、人生的价值和人的行为都是不同的。当一个人的文化环境突然改变时，其长时期形成的母文化价值观与异域文化中的一些价值观会产生矛盾和冲突，就造成其行为的无所适从。

（二）风俗习惯（customs）

不同文化背景的人，风俗习惯也不同，一旦改变了文化环境，就必须去适应新环境中的风俗习惯、风土人情。新环境中的饮食、服饰、居住、消费等生活方式、生活习惯可能与自身原有的文化环境不同，使得身处异乡的人难以适应，但又必须去了解和接受。例如，许多中国人不习惯吃乳酪，但有些民族却以之为美味。这种文化的差异会使人短时间内难以接受，出现文化休克。

（三）日常生活活动差异（mechanical difference）

每一个人都有自己规律的日常生活活动，当一个人的文化环境改变时，其日常生活活动、生活习惯，如新环境中的住宿、交通工具、作息制度、工作环境等会发生变化，需要人们花费时间和精力去适应新环境的文化模式。在这种适应过程中，人们往往会产生受挫感，从而造成克服日常生活活动的改变而引起的文化休克。

（四）沟通交流（communication）

沟通的发生通常会受到文化背景或某种情景的影响。不同的文化背景下，同样的内容可能会有不同的含义，脱离了文化背景来理解沟通的内容往往会产生误解。

1. 语言沟通　文化背景、文化观念的差异，如语种不同或应用方言土语等可导致语言不通。例如，在中国，朋友见面后，径直询问彼此的年龄、工资是常见的事情，很少有人会拒绝回答，但如果遇上西方国家的人也询问同样的问题，对方可能非常生气，因为他们认为年龄和工资纯粹是个人隐私，从而导致沟通交流的中断。有时即使使用同一种语言，语言表达的各种形式受文化背景的影响也会产生不同的含义。例如，我国有56个民族，包括汉、蒙、回、藏、苗等，各民族均有自己的语言及沟通交流的模式，当一个人从熟悉的环境到陌生的环境时，就会遇到语言沟通交流的问题。

2. 非语言性沟通　非语言性沟通的形式有肢体语言、空间效应、反应时间、类语言、环境等因素。不同文化背景下的非语言沟通模式不完全相同，所代表的信息含义也不同。例如，印度人交谈中赞同对方意见时，不是点头而是摇头，不同意时则点头；在泰国，朋友相遇以双掌合十致意，双掌举得越高，表示尊敬的程度越深；而非洲人则是见面时握手，对尊敬者要用左手握住右手的手腕，再用右手与对方握手，对特别亲近者，先握一下对方的手，继而握对方的手指，然后再紧握一下手。

（五）孤独（isolation）

在异域文化中，一个人丧失了自己在本文化环境中原有的社会角色，同时对新环境感到生疏，又与亲人、朋友分离或语言不通，孤独感便会油然而生，因而倍感孤单、无助，造成情绪不稳定，产生焦虑和对新环境的恐惧等情绪，出现文化休克。

以上造成个体文化休克的 5 个因素，使个体对变化必须做出适应和调整，同时出现的原因越多、越强烈时，个体产生文化休克的强度越明显。如果单从文学的角度来看，文化休克产生的根源主要在于原有文化模式的根深蒂固，当一个人面对新的文化形态时，如果仍以原有文化作为认识和评判现有一切现象与行为的标准，就必定会产生文化休克现象。但是，如果从社会学的角度来看，这只是一种文化表象而已，更为深刻的原因还是在于社会环境的巨大差异。狭义地理解，文化只不过是一种标志性的符号，一种表达思想与实物的形式，它需要一种载体来创造与继承，而社会环境则是一个最为深刻和广博的载体，如果不是因为社会环境的巨大差异，这种文化休克的感觉可能就会轻许多。因为文化可以习得，而社会环境却是无法复制的。

三、文化休克的分期

当一个人离开熟悉的环境进入陌生的文化环境时，常常经历 4 期的变化历程：兴奋期、意识期、转变期和接受期。文化休克的变化过程一般呈 U 形（图 4－3）。

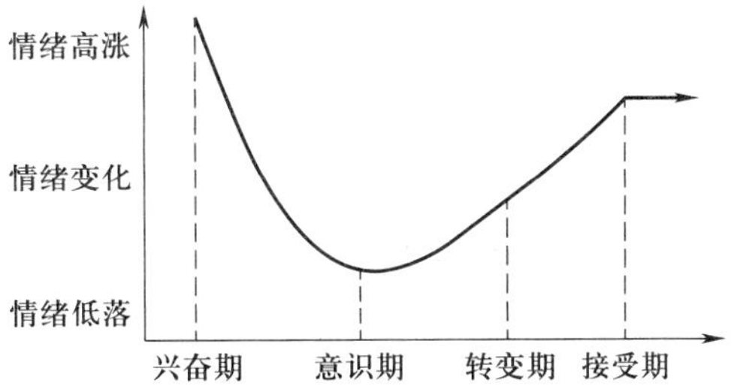

图 4－3　文化休克变化过程

（一）兴奋期

兴奋期也被称为“蜜月期”，指人们初到一个新的环境，由于有新鲜感，心理上兴奋，情绪上亢奋和高涨，处于乐观的、兴奋的“蜜月”阶段。此阶段一般持续几个星期到半年的时间。人们常常在到达其他国家以前对异国的工作与生活充满美好的憧憬，来到异国文化环境中后，刚开始，往往被新环境中的人文景观和意识形态所吸引，对一切事物都会感到新奇，对新环境中的人、景色、食物等一切都感到满意，此时人们往往渴望了解新环境中的风俗习惯、语言行为等，希望能够顺利开展活动，并进行工作。虽然有的人在整个短期的异国逗留中都可能停留在此阶段，不会有文化休克，但是，在较长时间的异国文化环境中生活，很多人进入新的文化环境一段时间后，就会进入第二阶段，即意识期。

（二）意识期

兴奋期过后，处在异国文化中的“外乡人”由于生活方式、生活习惯等方面与原有文化的差异，会出现价值观的矛盾和冲突，加之人地两生、孤独少援和种种生活不便，原来认为是规范的良好的生活方式在异域文化中频频碰壁，还可能因不了解本土文化和习惯而被本地人嘲弄、伤害，兴奋感渐渐被失望、失落、烦恼和焦虑等情绪所代替，继而感到迷惑和挫折，即进入意识期，此期一般持续几个星期到数月的时间。在此阶段，面对这种心理上的沮丧、失落感时，人们往往有以下两种表现：一种是敌意，在意识期的一些人常常看不起本地人，嘲笑所在的地区或国家，有的人还可能以损害个人和公有财产来发泄其敌意；另一种是回避，有些人可能回避与当地文化的接触，他们不仅不愿意讲、也不愿意学习当地语言，而且也不愿意与当地人接触，而是喜欢在自己的“老乡”中消磨时间，甚至以酒解愁等。在严重的情况下，有的人会由于心理压力太大而返回自己的家乡。此阶段是文化休克综合征中最严重，也是最难度过的一期。

（三）转变期

在经历了一段时间的沮丧和迷惑之后，“外乡人”开始学习新环境的文化模式，找到了应对新文化环境的办法，采取一定的适应方式重塑自我，逐渐适应了异域文化的环境，即进入转变期。在此阶段，个体通过与当地人的频繁接触，如参加日常生活活动、庆祝活动等，开始熟悉本地人的语言，逐渐了解、熟悉新环境中的“硬文化”和“软文化”，并与一些本地人建立了深厚的友谊，其心理上的混乱、沮丧、孤独感、失落感逐渐减少，不再认为文化冲突是对自我的伤害，慢慢地解决了文化冲突问题。

（四）接受期

随着文化冲突问题的解决，“外乡人”能与本地人和平相处，其沮丧、烦恼和焦虑等情绪完全消失，接受了本地的风俗习惯，基本上适应了新的文化环境。在此阶段，个体已完全接受新环境中的文化模式，建立起符合新文化环境要求的价值观念、审美意识等评判标准，认为新环境和以往的旧环境一样令人舒适和满意，在新环境中有安全感，一旦需要再次离开新环境回到旧环境中，又会重新经历一次新的文化休克。例如，我国许多早年移居国外的移民都处于此阶段，如再重返故里，反而会产生文化休克。

四、文化休克的表现

随着所处的文化休克的阶段不同，个体会有不同的表现，一般具有以下表现。

（一）焦虑

焦虑是指个体处于一种模糊的不适感中，是自主神经系统对非特异性或未知威胁的一种反应。

1. 生理表现　坐立不安、失眠、疲乏、声音发颤、手颤抖、出汗、面部紧张、瞳孔散大、眼神接触差、尿频、恶心和呕吐，特别动作增加（如反复洗手、喝水、进食、吸烟等），心率增加、呼吸频率增加、血压升高。

2. 情感表现　自诉不安，缺乏自信，警惕性增强，忧虑，持续增加的无助感、悔恨，过度兴奋，容易激动、爱发脾气，哭泣、自责和谴责他人，常注意过去而不关心现在和未来，害怕出现意料不到的后果。

3. 认知表现　心神不定，思想不能集中，对周围环境缺乏注意，健忘或思维中断。

（二）恐惧

恐惧指个体处于一种被证实的、有明确来源的惧怕感中。文化休克时，恐惧的主要表现是躲避、注意力和控制缺陷。个体自诉心神不安、恐慌，有哭泣、警惕、逃避的行为，冲动性行为和提问次数增加，疲乏、失眠、出汗、晕厥、夜间噩梦，尿频、尿急、腹泻、口腔或咽喉部干燥，面部发红或苍白，呼吸短而急促、血压升高等。

（三）沮丧

沮丧是由于对陌生环境的不适应而产生的失望、悲伤等情感。

1. 生理表现　胃肠功能衰退，出现食欲减退、体重下降、便秘等问题。
2. 情感表现　忧愁、沮丧、哭泣、退缩、偏见或敌对。

（四）绝望

绝望指个体主观认为没有选择或选择有限，以致不能发挥自己的力量。文化休克时，绝望的主要表现是生理功能低下，表情淡漠，言语减少，感情冷漠，被动参与活动或拒绝参与活动，对以往的价值观失去评判能力。

五、影响文化休克的因素

1. 年龄　儿童处于学习阶段且生活习惯尚未成型，其对生活方式改变适应较快，应对文化休克的困难较少，异常表现亦较轻。相反，年龄越大，原有的文化模式越根深蒂固，则不会轻易放弃熟悉的文化模式而去学习新的文化模式。
2. 个人的健康状况　身心健康的人在应对文化冲突过程中，其应对能力强于身心虚弱的个体。
3. 以往应对生活改变的经历　一个以往生活变化较多，并对各种变化适应良好的人，在应对文化休克时，较生活上缺乏变化的人的困难要少，文化休克的症状亦较轻。
4. 应对类型　对外界变化做出一般性反应和易适应的个体，与对外界变化容易做出特殊反应的个体比较，应对文化休克的能力越强，其异常表现也越轻。

六、文化休克的预防

1. 提前熟悉新的文化环境　进入新环境之前，通过各种途径，充分了解、熟悉新环境中的各种文化模式，如所在地的风俗习惯、地理环境和人文知识等，预防文化冲突时突然产生强烈的文化休克。并有的放矢地针对新文化环境，进行生活方式及生存技能模拟训练。
2. 主动接触新文化环境中的文化模式　进入新环境之后，理解新的文化模式。在两种不同的文化发生冲突时，如果人们理解新环境中文化现象的主体，就会较快接受这一文化模式。打开社交圈子，踊跃参加一些有益的社会活动，以开阔视野，学习如何处理人际关系。
3. 寻找有力的支持系统　当产生文化休克时，个人应积极寻求可靠、有力的支持系统，即正规的支持系统（包括有关的政府组织或团体）和非正式的支持系统（包括亲属、朋友和宗教团体）。

当然，文化休克并不是一种疾病，而是一个学习的过程，一种复杂的个人体验。在此期间个体可能会产生不舒服甚至痛苦的感觉，可通过不同的方式影响个体，对某一特定个体而言，即使所处环境相同，但时期不同，也可造成不同的影响。因此，对于那些将要或已经处在异域文化中的人来说，社会环境是个体无法改变的，但文化调适却是自己可以做到的。首先需要认识到任何一次重大的文化转换都可能产生巨大的压力与焦虑，但这种压力与焦虑却是一种正常的社会适应性结果。当一个人面临体验文化休克的时候，不仅需要具有个人的自尊、真诚与信心，而且还需要保持健康的自我概念和重塑个人文化需求的良好愿望。从某种意义上说，即使是再严重的文化休克现象，也称得上是一种新的文化体验。

第三节　文化在护理中的应用

自古以来，文化与医药便有不解之缘。医药源于文化，同时也是文化的组成部分。无论临床护理、家庭护理，还是社区护理，护理工作的对象均是具有不同文化背景的人群。当人群出现生理、心理或精神问题寻求帮助时，护士要理解护理对象对健康、疾病的文化信仰和价值观念。不同民族、不同地域的人们都有自己独特的习惯模式、语言、家庭生活模式及对疾病的应对方式，只有结合他们的文化模式做出全面的护理评估，才能提供个体化的整体护理。

一、多元文化护理

人类各民族一直在进行文化创造，因此文化的多元性是人类历史的一部分。人类发展至今，不是一种文化，而是多种文化影响着当今的人类社会。因为文化的差异性和文化的多元发展，才出现多姿多彩的人类文化。

（一）多元文化的概念

"多元"是多个、多种的意思。文化是复杂的综合体，它包括知识、信仰、艺术、道德、风俗习惯等各方面，反映出一个民族中的群体的世界观和价值观。多元文化（culture diversity）即多种民族各自具有的不同文化。

多元文化的发展是历史的事实。人类发展至今，不只受一种文化，而是受中国文化传统、希腊文化传统、希伯来文化传统以及伊斯兰文化传统和非洲文化传统等多种文化的影响。比如欧洲文化到今天之所以具有强大的生命力，正是因为它能不断吸收不同文化而不断得到丰富和更新。正是不同文化的差异构成了一个文化宝库，经常诱发人们的灵感而导致文化的革新。

从历史上看，任何一个国家或民族的文化都具有多元性。我国传统文化就是一种多元文化。春秋战国时期，中国文化是儒、道、墨、法、名等各派文化组成的多元结构，其地位、影响在不同的历史时期不尽相同。同时，各家还有各自不同的派别，如儒家自孔子之后一分为八，墨家自墨翟之后离为三派，道家在老子之后分为庄子学派和黄老学派，再如佛教有华严、天台、唯识、净土、禅宗等不同宗派。起源于古希腊的西方文化也是多元的，它是古希腊罗马文化、犹太文化以及日耳曼文化等不同组合，具有开放、多源、多样以及易变的特性。

(二)多元文化护理的概念

多元文化护理模式是一种高层次的护理模式,它的本质是满足患者身心、社会、精神、文化的需求,将民族文化、传统文化、饮食文化、现代文化等各种文化渗透到护理过程中,制订护理计划、执行护理程序,以缓解文化对患者的冲击。

东西方文化的交流及中国不同时期政治、经济、文化的变迁,对中国护理的内容及发展有深刻的影响。1992 年,我国护理专家林菊英教授将多元文化护理的理论和跨文化护理的概念引进中国。她指出:多元文化护理是通过对不同民族文化的比较和分析,研究其不同的照料方式、健康与疾病、信念、价值观等,并应用这些知识对不同的人提供与其文化背景相适应的护理,以促进健康。在此基础上我国护理界对多元文化护理进行了广泛的探索与有益的尝试,将疾病护理与文化护理相互结合。

在护理实践过程中,参照护理对象不同的文化背景,从文化和文化差异的角度来认识和影响护理对象。因此,多元文化护理的内涵可理解为:以实现整体护理为目的,从文化和文化差异的角度来掌握护理对象精神活动规律的一种护理方法,我们称为多元文化的护理方法。

(三)文化能力护理

1. 概念　不同学者对文化能力的定义有不同的论述。阿伯若木(Abrams)认为:文化能力是从不同于自身的文化中感悟和形成的文化假设、文化知识和文化概念,它是动态的、变化的过程。科若氏(Cross)等认为:文化能力是指系统、机构或专业人员的一系列适当的行为、态度及制度,并能在跨文化的情境中有效工作。泊撒木(Burchum)认为:文化能力没有明确的定义,它是对不同文化的认知、知识、技能、理解、敏感性、互动、精通等构成的、具有自身特性的一个抽象概念。若瓦(Rew)则认为:文化能力是文化认知、灵敏性、知识和技能 4 个方面的有机组合,分别对应情感、态度、认知和行为 4 种维度。卡姆匹哈(Campinba Bacote)认为:文化能力是护理人员经过不断努力后在不同的文化背景下与患者及其家庭、社区有效工作的过程。包含 5 大成分:文化渴望、文化认知、文化知识、文化技能和文化交往。

综上所述,文化能力是在跨文化环境下工作的系统、组织、职业和有效工作中的一种综合的行为、态度和制度,指健康提供者个人或组织理解及有效应对来自护理对象的语言和文化需求,语言的训练、文化相关知识与技能的不断积累可提高文化能力。那么,文化能力护理,就是护理人员对护理对象的文化、人种、性别和性观念等保持敏感性,给这些不同文化背景或处境的护理对象提供系列的、适当的、有效的和合适的健康关怀。

2. 意义　文化护理能力通过建立文化能力健康关怀系统来实现,文化能力健康关怀是一种综合性和质量控制性干预措施,其目的是确保为不同文化背景的护理对象提供合适的关怀,减少文化冲突产生的医疗护理失误,减少不必要的诊断检查或不适当的服务,提高健康关怀的有效性。

通过文化能力健康关怀可使护理对象在就诊初期产生信任感和自信心,从此减少了接触和交往中的文化语言差异,有利于护患双方在以后提供关怀的过程中对引起差异的原因进行有效沟通,如健康问题理解方面的差异或者感知或行为方面的偏见等,增加其诊断的准确性和提供治疗的适应性、有效性、可行性等，来提供最佳的护理服务，使护理对象减轻病痛并早日康复。

增加文化能力健康关怀干预的最终结果：健康关怀系统对护理对象的需求有更大的责任感；护理对象对健康关怀系统的满意程度增加，并乐意加入此系统；健康关怀不适用于护理对象的程度减少；不同人群的护理对象之间及不同地位患者之间服务质量差别减少。

二、跨文化护理理论

从20世纪60年代开始，世界性的多元文化护理学研究从不同的角度阐述了不同文化背景的人对健康、疾病、治疗、护理、保健等方面的认识和需求。这些理论研究，可以帮助护士全面评估护理对象的宗教、种族、性别、职业、经济、社会地位等文化背景因素，全方位、多角度满足护理对象的生理、心理及社会文化护理需求。

（一）理论发展背景

莱宁格(Madeleine Leininger)是美国著名的跨文化护理理论学家(图4-4)。从20世纪50年代开始了自己的跨文化护理研究。当时她在"儿童指导之家"工作，与那里的儿童接触，观察并了解到儿童中反复出现的行为差异是由不同的文化背景造成的。上述经历及其系统性的研究，使她成为获得人类学博士学位的第一位专业护士及理论学家。

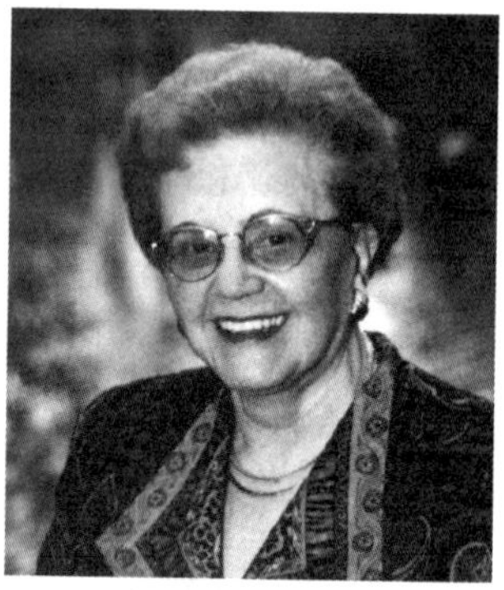

图4-4 莱宁格
(Madeleine Leininger)

经过莱宁格的努力，美国人类学学会于1968年批准成立了护理人类学分会、1974年美国成立了国家跨文化护理协会。此后，美国护士协会相继召开了多次跨文化护理与护理专题研讨会，为人类护理关怀的发展及研究做出了重要贡献。

莱宁格通过演讲、著书、咨询、教学等方式，使全球护理界广泛认识并开始应用跨文化护理理论和人类护理关怀理论。她相继编辑出版了多部专著，具有代表性的包括《护理与人类学：两个交织的世界》《跨文化护理：概念，理论和实践》《文化照顾的多样性与普遍性》。

（二）跨文化护理理论的目标

跨文化护理(trans-cultural nursing)是通过文化环境和文化来影响护理对象的心理，使其能处于一种良好的心理状态，以利于疾病康复。

跨文化护理的目标：是根据护理对象的社会环境和文化背景，了解护理对象的生活方式、信仰、道德、价值观和价值取向，向护理对象提供多层次、多体系、高水平和全方位的有效的护理。

（三）跨文化护理理论的基本内容

1. 文化关怀　是人类生存的必需条件。

(1) 关怀(caring)：关怀是人类的一种普遍现象，也是人的一种天性，它是人类文明社会形成、生存、发展壮大的基础及必需条件。关怀的内容包括生物、文化、心理、社会等方面。文化概念赋予了对关怀最广泛意义的认知和理解。关怀是与帮助、支持或促进性（是指对已经丧失某种能力的人，进行促进恢复或加强能力的帮助）行为有关的现象。这些行为是为改善和促进另一个体（或群体）的健康状况或生活方式的一些需要的。莱宁格认为关怀在护理学中是占统治地位的。没有关怀，治疗就不能有效地进行；而没有治疗，关怀却可以有效地进行。

（2）文化关怀（culture care）：文化关怀是指为了满足自己或他人现有的或潜在的完好健康，应对伤残、死亡或其他状况的需要，用一些符合文化、被接受和认可的价值观、信念和定势的表达方式，为自己和他人提供的综合性、符合相应文化背景的帮助、支持和促进性的行为。

2. 文化关怀的共性和特性　世界上不同文化的民族具有文化关怀的共性和特性。不同文化背景的人有着不同的关怀体验，因而就会形成这种文化所特有的一种关怀模式。一种文化的关怀的表达方式可能与另外一种文化有着天壤之别。因此，为患者提供合乎其文化环境的关怀是护理人员的职责之一。

（1）文化关怀差异（culture care diversity）：文化关怀差异是由人们在对待健康、处境和生活方式的改善或面对死亡的文化中所衍生的一些对关怀的各种不同意义、价值、定势和标志。

（2）文化关怀的共性（culture care universality）：文化关怀的共性是由人们在对待健康、处境和生活方式的改善或面对死亡的文化中所衍生的一些对关怀的共同的、相似的或一致的意义、价值、定势和标志。

3. 文化关怀的分类　文化关怀分为普通关怀和专业关怀，二者在意义及表达方式上有很大的区别。

（1）普通关怀：普通关怀是人类一种天性的具体体现，它存在于日常生活中。

（2）专业关怀：专业关怀是一种有目的、有意义的专业活动，是一种工作而不是一种属性。专业照顾是那些帮助性、支持性、关心性的专业行为，以满足护理对象的需要，从而改善人类的生存条件或生活条件，以利于人类社会的生存及发展。

4. 跨文化护理　莱宁格认为跨文化护理通过文化环境和文化来影响护理对象的心理，使其处于一种良好的心理状态，促进康复。跨文化护理根据护理对象的社会环境和文化背景，了解护理对象的生活方式、信仰、道德、价值观和价值取向，向护理对象提供多层次、多体系、高水平和全方位的有效的护理。在跨文化护理实施过程中，可采取以下几种方法。

（1）文化关怀保存：文化关怀保存是指通过帮助性、支持性和促进性专业文化行为或决策，帮助特定文化中的人群维持其有利于健康、疾病康复及应对伤残或死亡的关怀价值和生活方式。

（2）文化关怀调适：文化关怀调适是指通过帮助性、支持性和促进性专业文化行为或决策，帮助特定文化人群或个体适应其他文化，或者在不同文化环境里与他人协作，从而对其健康产生有利的、有效的和积极的影响。

（3）文化关怀重建：文化关怀重建是指通过帮助性、支持性和促进性专业文化行为或决策,帮助护理对象改变其生活方式,或塑造一个全新的但有利于健康的生活行为。

(四)跨文化护理模式

莱宁格指出以文化为基础的护理关怀是有效地促进和维持健康,从疾病和残疾中康复的关键因素。所有的文化关怀既包含专业关怀护理,又包含一般保健服务。护理作为一个跨文化关怀专业,能够为不同文化的个体或群体提供护理关怀。

莱宁格认为,人类无法与其所处的文化背景、社会结构相分离,并应用了微观、中观及宏观法探讨和研究关怀的本质、意义和属性。微观法指在小范围内研究特定文化中的个体;中观法介于微观和宏观之间,对某一特定文化中的一些复杂因素集中进行探讨;宏观法研究各种不同文化间的文化跨越现象。并将跨文化护理模式形象描述为"日出模式"(sunrise model)。

莱宁格的"日出模式",包含以下4个层次。

1. 世界观、文化和社会结构层　世界观、文化和社会结构层属于超系统。此系统用以指导护士评价和收集影响护理对象关怀表达方式和关怀实践的因素,包括所处文化、护理对象的世界观、文化和社会结构要素及其环境背景和种族史等。

2. 文化关怀与健康层　文化关怀与健康层提供解释个人、家庭、群体、社区或机构的健康、疾病及死亡的社会文化结构、文化关怀表达方式等与健康密切相关的因素,说明与文化有关的关怀和健康的特定意义及表达方式。

3. 健康系统层　健康系统层包括一般关怀、专业关怀及护理在内的各种健康系统,着重于阐述一般关怀系统、护理专业关怀系统的特征及方式。

4. 护理照顾决策和行为层　护理照顾决策和行为层包括维持、调整、重建文化护理关怀。护理关怀以最大限度地满足护理对象的需要,提供与文化一致的有利于完好健康、面对病残或死亡的护理关怀,这种关怀适合该文化环境。

"让阳光升起并普照大地",这是莱宁格博士对"日出模式"的描绘和诠释,意味着护理人员要广开思路,综合考虑到护理对象文化的各个层面,结合宏观与微观,了解其文化观念和行为对健康的影响。运用"日出模式"护士可发现在不同的文化中许多外显的、内隐的和意想不到的因素影响着关怀的含义、类型、象征和模式。该模式指导护理人员准确地观察健康、疾病、伤残或死亡在文化层次上的影响因素,是护理实践和护理研究的理论指南。

典型案例:Mike,男,60岁,英国人,教授,信仰伊斯兰教,讲英语,喜爱甜食,忌肉食,从事教学工作,中薪阶层。

要点分析:由于患者信仰伊斯兰教,是一位素食主义者。故得出与文化有关的护理诊断:体液过多:低于机体需要量(蛋白质摄入不足),与素食有关。护理措施:① 文化关怀保存——继续保持素食习惯。② 文化关怀调适——增加植物蛋白类食物摄入,或非肉类的、蛋白质含量较高的食物如牛奶、鸡蛋、豆制品等。③ 文化关怀重建——禁忌含糖量较高的甜食,接受在食物质和量两方面控制的糖尿病饮食。

三、文化护理的技巧

（一）帮助护理对象融入医院的文化环境

护理对象因为疾病而住进医院，离开了原来所熟悉的生活及工作环境而进入陌生的医院环境，可能会出现不同程度的文化休克。我国是多民族国家，由于人们所处的社会环境和文化背景不同，生活方式、信仰、道德、价值观和价值取向也不同。因此，护士在护理过程中应尊重不同文化背景下护理对象的文化要求、健康和疾病的观念、信仰和行为方式，向护理对象提供多层次、多体系、全方位、高水平、有意义和有效的护理服务，以预防和减轻住院护理对象的文化休克，使其适应医院的文化环境。

1. 帮助护理对象尽快熟悉医院环境　通过入院介绍使护理对象尽快熟悉和了解医院、病区、病室的环境、设备、工作人员、医院的规章制度等医院的文化环境。

2. 尽量少用医学术语　在医院的环境中，医护人员使用的医学术语如医学诊断名称、化验检查报告、治疗和护理过程的简称等，可以造成护理对象与医护人员之间沟通交流的障碍。如备皮、灌肠、导尿、胃肠减压、闭式引流、空肠造瘘、房缺、室缺、血气分析、胆囊造影等医学名词常使护理对象对自己疾病的诊断及检查的结果迷惑不解，感到恐慌，甚至产生误解，加重了护理对象的文化休克。因此，护士应尽量少用医学术语。

（二）建立良好的护患关系

古谚语说："建一座桥而不是一堵墙，你就会交到一个朋友。"如果患者总是关注两种文化之间的差异，就会产生恐惧和抱怨而不是欣赏和愉悦。护士应了解沟通交流中文化的差异，使用语言和非语言的沟通交流技巧，建立良好的护患关系，帮助护理对象预防和减轻住院引起的文化休克，引导他们走到桥的另一头，去发现一些令人愉悦的东西。

（三）理解护理对象的行为

不少护理对象由于受到文化观念的影响，对护士持有双重态度，即想依赖和不愿依赖的复杂心理。护理对象一方面对护士的权威性如经验要求过多，依赖性很强，期望护士替自己解除困难；另一方面又不完全听从护士的意见和安排，同一个问题会同时要求医生或其他医务人员解决。护士应理解护理对象对待护士的态度和行为，满足护理对象的文化需求。

四、文化护理的原则

1. 以患者为中心　适应护理模式的转变，整体护理在我国已广泛开展，传统的以疾病为中心的护理已逐步被以人的健康为中心的护理所取代。多元文化对护士素质提出了更高的要求，护理人员只有确立以患者为中心的原则，一切从患者的利益出发，才能充分认识文化护理的地位和作用，才能自觉地将多元文化护理像生活护理与技术护理一样纳入护理工作之中。护士不仅要继承原护理范畴的知识财富，还要开拓新的知识领域，跨文化护理是社会多元化发展倾向，是医学模式转变的形势所迫，是全世界各族人民健康所需，因此我们有责任使这一理论进一步完善、升华，使我国护理工作逐步与国际护理接轨。

2. 因人施护为主导　病有同因，治有同法，人无相同，疏导各异。文化护理必须考虑到不同民族在体形、肤色、身体特征、心理状态、对疾病的敏感性，以及患者的国籍、生活环境、文化背景、社会地位、职业特征、年龄和知识程度等不同特点制订与个体相适应的护理措施，达到因人施护的目的。

3. 以康复为主旨　护理工作的全部活动都是以使护理对象身心健康为目的，因此，文化护理的手段和方法都应紧紧围绕这个目标而展开。一切有利于护理对象健康的文化护理都应积极采纳；一切可能干扰其他护理工作，有悖于患者康复的纯文化活动都应该严格控制。

4. 发挥文化的正面效应　文化与其他任何事物一样也具有两重性。在实施多元文化护理的过程中，我们应高度重视采取以健康文化为指导，增强其利于患者早日康复的正面效应，防止和杜绝不利于患者身心健康的负面文化效应。

五、满足患者的文化需求

每个人的信念、文化和经历都会影响个人的决策和行为，文化因素与对护理对象实施的护理活动密切相关。当护理对象从一个熟悉的文化环境来到陌生的文化环境时，因受到陌生文化冲击会产生心理和生理上的失衡。所以，护士应首先对护理对象的个人文化背景进行适当评估，然后分析文化差异对护理对象的影响，尊重不同文化背景下护理对象的文化需求，向护理对象提供适合其文化背景的全方位、高水平的护理。

（一）正确评估护理对象的文化背景

文化评估和其他评估一样也是护理过程的第一步，包括系统收集护理对象的文化态度、信仰、价值观、知识、风俗习惯等信息。图 4 -5 列出了以莱宁格《文化素质》为基础的文化评估抽样框架（1978 年）。

根据评估内容，列举常见的护理问题如下。

（1）社交障碍：与社交环境改变有关。

（2）沟通障碍：与医院环境中医务人员使用医学术语过多有关。

（3）焦虑（恐惧）：与环境改变及知识缺乏有关。

（4）迁居应激综合征：与医院文化环境和文化背景的差异有关。

（二）理解护理对象的求医行为

首先，了解护理对象对医院、医生、护士的看法与态度，结合护理对象对治疗和护理的期待进行护理。例如，有些护理对象因缺乏医学知识，认为只要舍得花钱吃药、治病即可，却轻视护理效果。但临床上有许多身心疾患单靠吃药往往不能完全解决健康问题，也改善不了护理对象情绪和人际关系。因此，护士应根据具体情况进行健康教育、辅导和指导，以取得护理对象的同意和合作。

人口学特征

姓名________	性别________	宗教信仰________
种族________	民族________	
出生日期________	出生地________	居住地________
婚姻状况________	第几代移民________	在美国的居住年限________
现用语言________	第一语言________	优先语言________
文化程度________	职业________	

文化因素

◆ 主要文化生活或生活方式
◆ 个体或同一文化群体的文化价值、标准和表达方式
◆ 文化禁忌和神话
◆ 世界观和民族优越感
◆ 文化多样性、相似性和变异性
◆ 日常仪式和通过仪式
◆ 民间的和专业的健康——疾病文化系统
◆ 特殊保健行为和护理保健价值、信仰及实践
◆ 文化改变和文化适应

图 4－5　文化评估抽样框架

（三）明确护理对象对疾病的反应

护士在实施护理的过程中，应动态地了解护理对象的健康问题，以及护理对象对健康问题的表达和申述方式。不同性别的人表现悲伤的方式不相同，男性多保持沉默来怀念死者，女性多哭泣并需要别人安慰和支持。东方文化强调人与人、人与自然之间的和谐。当人们的心理挫折无法表露时，往往把它压抑下来，以“否认”“合理化”“外射”等防卫机制来应对，或以身体的不适如头疼、胃口不好、胸闷作为求医的原因，但如果进一步地询问，大多数护理对象会描述自己的内心困扰、人际关系和文化冲突。此时护士不应直接指出护理对象存在的是心理问题而不是生理问题，以免触犯护理对象对心理疾病的社会否认。护理人员应能够通过对护理对象的护理与其建立良好的护患关系，进一步明确护理对象的社会心理问题，制订相应的护理措施，与护理对象及家属共同完成护理活动。

（四）尊重护理对象的风俗习惯

首先在饮食方面充分尊重护理对象的风俗习惯。例如，我国满族禁食狗肉，回族、塔吉克族、维吾尔族等民族信仰伊斯兰教，禁食猪肉、死物。每年九月斋戒期间从黎明到日落禁止进食和饮水。护士应注意不要触犯护理对象的特殊忌讳和民族习俗。如南方人认为数字“4”与“死”谐音，不吉利，所以在安排床位上应尽量避开护理对象忌讳的数字。有的民族的患者术

前准备不宜剃阴毛，有的民族患者手术前要进行祈祷。此外，在病情观察、疼痛护理、临终护理、尸体料理和悲伤表达方式等方面要尊重护理对象及家属的风俗习惯。例如，应对信仰伊斯兰教护理对象的尸体进行特殊的沐浴。

（五）注意价值观念的差异

不同民族和文化背景下，产生不同的生活方式、信仰、价值观念，护士应注意不同文化背景的护理对象的价值观念差异。例如，在道德观念上，中国人主张孝道，对住院的老年人往往照顾得无微不至，为了尽孝，包揽了所有生活护理，却使得老年人丧失了自我、自立，作为护士仍应顺应老年人及其家属的价值观念，满足他们的自尊心和愿望。

（六）寻找支持系统

家庭是护理对象的一个重要的支持系统，因此护士应了解护理对象的家庭结构、家庭功能、亲子关系、教育方式等情况，利用家庭系统的力量预防文化休克。例如，在住院儿童的护理中，可充分利用父母的爱心和责任心，依靠他们帮助住院儿童克服孤独感，表达感情和困难，进而解决问题。

（七）重视护理对象的心理体验

不同文化背景的人对同一个问题有不同的理解，护士不能因为护理对象使用了与护士不同的文化模式来解释事情的发生及健康问题就认为护理对象荒唐、可笑，而取笑护理对象，甚至认为护理对象不可理喻而不理睬。例如，一个人身体不适，他认为是死亡的亲人灵魂附身，此时护士要根据护理对象的年龄、知识结构等文化背景与护理对象沟通，了解护理对象的心理与行为。

总之，文化是一定历史、地域、经济、社会和政治的综合反映。不同民族、不同文化背景产生不同的行为规范，导致不同的社会发展。护理学是一门边缘、交叉学科，是以社会科学、自然科学等多领域的知识为理论基础的综合性应用科学。随着社会发展，护理学已逐步形成以人为中心，研究自然、社会、文化教育和心理等多种因素对人的健康的影响，从而进行整体护理的学科。作为护士，既要有责任感、同情心，更要注重护理对象的文化背景、工作性质、生活习惯、宗教信仰等多元文化的因素，增加人文知识和文化素养，将护理工作与护理对象及其文化背景密切结合，提供适合护理对象文化需求的高效益的护理。

思考与练习

1. 什么是硬文化和软文化？
2. 文化背景对护理有何影响？
3. 什么是文化休克？文化休克的过程分为哪几期？
4. 跨文化护理理论的基本内容和目标是什么？
5. 如何运用所学的文化护理理论帮助患者度过文化休克期。

（杨　瑞）

第五章　护患关系与沟通交流

学习目标

掌握：

1. 护理对象、护患关系、有效沟通、治疗性沟通等概念。
2. 患者角色的基本特征。
3. 护患关系的基本内容及基本模式。
4. 沟通的概念及沟通过程的基本要素。
5. 语言性沟通交流与非语言性沟通交流的技巧。

熟悉：

1. 患者角色行为缺如、患者角色行为冲突、患者角色行为消退、患者角色行为强化、患者角色行为异常。
2. 患者角色适应上常见的心理反应。
3. 影响沟通交流的因素。
4. 指导患者适应角色并与患者建立良好的护患关系。

了解：

1. 患者的权利和义务。
2. 沟通的层次。
3. 与特殊患者沟通的要点。

护理工作是护士和患者的一种互动过程，在此过程中，护士与患者长时间的接触，可以帮助患者维持健康、促进健康、恢复健康。护患双方在社会文化背景、社会地位及人格特征等方面的不同，在很大程度上影响了双方的沟通与交流。为了使护理工作能够顺利开展，护理人员必须了解护士与患者的角色，了解沟通的理论并掌握沟通的技巧，建立良好的护患关系，给患者必要的帮助，以利于患者全面康复。

第一节　患者角色

一、基本概念

1. 患者(patient)　过去通常是指患有病痛的人。在英语中它由忍耐(patience)一词变化而来，也就是说，患者是忍受着疾病痛苦的人。现在国外文献中常用 client(护理对象)代替患者，这意味着护理对象不仅仅是患有疾病的人，还包括享有保健服务的人。值得注意的是，并非所有患病的人都会去寻求医护帮助而成为“患者”，也非所有寻求帮助的人都一定是遭受疾病痛苦的人。

2. 护理对象（object of nursing） 护理对象不仅仅是患有疾病的人，而且还包括应该享有保健服务的全体人群，即护理的护理对象由健康人、正在寻求治疗的人以及治疗中的患者三部分组成。

二、患者角色的特征

每个人患病后都会从不同的社会角色进入患者角色。患者角色是社会对一个人患病时的权利、义务和行为所做的规范。

1. 患者可以免除或部分免除正常的社会责任 患者可从其正常时所扮演的社会角色中解脱出来，如不能期望患者做平常所做的工作，或履行他们做父母、丈夫或妻子的职责。患者角色能力的减弱或免除应根据疾病的性质和严重程度，患者的责任心以及患者在支持系统中所获得的帮助等决定，此时医生的诊断是患者角色合法的证明。

2. 患者对其陷入疾病状态没有责任 患病是个体无法控制的，是不以人的意志为转移的，人对其生病的状态是无能为力的。患者需要受到照顾，也有权利获得帮助，应尽可能使他们早日康复。

3. 患者有恢复健康的义务 生病不符合社会的愿望和利益，社会要求每一个患者都要主动恢复健康并承担应尽的责任。疾病常给人带来痛苦、不适甚至是死亡，所以大多数患者都期望早日恢复健康，并为之努力，如配合治疗、进行适当的锻炼等。然而，由于患者角色具有一定的“特权”，有的人因此安于患者角色，甚至出现角色依赖等。护士的职责是全面了解患者的情况，并从各方面做好工作，帮助患者早日脱离患者角色。

4. 患者主动寻求他人的帮助 任何个体在试图恢复健康的过程中都会主动寻求帮助，这些帮助包括患者从医护人员那里获得的专业知识和技术上的帮助，从家属或朋友那里获得的情感上的支持，如按照医务人员的要求服药、休息和配合治疗等。任何人一旦生病都会产生较强的合作欲望，希望通过与医护人员、其他患者以及家属的合作，为自己创造一个有利于身心健康的人际气氛，帮助自己尽快恢复健康。

三、患者角色适应上常见的行为改变

在现实生活中，实际角色与期望角色常有一定的差距，人们期望患者的言行完全符合患者角色的要求。但患者角色并非患病后就可进入，实践表明：当人们从生病前的常态向患者角色转化或病后向常态的转变，都有一个角色适应的过程。如果适应不良，往往可导致行为上的障碍，且进一步影响健康和生活。患者角色的适应不良有以下五种类型。

（一）患者角色行为缺如

患者角色行为缺如指没有进入患者角色，不愿意承认自己是患者，这是一种心理防御的表现。虽然医生有明确诊断，但本人否认自己有病，不愿意或未意识到自己是患者。主要表现为“我没有病”或“我得的不是不治之症”。从人的个性特点看，那些自信心较强认为有能力把握自己的人不愿扮演患者角色；当疾病将影响到就业、入学或婚姻等问题时，患者处在某种现实矛盾中不愿承担患者角色；有时患者自我感觉良好，认为医生的诊断有误，否认有病，采取等待观望的态度，或认为症状不严重无须治疗。其结果导致患者对疾病治疗采取观望态度，延误最佳的就诊和治疗时机。例如：患者张某拿到肝癌的诊断书时，表现为“不可能”，并到多家医院求诊，要求重新诊查。

（二）患者角色行为冲突

患者角色行为冲突主要发生于由常态下的社会角色转向患者角色时。因为病前角色所形成的心理过程、状态及个性特征和患者对某种需要的迫切要求等，强烈地干扰着患者对角色的适应，使患者产生心理冲突和行为矛盾。同一个体总是承担着多种社会角色，当患病需要其由社会角色转化为患者角色时，患者一时难以实现角色的适应；当某种非患者角色需要的强度超过求医治病的动机时，患者就出现心理冲突，如“我还要工作”，表现为焦虑不安，甚至痛苦，从而使病情加重，这是一种视疾病为挫折的心理表现。由于生活中复杂的原因，不同角色之间的矛盾和不平衡总是存在的，而患者这种生理或精神上的障碍，会使原先的矛盾和新的不适应更加突出，常陷入自身难以解决的境地。

例如：某中学毕业班的教师，因胃溃疡合并上消化道出血入院，在住院期间经常要求请假回学校为学生复习，有时怕医生不准假就偷偷离开医院，晚自习后才回医院。

（三）患者角色行为减退

已进入患者角色的患者，由于某种原因，又重新承担起本应免除的社会角色的责任而放弃患者角色，不顾病情而从事力所不能及的活动。主要表现为“我的病好了，我要出院了，我还有许多事情要做”，患者明知自己有病，却因为各种原因隐瞒自己的病情。

例如：患者李某在常规体检中发现自己有高血压，医生嘱咐其注意休息，但因单位正在选拔年轻干部，该患者怕影响自己的前途而隐瞒并且放弃治疗，同时更加忘我工作。

（四）患者角色行为强化

由于依赖性的加强和自信心的减弱，患者对自己的能力表示怀疑，对原来所承担的社会角色恐慌不安，安于已适应的患者角色的现状。或者，自觉病情严重程度超过了实际情况，小病大养。主要表现为“我的病还没好”，而过度依赖医护人员和家属照顾。另外，生病也使患者具有一些特权，免除了其原有的社会责任，表现为依赖性增强，对承担其他角色感到恐惧不安，希望继续扮演患者角色，以能逃避某些责任或继续享受某些特权。

例如：患者王某发生胫骨骨折，在康复阶段，患者对于各种功能锻炼表现出畏惧，对简单的锻炼都表现出“困难”“疼痛”等，日常的生活也很难自己完成，往往要求护士及家属的帮助。

（五）患者角色行为异常

患者受病痛折磨所感到的悲观、失望等不良心境常导致行为的异常，如质问医务人员的攻击性言行；悲观、抑郁、厌世甚至自杀等异常行为表现。

例如：患者刘某，肝癌晚期患者，对医护的操作总是感觉不满意，认为护理人员没有尽心、技术不佳，对医护人员缺乏应有的尊重甚至进行辱骂，有时会因一点小事而失声痛哭。

护士应关注患者的角色适应不良的现象，一方面要避免自身的言行对于角色转化可能产生的消极影响；另一方面要注意创造条件帮助患者恰当地进入患者角色，随着疾病的好转，又要使患者渐渐摆脱这种角色，从而逐步恢复他应承担的社会义务。

四、患者角色适应上常见的心理反应

人生病后，工作和生活程序都会被打乱，这种生活规律的破坏成为一种极为强烈的信号，冲击着患者的内心世界，再加上对病痛的体验，患者的注意力不仅会集中到病症上，还会影响心理状态，改变他对周围事物的感受和态度。患者最常见的心理反应有以下几种。

（一）焦虑与恐惧

焦虑是一种防御反应。当人对涉及本身权益的事物失去了控制能力时，恐惧与焦虑都是对危险的恰当反应。在恐惧的情况下，危险是显而易见和客观外在的；而在焦虑的情况下，危险则是隐而不露和主观内在的。

焦虑和恐惧的心理状态很复杂。患者的焦虑可来源于多个方面，如医院的陌生环境、对疾病诊断和治疗的未知、家庭的经济负担、事业问题等。焦虑表现为情绪紧张、易激惹等身体不适，继而通过各种心理防卫机制出现不同的表现。焦虑的表现程度因人而异，有轻、中、重和极重四种情况，一般轻度焦虑对患者影响不大，而中、重度焦虑对患者产生很大的精神和心理压力，并伴有相应的行为表现。患者入院后也常有恐惧心理，尤其是要做大手术的患者、临产的初产妇、严重出血、被确诊为癌症的患者以及儿童更易产生恐惧心理。

例如：患者李某，男，55 岁，干部。近日因大便带血、进行性消瘦入院检查。患者在入院后进行各项检查期间吸烟量增加，每日 2 包，且经常到护理站询问化验、检查结果，晚间经常失眠。

（二）依赖性增强

患者表现为行为幼稚，被动性加重。由于患病后受到亲人及周围人额外的照顾，成为人们关心和帮助的中心，所以常会有意无意地变得软弱无力，依赖性增加，本来大胆活泼的人，会变得小心翼翼，畏缩不前，并出现自信心下降，即使自己能做的事情，也怕难以胜任而不愿去做。有些老成持重的人也因疾病而表现出幼稚可笑的行为。

（三）自尊心增强

根据马斯洛的人类基本需要层次学说，每个人都有自尊的需要。当患病后其他需要的满足出现障碍时，其自尊感会比平时更加强烈。患者一方面要求别人对自己加倍地关心，并感到理应受到别人的关怀和照顾，而另一方面又拒绝别人的关照，认为别人的关照意味着自己的“无能”。所以，护士说话时语气过重或过分要求患者，都会伤害到患者的自尊心。

（四）猜疑心加重

患者变得对周围的人和事物特别敏感，尤其是慢性病患者和诊断不明确的患者表现更为突出。患者既想了解与疾病有关的信息，又常常对所听到的解释持怀疑态度，甚至曲解别人说话的意思。当看到别人在低声私语，会认为是在议论自己的疾病；对医生查房时所说的话更是反复思考；疑心医生的诊断有误、治疗不恰当等。有猜疑心理的患者既不相信别人，又会向别人询问许多问题，他们内心有巨大的恐惧，因此不得不保持警觉状态。

（五）主观感觉异常

患者对周围的声、光、温度及自身的症状都特别的敏感，有时会过分注意躯体的变化，如心跳正常却觉得心慌，胃肠活动正常也认为是消化不良；患者对环境也比较挑剔，经常指责，如责怪病房条件不好，环境不清洁，医院饮食不好，等等。

（六）易冲动和愤怒

在临床上常见到患者情绪不稳定，遇事易激动，对一些轻微的刺激也异常敏感，与家人、病友甚至医护人员发生冲突。慢性病患者常因疾病缠身而变得怨恨、冷漠、脾气暴躁、难以控制自己的情绪；行为上可表现为情感退化、易于动怒，容易悲伤和落泪。

例如：患者王某，女，48 岁。因轻度进食哽噎感，消瘦 1 月余入院检查，医生怀疑为食管肿物。为确诊，医生准备对其进行食管镜检查，当护士通知该患者去做检查时，患者大声说："我说不去就不去，做食管镜肯定特别难受，你们别再叫我去了。"

（七）孤独感增加

患者患病后离开自己熟悉的环境，这本身就使患者感到寂寞、孤独。住院后各种信息减少，对亲人和朋友的需求得不到满足，每天与医护人员又很少接触和沟通，夜深人静时再不能很好地入睡，这时孤独感往往就会更加突出。因此，患者住院期间常常盼望着有亲人、朋友来探望，以减轻自己的孤独感。这种孤独感，常使患者产生不安全感和对疾病的担忧，因而更增加了患者的焦虑与恐惧。

（八）习惯性心理

病愈后人的心理活动并不能马上适应客观环境的变化，其间需要有一定的过渡阶段，这是人的习惯性心理造成的，如演员演完戏后仍处于角色状态，需要一段时间的心理调整。患者开始患病后也往往不可能立刻从心理上接受患病的事实，很可能否认自己有病，怀疑是医生搞错了；当病情好转后又认为自己没有完全恢复，需要进一步观察和治疗，担心回家会使自己病情恶化，不能立刻丢掉患者的角色，总希望有人照顾。

五、影响患者角色适应的因素

（一）疾病的性质和严重程度

疾病的类型对患者来说极为重要，预后和预期病程是患者关注的附加因素，如患者察觉到自己的病情严重或影响到个人的生活质量时，会立即寻求医护人员的帮助，并容易适应患者的角色，使自己的角色与行为相吻合。

（二）症状的可见性

症状可见与否影响着患者的就医与角色适应。人们通常容易因一些症状明显的疾病如外伤、大出血就医，并很快进入患者角色，对不显著的症状如食欲减退、消化不良等则表现为不关心和不重视，而且不易进入患者角色。

（三）患者的社会特征

年龄、性别、性格、文化程度、生活习惯、工作性质、家庭经济状况等因素都影响患者角色的适应。另外，患者与家属、同事、病友、医护人员之间的关系也影响着患者角色的适应。

（四）医院的规章制度

为了不断提高医疗质量和护理水平，保证医疗护理工作的顺利进行，为患者能得到良好的医疗和护理提供条件，医院根据各自的具体情况，制定出必要的规章制度，这对患者有一种约束感而容易产生一定的影响。患者首先感到不能按照自己的意愿行事、不能广泛接触外界等，这些都影响着患者角色的适应。

六、指导患者适应角色的护理措施

患者在住院期间，护士与患者接触的时间最多。护士规范的行为、良好的心理素质、渊博的知识、熟练的技术会让患者有亲切感、信任感和安全感，从而加速患者对角色的适应。护士是患者角色适应的主要指导者，可以对患者角色的适应做如下指导。

1. 常规指导　在患者初次住院时，向其介绍医院的环境、制度、注意事项等。同时，向患者做自我介绍，介绍有关的医务人员和同室病友，可以消除其陌生感和恐惧感，树立在医院环境中进入患者角色的自信心。

2. 随时指导　患者在住院治疗期间随时可能出现问题。如面临特殊检查，大多数患者表现出不安、焦虑和恐惧，护士应仔细观察并掌握准确信息，及时给予指导。

3. 情感指导　有些长期住院、伤残及失去工作能力的患者，容易灰心，甚至产生轻生的念头，护士应经常与患者进行沟通交流，做到及时了解患者情感的变化，并给予帮助，使其在心理上达到新的平衡。

七、患者的权利与义务

任何角色都有其特定的权利和义务，护士应尊重患者的权利，维护其利益。

（一）患者的权利

1. 有免除一定社会责任和义务的权利　患者有权根据疾病的性质、病情的严重程度，要求免除或部分免除正常的社会角色所应承担的责任与义务。

2. 有享受平等医疗、护理、保健的权利　享受健康是每个人的基本权利，当人的健康受到威胁时，有权利寻求并接受治疗和护理。患者在社会中无论其地位、职务、经济状况有多大差别，他们享受医疗、护理、保健的权利是平等的，医护人员应尊重患者的这一权利，给予平等的服务。

3. 有知情同意的权利　患者有了解与自己疾病相关的所有信息的权利，包括疾病的诊断、检查、治疗、护理、预后等，并有权在知情的基础上，对治疗、护理等做出接受或拒绝的决定。医护人员应尽可能向患者提供有关信息，在患者接受各种治疗护理前，给予充分的说明，包括目的、注意事项、可能出现的问题、应选择的方法等。当患者拒绝时，应向患者说明拒绝治疗护理可能对生命和健康造成的威胁。对于可能会影响患者康复信心的诊断结果，根据患者的具体情况，应采取适当的保护性医疗措施，可将有关情况告知患者的重要亲属。

4. 有隐私保密的权利　患者有权要求医护人员对其在治疗、护理过程中涉及的个人隐私和生理缺陷等问题进行保密。护士在与患者的沟通中，可能经常涉及一些患者的个人隐私或重要的事情，护士要尊重患者的尊严和隐私，不与其他人谈论这些事情。

5. 有监督的权利　患者有监督医院工作、对医疗和护理措施提出意见的权利。如果患者的合理要求得不到满足，或是由于医疗护理不当而受到损害时，患者有权向有关部门投诉，以获得应有的权利。

6. 有自由选择的权利　患者有权根据医疗条件、自己的经济状况等自由选择医院、医生、护士、医疗和护理方案。在医疗与护理中，有权征求其他医护人员的意见。

（二）患者的义务

权利和义务是相对的，患者在享受上述权利时，也应承担起应尽的义务。

1. 有及时寻求医护帮助的义务　因为一个人的健康与社会其他人员的健康有密切联系，所以患者对社会负有健康的责任，应积极地接受治疗和护理，寻求自身的最佳健康状态，减轻社会负担。

2. 有积极配合医护活动的义务　患者应配合医生、护士工作，接受医疗和护理措施。

3. 有按时按数缴纳医疗费用的义务　患者在接受医疗保健服务时，要消耗资源，包括医疗保健人员的人力投入，药品和物资等，因此患者应按时按数缴纳费用。

4. 有尊重医疗保健人员的义务　医疗保健服务人员是为人的健康服务的，患者应尊重其人格与劳动。若他们的工作有缺点和失误，患者及家属应按正常途径提出，而不能侮辱其人格或侵犯其人身安全。

5. 有遵守医院规章制度和提出改进意见的义务　医院的各项规章制度，是稳定医院正常秩序，提高医疗护理质量的有力措施，具有规范医护人员和患者行为的作用。患者只有遵守医院的规章制度，才能保证有良好的治疗环境，早日恢复健康。

患者的权利和义务不是绝对的，而是相对的、有条件的。它受到社会发展水平、经济状况、社会思想、道德观念、医疗技术水平以及社会卫生保健状况等多种条件的影响。

第二节　护患关系

人际关系（interpersonal relationship）是指人与人通过交往而产生的心理上的关系，是人们在心理上的亲疏远近距离。人际关系反映了个人或群体在寻求满足社会心理需要、事业需要、生活需要的心理状态。人际关系的变化和发展，取决于人们在交往过程中心理需要的满足程度,因而人际关系带有一定的感情色彩。

护患关系(nurse-patient relationship)是在特定条件下,通过医疗、护理等活动与患者建立起来的一种特殊的人际关系。这种关系的实质是帮助与被帮助的关系,即护士与患者通过特定的护理服务与接受护理服务而形成的专业性的人际关系,是医疗服务领域的一项重要的人际关系。

和谐的人际关系是良好的护理人员人际关系的核心并影响其他人际关系。护患关系是组成护理人员人际关系的主体,也是护理人员所面临的诸多人际关系中最重要的关系。在护理实践中,护患关系关系到护理效果,因此,护理人员应处理好这种关系。

一、护患关系的性质

护患关系是护士职业生活中最常见的人际关系,是护士与患者之间的一种帮助与被帮助关系、治疗性的工作关系和专业性的互动关系,其实质就是满足患者需要。护患关系除了具有一般人际关系的特点外,还具有专业性人际关系的性质与特点。广义的护患关系是指护士与患者及其家属、陪护、监护人的关系。狭义的护患关系是指护士与患者之间的关系。

(一)帮助系统与被帮助系统的关系

护患之间通过提供帮助与寻求帮助形成特殊的人际关系,是帮助者与被帮助者之间的关系,有时还是两个系统之间的关系。护患关系的建立是在患者的基本需要无法得到满足时才会产生的。帮助系统包括医生、护士、辅诊人员以及医院的行政管理人员等;被帮助系统包括患者,患者家属、亲友和同事等。帮助系统的作用是为患者提供服务,履行帮助职责,而被帮助系统则是寻求帮助,希望满足帮助系统的需求。在护患关系中,作为帮助者的护士始终处于主导地位,这就意味着护士的一言一行非常重要,其态度、责任心等都会影响患者对护理质量的整体评价。

(二)治疗性的工作关系

治疗性关系是护患关系职业行为的表现,是一种有目标、需要认真促成和谨慎执行的关系,是护士职业的要求,带有一定的强制性。不管护士是否愿意,也不管患者的身份、职业和素质如何,护士作为一名帮助者,有责任使护理工作起到积极的治疗作用,使护患关系成为一种治疗性的关系。良好的治疗性关系能有效地减轻或消除疾病、环境和诊疗过程中对患者形成的压力,有利于疾病的康复。

(三)专业性的互动关系

护患关系是建立在护士和患者互动的基础上的,护患双方都有各自的经历、情感、价值观、对疾病与健康的看法等,这些都会影响双方相互间的期望与感受,进而影响彼此间的沟通,影响护理效果。护理人员的素质、专业知识、技术水平等会影响护患关系的建立。文化传递的过程是人际互动的过程,没有人们彼此间的社会性交往,则不能产生共同的认识。护患之间要达成健康知识的共识,就是一个专业性的互动关系。

二、护患关系的特点

(一)护患关系是一种特殊的人际关系

护患关系是以增强健康、预防疾病、促进康复、减轻痛苦为目的,以护士为主导和以患者为中心的人际关系。

1. 护患关系具有法律意义　医护人员在患者住院后要为其提供诊治的空间、设备和技术,医务人员按照医院的各项规章制度和行业法规为患者诊断、治疗,这是医院以及医务人员的职责和义务。此时,患者与医院及医务人员之间建立的是具有法律意义的人际关系,其具有法律效力,并产生一定法律后果。即,从某种意义上讲,护士为患者进行护理时也承担了一定的法律风险。

2. 护患关系是一种依存关系　患者在求医的过程中与医院及医务人员建立的是一种供需关系。医生与护士在为患者提供治疗与护理的同时,患者给医务人员提供了一次将理论付诸实践的机会。从社会学和经济学角度上讲,护患关系是一种相互依存的关系,没有患者就没有护士。

(二)护患之间信息不对称

在护患关系中,护士具有专业知识与技能信息,而患者由于知识的局限,自觉依赖于护士、主动寻求帮助与照料,这就形成了两者之间信息的不对称。患者会十分留意医护人员的言谈话语,将自己不理解或认为不好的信息与自己相联系而引起猜疑。

(三)护士在护患关系中具有主导作用

由于护患关系中存在的信息不对称,护士是对患者产生影响的一方,患者是被动的一方,处于接受和配合状态,是被影响者。护士通过专业知识与技能为患者提供服务与指导。

三、护患关系的原则

(一)移情原则

护士对待患者要用同理心,而不是同情心。所谓同理心,用一句简单的话说,就是站在别人的立场来考虑问题。例如:在护理患癌症晚期剧烈疼痛的患者时,护士应该感受到患者的身心痛苦,不仅为患者用药物缓解疼痛,还要通过语言和行为对患者进行心理安慰。

(二)保密原则

任何时候都要注意为患者保密。患者的信息只能和治疗小组成员分享讨论,对其他人不管是患者的父母还是配偶,没有得到患者同意,一概不能说。当然,未成年人的信息是可以跟监护人讨论的。所以要注意,千万不要在公共场合谈论患者,也不能和其他的患者讨论某个患者的情况。

（三）诚实原则

诚实是做人的最基本原则，对待患者更应该诚实。所以在工作中任何时候都要如实地给患者提供相关信息。不但对待成年人要诚实，对待未成年人一样要诚实。诚实的同时还要客观，把客观的事实情况告诉患者。例如，病情、诊断、治疗方式、药物、后果等。但如果家属不希望患者知道病情，怕加重患者的心理负担，医护人员则可以采取保护性医疗措施。例如：某患者患胃癌，家属希望不告知患者，医护人员在向家属如实交代病情的基础上，可向患者解释为“严重胃溃疡”以安抚患者的情绪。

（四）鼓励原则

要鼓励患者表达感觉，鼓励独立，鼓励任何进步，鼓励患者自己做出合适的选择等。鼓励是一个非常重要的措施，可以增加患者的自信和自尊。

（五）短暂性原则

患者结束治疗护理，护患关系也就终结了。尽管有的患者治愈出院后与护理人员继续保持往来甚至更密切的关系，但这已不是护患关系，而是另一种关系了。

四、护患关系的基本内容

从护患关系所涉及的领域分析，护患关系包括技术关系和非技术关系。

（一）技术关系

护患双方在进行一系列护理技术活动中所建立起来的行为关系。护患关系中，连接双方的纽带是医疗和护理。护理人员掌握着帮助患者恢复健康的知识和技能，满足患者的治疗性需要，这就构成了护患关系的基础。

在技术关系中，护理人员是拥有技术并将所掌握的技术服务于患者的人，故处于主动地位，而患者处于被动地位。当出现护患矛盾时，护理人员是矛盾的主要方面，对患者会产生直接的影响。

（二）非技术关系

非技术关系指护患双方由于受社会、心理、教育、经济等多种因素的影响，在实施医护技术过程中所形成的道德、利益、法律、价值等多种内容的关系。

1. 道德关系　道德关系是非技术性关系中最重要的内容。由于护患双方所处的地位、环境、利益、所受的教育及道德修养不同，因此，在护理过程中很容易对一些问题在理解上产生各种矛盾。护患双方为了协调矛盾都应按照一定的道德规范来约束自身的行为，尊重对方。护理人员更应遵守道德规范，维护患者利益。

2. 利益关系　利益关系指护患双方发生的物质和精神方面的利益关系。护理人员的利益表现为付出劳动后得到的工资、奖金等物质利益，以及由于患者康复而得到精神上的满足与欣慰；患者的利益表现在付出一定的费用之后得到了合理的治疗与护理，解除了病痛，恢复了健康，求得了生存。在我国，护患双方的利益关系是一种在公正条件下的平等、互助的人际关系。这种平等表现在对所有的患者都热情服务，一视同仁，不以貌取人，不搞等价交换，不利用工作之便谋私利等。强调护理人员的物质利益是由国家或集体以工资形式提供的，决不能从患者身上另外索取。

3. 法律关系　法律关系是指护患双方在护理活动中各自的行动和权益都受到法律的约束和保护，在国家法律范围内行使各自的权利和义务，侵犯了患者和护理人员的正当权利都是法律所不容的。护患双方的这种法律关系是国家保护每个公民正当权益的体现，也是社会文明进步的具体表现。在依法治国的社会主义国家，护患双方都要认真学法、懂法、守法，学会用法律武器保护自己的正当权益。

4. 价值关系　价值关系是指护患双方的相互影响和相互作用都体现了为实现人生价值所做出的努力。护理人员在自己的职业服务中，运用所学的知识和技术为患者提供优良的服务，使患者重获健康，实现了崇高的人生社会价值；而患者在恢复健康，重返工作岗位后，对社会所做的贡献中也包含了护理人员的奉献，同样实现了个人的社会价值。

在护理活动中，技术与非技术两个方面是相互依赖、相互影响、相互作用的。例如，非技术方面交往的成功有利于护理人员对病史的收集，增进患者对治疗、护理的依从性，从而有利于技术方面的交往；而另一方面，技术方面交往的失败，如护理人员打错针、发错药，也会损害非技术方面的交往。所以，两个方面的交往和相互作用对于建立良好的护患关系都是十分重要的。

五、护患关系的基本模式

1976年，美国学者萨斯(Szasy)和霍兰德(Hollander)提出的三种医患关系模式，也同样适用于护患关系。

（一）主动—被动型模式

主动—被动型模式(activity-passivity model)是传统的护患关系模式，又称纯护理型。护士在对患者的护理过程中，处于主动的主导地位，而患者处于完全被动的、接受的从属地位。对患者的所有护理活动，只要护士认为有必要，无须经患者同意，患者只有完全服从护士的决定，而不会提出任何异议。这种模式的特征是“我为患者做什么”。该模式适用于婴幼儿、昏迷、休克、危重、智力低下及某些精神病患者。因为他们没有表达独立意志的可能性，不可能和护理人员进行信息交流，需要护理人员发挥积极能动作用。这种模式的最大缺陷是过分强调了护理人员的权威，而忽略了患者的主观能动作用，因而不能取得患者的默契配合，严重时会影响护理效果。所以对意识清楚、正常的护理对象不提倡采用这种模式。

（二）指导—合作型模式

指导—合作型模式(guidance-cooperation model)又称指引型，是一种一方指导、另一方有限度合作的模式，护患双方在护理活动中都具有主动性。护士决定护理方案、护理措施，并指导患者如何缓解症状、促进康复；而患者则尊重护士的决定并主动配合，主动提供与自己疾病有关的信息，如诉说病情，反映治疗情况，配合各种护理措施等。这种模式的特征是“告诉患者做什么”。该模式适用于病情较重但神志清醒的患者，此时患者积极合作，希望在护士的指导下,发挥自己的主观能动性,这样有利于改善护理效果。

(三) 共同参与型模式

共同参与型模式(mutual-participation model)又称自护型,是一种以平等关系为基础的护患关系,在护理过程中,患者的意见和认识是有价值的,护患双方有同等的主动性和权利,共同参与护理措施的决策与实施。在这种模式下,患者不是被动地接受护理,而是积极主动地参与自己的治疗护理。护士能尊重患者的权利,与患者共同商定有关护理措施,体现了护患之间的双向作用。这种模式的特征是“和患者商量做什么”。该模式适用于慢性疾病和受过良好教育的患者,他们对自己的健康状况有充分的了解,把自己看成是战胜疾病的主体,有强烈的参与意识。共同参与的意图是要发挥患者的主动精神,使患者更好地树立战胜疾病的信心。这种模式的护患关系是双向的,把患者的意见看成是完善护理工作的组成部分,患者在治疗护理中获得了某种权利,人格得到了尊重,积极性得到了充分的发挥,这样有利于建立良好的护患关系,提高护理质量。

例如:患者王某,因车祸致颅脑外伤入院。入院后行颅脑手术,术后收入脑外科重症监护病房。患者回病房后,处于昏迷状态,此时护理人员根据医嘱和护理评估结果对患者进行各种治疗和护理。术后第3天,患者清醒,护理人员与患者进行沟通。患者可以向护士诉说自己的感受,对治疗的意见,同时在护士进行各种护理操作,如注射、换药、测体温时给予配合。随着病情的好转,患者需要进行康复训练,护士根据病情和患者讨论康复训练计划,并帮助患者完成一系列护理措施和康复练习,如基本的生活护理、服药、上肢精细动作的练习等。

六、护患关系的建立过程

(一) 开始期

开始期是护士和患者初次接触的第一期,由不相识到互相了解,也可称为相互了解期。此期的主要任务是建立信任感和确认患者的需要。护士在查阅资料或询问有关人员了解到患者信息的情况下,以真诚的态度,向患者介绍自己,解释自己所负责的护理工作,建立一个有助于增进患者自尊的环境,以取得患者的信任。护士还需收集患者的健康资料,准确找出患者的健康问题即未满足的需求,并鼓励患者积极参与。

(二) 工作期

工作期是护士与患者相处的第二期,这一阶段护士将完成各项护理工作,患者将接受治疗与护理,双方密切配合,也称相互合作期。此期的主要任务是在彼此信任的基础上,帮助患者解决已确认的健康问题,满足其需要。护士通过制订护理计划、实施护理措施来达到既定的护理目标。在这过程中,护士应尽可能与患者商讨,鼓励他们积极参与,以增进其自主性,减少对护士的依赖。

(三) 结束期

患者病情好转,治疗与护理达到预期效果,护患关系进入第三期结束阶段,也称关系结束期。此期的主要任务是成功地结束关系。在此期到来之前,护士应了解可能出现的问题,拟定解决方案,并征求患者的意见,以便今后改进工作。护士还应了解患者对结束彼此关系的感受,回顾双方所做的努力和达到的预期目标,以减轻失落感。

例如:患者李某,男性,入院诊断为支气管肺癌。护士长决定由张护士担任该患者的责任护士。张护士仔细阅读该患者的病历,知道该患者姓李,是一位 48 岁的工人,因咳嗽、咳痰伴胸痛由门诊收入院。了解初步情况后,张护士到病房与患者见面交谈。在第一次交谈中,张护士和蔼可亲的态度及得体的谈吐给患者留下了良好的印象。张护士也从交谈中了解到患者家庭的不幸,妻子一年前遭遇车祸身亡,女儿刚从技校毕业尚未找到工作。交谈中张护士还了解到患者有吸烟嗜好,且烟瘾很大,一天要吸两包烟。张护士根据患者的病情及沟通中了解到的情况确定了护理目标,制订了护理计划。其中列入了对患者进行吸烟危害性的健康宣教,并帮助患者制订了术前的戒烟计划。所定的护理措施得到了患者及其女儿的理解和支持。手术进行得很成功,患者逐渐康复。当患者病情好转即将出院时,患者及家属都对张护士的护理表示满意。张护士向患者交代了出院后的注意事项,患者表示出院后一定遵守,并再次向张护士表示谢意后告别医护人员。

七、建立良好护患关系对护士的要求

处于主导地位的护士对护患关系向良好方向发展起着重要的作用。

(一) 良好健康的生活方式

护士是健康的典范,应保持良好的身心状态,如采用适当的饮食来维持适当的体重;通过适当的运动和休息来维持机体内外环境的平衡;维持应激情况下正常的生理、心理反应等。护士良好的身体和心理素质,会直接影响患者的心理,患者会注意到护士的言行举止,在饮食、运动等方面效仿护士并听取她们的建议。

(二) 良好的情绪

护士应注意自己的感觉和情绪反应,并注意调整,避免不良情绪对患者的影响,否则会干扰专业性治疗关系的建立。

(三) 丰富的知识

护士除加强专业知识和技能的学习之外,还应不断学习有关社会人文学科的知识,如文学、艺术、心理、管理、教育等,利用一切学习机会来更新自己的知识结构,不断提高自己的专业水准。这种学习不能仅限于就学期间,还应贯穿于整个职业生涯中。这是个人成长过程中不可缺少的部分,也是献身于护理专业的一种表现。

(四) 真诚的态度和适当的移情

美国心理学家罗杰斯说过:没有一个人能够完全达到真诚的境界,但是,身为一个治疗者,越能以接受的态度去听正发生在他人身上的事,越能勇敢地承担自己复杂的感觉,则他的真诚度也就越高。因此,在与患者接触时,护士真诚的态度会使患者感觉到温暖和得到支持,愿意接受护士的帮助。移情是人际交往中人们彼此间情绪、情感相互交流的替代性体验。在护理患者时，护士应尽量体会患者的感受，了解患者的经验。只有这样，才会增加护患之间的了解，促进护患关系的良好发展和患者的康复。

（五）掌握与患者沟通的技巧

护士在护理患者时首先要遇到的问题是如何与患者沟通。要达到良好的沟通，以获取满意的护理效果，护士应掌握良好的沟通技巧。

第三节　护患沟通

一、沟通的概念

沟通（communication）是信息的交流，是一项活动，是一门科学。对沟通的定义，学者们有不同的观点，概括有以下几种："沟通包含人与人之间相互影响的全过程"，强调是传者对受者施加影响的行为；"沟通即用言语进行思想交流"，强调沟通是双向的活动；"在沟通时，是努力想同谁确立共同的东西，即共享信息、思想、态度"，强调沟通是传者与受者对信息的分享；"沟通即通过大众传播和人际沟通的主要媒介所进行的符号传送"，强调沟通是符号或信息的流动。

（一）沟通

沟通指信息发送者遵循一系列共同规则，凭借一定媒介将信息发给信息接受者，并通过反馈以达到理解的过程。通过沟通，人们与周围的社会环境相联系，社会也由于人与人之间的相互沟通形成各种关系，在思想、情感和行为上相互影响。

（二）有效沟通

有效沟通（effective communication）指信息的接受者收到的信息正是信息发出者所要表达的意思。有效沟通不仅是建立良好护患关系的前提，也是护士与其他医务人员，如医生、营养师、医技人员等之间顺利开展工作的基础。因此，对护士来说，学习沟通交流的知识和技巧对建立良好的人际关系及提高护理质量有着十分重要的意义。

（三）治疗性沟通

治疗性沟通（therapeutic communication）指一般性沟通在护理实践中的具体应用，其目的是帮助患者进行身心调适，为患者提供健康服务，满足患者的需求。"人是一个整体，是一个开放系统"等理论、概念的发展，使我们感到沟通对人、对生活的影响是广泛而深入的，特别是在护理工作中，护理对象是人，评估、诊断、计划、实施、评价都需要沟通，护士的每一个沟通行为都对患者产生影响。因此，有意识地应用沟通交流技巧有助于建立良好的护患关系，提高护理质量。

在治疗性沟通中提问具有重要的作用。提问的有效性将决定收集资料的有效性，也就决定了是否能达到有效的治疗性沟通。提问的方式包括封闭式提问和开放式提问。

1. 封闭式提问　封闭式提问是一种将患者的应答限制在特定的范围之内的提问，患者回答问题的选择性很小，甚至只要求回答"是"或"不是"。如"您头痛吗"、"您昨晚睡了几个小时"。

这种提问方式的优点是：患者能直接坦率地回答问题，提问者能在短时间内获得大量信息。

2. 开放式提问　开放式提问是一种问题范围较广的提问，不限制患者的回答，可引导其开阔思路，鼓励其说出自己的观点、意见、想法和感受。如"您对检查有什么想法"、"您需要我们的帮助吗"。

这种提问方式的优点是：① 没有暗示性，利于患者发泄和表达情感，诉说真实情况；② 患者自己选择讲话的方式及内容，有较多的主动权；③ 提问者可获得有关患者较多的信息。

在治疗性沟通中交替使用两种提问方式可以帮助护理人员收集信息和核实信息。

二、沟通交流过程的基本要素

一个完整的沟通过程是由下列6个基本要素构成的。

（一）引发沟通的背景

引发沟通的背景是指沟通发生的场所、环境及事物，是引发沟通的"条件"，是沟通过程中的重要因素。这些客观环境、事物、现象等反映在沟通者的大脑中，刺激其产生沟通的需要和愿望，这种愿望和需要可能是清晰的，也可能是模糊的。客观存在的刺激是产生沟通的前提和依据。信息的产生受沟通者的经验、对环境的适应及对未来的预期等因素影响，相同的信息在不同的背景下有着不同的意义，脱离背景来理解沟通内容常常会产生误解。

（二）信息的发出者

信息的发出者是指发出信息的人，是沟通的主动方，也称信息的来源，可以是个人、群体、组织、国家。当信息发出者有沟通的愿望和需要时，就将自己所受到的客观事物的刺激及对刺激的反应用对方能理解的形式表达出来，如语言、文字、表情等。表达意思的方法受个人的生活背景、价值观念、知识水平、推断能力和沟通技巧等因素影响，不同人对同一个意思的表达方法会相距甚远。

（三）信息

信息是指能够传递并能被接受者的感觉器官所接受的刺激，即信息发出者希望传达的观点、思想、感情和意见等。信息是沟通的灵魂，是沟通活动得以进行的最基本的因素。信息主要由信息代码、信息内容和信息处理3方面组成。信息的种类是多样的，它可以是语言、文字、图画和音乐等。

（四）信息的传递途径

信息的传递途径是指信息传递所通过的渠道，是信息得以传递的手段和媒介，是联结发出者和接收者的桥梁。信息的传递必须是接受者所能接收到的，通常与感官通路相关，如视觉、嗅觉、味觉、听觉、触觉等。在信息传递过程中,沟通渠道的选择是非常重要的,如果沟通渠道超载或者沟通手段本身出现问题,都可能导致信息传递中断或失真。因此,有效的沟通离不开有效的信息传递途径。

在沟通交流中,信息发出者在传递信息时使用的途径越多,信息的接受者获得的信息越多,也就能更好地理解。美国护理专家罗杰斯 1986 年的研究表明,一个人对单纯听过的内容能记住 5%,对见到的内容能记住 30%,对讨论过的内容能记住 50%,对亲自做过的事情能记住 75%,对教给别人做的事情能记住 90% ,这个研究结果给了我们深刻的启示。护士在与患者的沟通交流中,应努力使用多种传递途径使患者有效地接收信息,从而达到促进身心健康的目的。

(五)信息的接受者

信息的接受者是指接收信息的人,是沟通的被动方。经沟通渠道传递的信息需要信息接受者接受之后,才能达成共同的理解并形成有效的沟通。同样的信息因接受者的生活背景、价值观念、知识水平、推断能力和沟通技巧等因素的影响,会对所接收的信息有不同的理解。在成功的沟通中,信息接受者的反应与发出者的意愿正好相同。

(六)信息的反馈

信息的反馈是指信息接受者,把收到的信息经过判断、整理后,通过各种渠道传递给信息发出者,即信息接受者对信息发出者所做出的反应。假如沟通者传达的意图不能被接受者所理解,即沟通失败。所以护士在与患者沟通交流中,反馈是非常重要的,只有通过反馈,护士才能确认所发出的信息是否被患者准确理解。只有当发出的信息与接收的信息相同时,沟通才是有效的。一般情况下,面对面的沟通反馈相对直接迅速;通过辅助沟通手段进行的沟通,反馈环节易减弱。因此,在护理工作中应重视对患者的巡视,不能单纯依靠传呼、监护等设备观察和了解病情,要根据病情巡视病房,了解患者的病情和心理状态。沟通交流六要素见图 5-1。

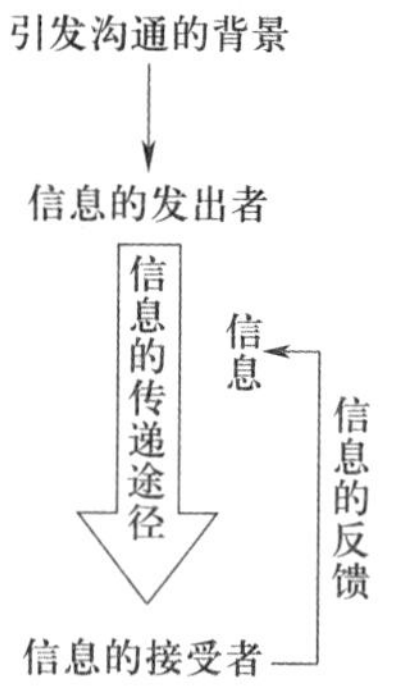

图 5－1　沟通六要素

三、沟通交流的层次

鲍威尔(Powell)将沟通交流分为 5 个层次,即一般性沟通、陈述事实的沟通、分享个人的想法、分享感觉和沟通的高峰。每个人都在和周围的人进行沟通,但沟通的密切程度是大不相同的,这 5 个层次反映沟通双方不同的关系及信任程度,信任感越强,其分享感觉的程度越高,反之,分享感觉的程度越低。

(一)一般性的沟通

一般性沟通属于一般礼节性社交应酬的开始语,是最低层次的沟通,在此层次的沟通中,一般会表达表面的、社交应酬的话题,如:“你好吗”“你吃饭了吗”等。

一般性沟通可作为开口语,有助于打开局面。它让人觉得有“安全感”,因为此时说话既不需要思考也不用担心说错话,又可以避免发生不希望出现的场面。所以,在沟通交流的初期使用一般性沟通,有助于建立护患之间的信任关系。但是护患沟通长时间停留在这个层次上,不利于患者表达出有意义的信息,要通过这一层次打开局面,进行更深层次的沟通。

(二)陈述事实的沟通

陈述事实的沟通是一种客观的说话方式,只罗列客观事实,不加入个人的意见和感情,不涉及人与人之间的关系,如"我的孩子在上高中""我今年 45 岁"等。这种层次的沟通双方尚未建立信任感,多采用陈述事实的方式,虽然不表示一个人愿意说出其真实的想法,但是对护理人员了解患者是非常重要的。当患者采取这种方式沟通时,护士应注意倾听,不要加以阻止,使其能够更多的表达信息。

(三)分享个人的想法

分享个人的想法是交流、分享个人想法和判断的沟通,当开始用这种方式沟通时,说明双方已建立了信任感。因为这种沟通方式必须是将自己的想法和判断表达出来,并希望能与对方分享,引起对方的认可、同情和理解。如在护患沟通中,患者可能会向护士提出对自己治疗上的某种要求和意见,这时,护士应耐心倾听,让患者充分表达出自己的想法,护理人员要表现出对患者的关心和理解。否则,患者会隐瞒自己的真实想法,不利于护士了解患者。

(四)分享感觉

分享感觉是沟通双方彼此不存在戒备心的层次。这个层次的沟通是在双方互相信任,彼此有安全感的基础上才会进行。此层次患者因为有信任感会很愿意说出自己的想法和看法,使彼此分享感觉。这时护士应表现出热情、真诚和坦率,善用移情理解患者,使其产生信任感和安全感,从而敞开心扉,愿意讲出心里话。

(五)沟通的高峰

沟通的高峰是沟通的最高层次,也是沟通交流最理想的境界,这种感觉是双方达到了一种完全一致性的状态。例如,不用对方说话就知道他的体验和感受。

在护患沟通交流中,可出现各种层次的沟通。关键是要让对方自如地选择他所希望采取的沟通方式,不要强求进入高层次。护理人员应该经常评价自己的沟通方式,避免因自己的行为不当而停留在表面的、无意义的沟通层次。

四、沟通交流的方式

沟通交流是一个过程,包括三部分主要内容,即信息的来源、交流渠道和信息对接受者所产生的作用。信息运用的正确与否关系到沟通的效果,信息可概括为两大类,即语言和非语言,因此沟通可分为语言性沟通和非语言性沟通。

（一）语言性沟通交流

语言是传递信息的第一载体，是人类文明的重要标志。语言是人类所特有的用来表达意思、交流思想和感情的工具，是一种特殊的社会现象，由语音、词汇和语法构成一定的系统。语言随着社会的产生而产生，随着社会的发展而发展。

语言性沟通交流是沟通者出于某种需要，运用有声语言或书面语言传递信息、表达社会活动。人与人之间的沟通，约有 35% 属于语言性沟通，语言受个人意识、教育程度、对语言的理解能力的影响。

在日常生活和工作中，虽然人们都会说话，但是如何把话说得恰到好处，使语言沟通更好地发挥作用，使自己说的话更有效，为他人所接受，达到沟通的目的，这里是需要说话技巧的。

在护理工作中，为了达到有效的沟通，护士必须评估患者的受教育程度和对语言的理解能力，选用患者易懂的语言和文字进行沟通交流，提倡说普通话，避免使用患者难以理解的医学术语。

1. 语言性沟通的技巧　护士在与患者沟通交流中，如何做到与患者有效沟通，从而发现问题、了解问题并提出解决问题的办法和建议，帮助患者做出合适的决定，其中语言交流技巧是很重要的。

（1）词汇（vocabulary）：只有信息的接收者能理解信息发出者所传递的信息，才能使沟通成功。护士所面对的是没有医学知识，而且文化水平、风俗习惯差异很大的患者，如果护士用医学术语和患者交谈，患者可能无法理解护士所传递的信息，沟通就会无效。因此在与患者进行交谈时，对其背景的了解是非常重要的，在了解情况后应用合适的、通俗易懂的、对方能理解的词语，才有可能获得沟通交流的成功。

（2）语速（pacing）：语速对于成功沟通很重要，护士只有用适当的语速与患者沟通交流，才会使沟通更容易成功。若语速过快、过慢或使用尴尬的停顿，会给患者传递非本意的信息，让患者误会护士可能隐瞒了某种事实，或不能很好理解护士的意图。

语速过快会影响语言的清晰度及有效性，从而影响到患者对护患间沟通交流的满意程度。

（3）语调、声调（intonation）：语调在沟通交流中起着重要的作用，同样一句话，运用不同的语调，则表达不同的情绪状态，并可获得不同的交流效果。语调有助于表现一个人的情绪状态和态度，信息的发出者是高兴、忧伤、冷静、激动、诚恳、虚假等都可以通过语调表现出来。人的情绪状态对语言产生很大的影响，一个人过分紧张时，会张口结舌，说不出话；受到赞扬或激动时，会说出情感激昂的话；胆怯时，说话会吞吞吐吐，含糊不清。护士说话的语调应充满信心，不能含糊其辞，并运用恰当的语调，使得语言及情感能够清晰地表达，同时，患者也往往借助于语调努力了解护士说话的含义和态度，所以护士应时刻注意调整好自己的情绪状态，避免因为自己不佳的情绪状态而影响了说话的语调，从而传递了一些非本意的信息。另外，患者说话的语调也可以给护士提供一些重要线索，如患者目前的情绪状态和健康状况等。

（4）清晰、简洁（clarity and brevity）：有效的沟通要重点突出、简单、清楚。在沟通交流时使用简短的语言和直接地表达思想的词句能使语言更容易被信息的接受者听懂。有时用举例说明某些问题更容易被理解，语速缓慢和发音清晰可以使沟通更有效。

（5）幽默（humor）：幽默能促进人的健康、软化对自尊或骄傲的打击，使问题更容易得到解决。护士要恰当地使用幽默的语言帮助患者调整由于疾病所带来的压力,以良好的心态接受治疗和护理。当患者由于情绪悲伤而变得消沉时,幽默可以帮助患者释放其情绪上的紧张;当患者心情乐观的时候,会以积极、乐观的观点来检视对方的想法,乐于接受护士提出的各种建议,增加护士为患者提供情感支持的有效性,使其早日康复。

2. 护理用语的基本要求

(1) 语言的规范性:语言内容要严谨、高雅,符合伦理道德原则,具有教育意义。言语要清晰、温和,措辞要准确、达意,语调要适中,交代护理意图要简洁、通俗易懂。

(2) 语言的情感性:情感是一种高级的心理现象,是人对客观事物是否符合自己需要、愿望和观点所产生的体验,是有声语言表达的核心支柱。语言的情感性是指带有情感性质和色彩的一类语言。语言是沟通护患之间情感的"桥梁",护士一旦进入工作环境,就进入了护士角色。护士应该满腔热忱地面对患者,将对患者的爱心、同情心和真诚相助的情感融化在语言中。如晨间护理时,护士带着微笑进病房,向患者说声"早上好""今天天气真好""我打开窗户,换一下空气,好吗",也可以针对不同的护理对象谈及不同情况,如"您晚上睡得好吗""您伤口还痛吗",这些并不是简单的寒暄,而是护患之间一种情感的交流。良好的语言能给患者带来精神上的安慰,语言的情感性要在高尚的护德修养指导下不断完善。

(3) 语言的保密性:护患关系应建立在真诚的基础上。一般情况下,护士要实事求是地向患者解释病情和治疗的情况,因为患者有知情权。由于患者对相关问题比正常人敏感,护士可视不同对象不同对待,有的可直言,有的必须婉转、含蓄。对危重患者要尽量减少他们的精神压力,同时要尊重患者的隐私权,如对生理缺陷、精神病、性病等要保密,患者不愿陈述的内容不要追问。

3. 符合礼仪要求的日常护理用语

(1) 招呼用语:如"请""请稍候""请别急""谢谢""再见""对不起""谢谢您的帮助"等。对患者的称谓要有区别、有分寸,可视年龄、职业而选择不同的称呼,如"老师""先生""小姐""同志"、"小朋友"等。不可用床号称呼患者。

(2) 介绍用语:患者被送至病区时,首先接待的是护士,护士要有礼貌的介绍自己。如"您好!我是您的责任护士,我叫×××。"

(3) 电话用语:打电话应做到有称呼,如"您好!请找××医生听电话";接电话时应自报受话部门,如"您好!这里是×病房。"

(4) 安慰用语:声音温和,表达真诚与关怀。使用安慰用语,要使患者感到合情合理,听后能获得依靠和希望。

(5) 迎送用语:新患者入院,护士要充分意识到这是建立良好护患关系的开始,护士应起立、面带微笑迎接患者,护送患者入病室、到床边,热情介绍病区环境、制度及同室的病友,使患者消除陌生感,尽快地适应住院生活环境。患者出院时,护士应送至病房门口,用送别的语言与患者告别,如"请按时吃药""请多保重""请定时到门诊复查"等。

4. 护理操作中的解释用语　在临床实践中,护士为患者进行任何护理技术操作,如注射、导尿、灌肠时,都应委婉地、清楚地向患者解释。因为患者有权知道护士将为他们进行的是什么护理操作、为什么要采取该项操作,护士也有责任向患者进行指导,要鼓励患者提问题,通过护士的讲解,患者能够理解,并感到放心和满意。有效的解释,对于护理的成功是十分重要的。

护理操作解释用语一般分三大部分，即操作前解释、操作中指导和操作后嘱咐。

（1）操作前解释：① 本次操作的目的；② 患者的准备工作；③ 讲解简要方法，在操作过程中，患者会产生的感觉；④ 做出承诺，告诉患者护士的态度和愿望，并予以保证，将用熟练的护理技术，尽量减轻患者的不适。

（2）操作中指导：① 具体交代患者配合的方法；② 使用安慰性语言，转移其注意力；使用鼓励性的语言，增强其信心。

（3）操作后嘱咐：① 询问患者的感觉，是否达到预期效果；② 必要的注意事项；③ 感谢患者的配合。

（二）非语言性沟通交流

非语言性沟通交流是借助非语言符号，如人的仪表、服饰、动作、表情、时间、空间等，非自然语言为载体所进行的信息交换，亦称身体语言。非语言沟通是架起护患之间的第二桥梁。据统计，人与人之间的交往，约有 65% 是运用非语言沟通技巧。因为人有时很难控制自己的非语言反应，所以，非语言沟通交流是语言沟通的自然流露和重要补充，能使沟通信息的含义更明确、更圆满。

社会学者发现，人的身体本身能发出许多信号，包括：面部表情、身体姿态、触摸、声音、空间环境等。在人际交流中，真正做到心灵沟通，除了要掌握语言交流技巧外，还要用大脑和眼睛去理解、感受对方的身体语言，同时还能得体地控制自己的行为。在医疗护理工作中，非语言沟通十分重要，在某些特殊情况下，非语言交流是唯一能获得信息的方法。

1. 非语言沟通的作用　非语言沟通能使语言沟通表达更生动，更形象，也更能真实地体现心理活动。一般来说，非语言沟通的作用包括以下几方面。

（1）表达情感：表达情感是非语言沟通的首要作用，人们的真实情感常通过非语言信号表现出来，是人们吐露情感的渠道，也是观察情感的门户。人是快乐还是哀愁、是坚强还是软弱、是积极还是消极、是放松还是紧张，都可以通过情感表露出来。如一位家属在患者床前坐立不安，时而看看患者，时而望望病房门外，这种行为动作体现了其内心的紧张和焦虑。又如一位参加考试的学生回到家里有说有笑，眉飞色舞，表明他一定通过了考试或自我感觉不错；若进门后低头不语，双眉紧皱，表明其对此次成绩的担忧。所以，观察情感变化可以了解人的内心活动。

（2）调节互动：沟通双方是通过互动来调节和维持沟通进行的，人们在交谈时往往利用非语言行为达到调节动作的效果。非语言暗示包括微笑、点头、皱眉、移动身体、改变体位、压低声音等。在医疗护理工作中经常使用大量的非语言暗示，调节着信息的传递。例如，护士在收集资料与患者交谈时，向患者微笑点头，表示鼓励患者继续说下去；若在谈话时频频看表或突然站起，则暗示希望谈话尽快结束；再如，谈话时患者将身体靠近护士并压低声音，表明患者有隐私不想让其他病友听见，护士应调节自身动作加以配合。以上这些都没有用语言说明，而是靠双方的互动调节完成信息的传递。所以，非语言沟通具有调节互动的作用。

（3）验证语言信息：一个人无论是在工作、学习或生活中若缺少信息，心理上都会产生很大的压力，要想减轻或消除压力给人带来的影响，就需使自己不断地获得更多的信息，并证实信息的真实性和准确性，也就是非语言传递的信息验证了语言信息，此时沟通最有效。当患者从熟悉的家庭环境来到医院,对他来说环境、人员、周围设施等都是陌生的,使患者产生焦虑、恐惧和不安等心理反应,表现出对医护人员的非语言行为特别敏感。如一位诊断不明的患者正焦急地等待化验结果,他就会非常关注医生的非语言行为,当医生和家属在病房交谈时,他会目不转睛地注视着二人的面部表情、口形动作,以便能从中获取自己想证实的信息。证实信息是双方都需要的,在临床工作中,护理人员要经常巡视病房,通过观察患者的非语言行为、病情的细微变化,了解患者的心理反应,更好地发挥非语言沟通的效果。

(4) 显示人际关系:通过非语言沟通,可以反映人际关系状态,非语言暗示提供了有关人际关系的信息,人们以此理解某一特殊信息的内容,信息中关系含义的显示更多的是依靠非语言信号。例如,老朋友久别重逢时相互拥抱表示亲密;大人亲吻孩子表示疼爱;教师坐着而学生站着的谈话时表示教师的控制地位;单位开大会在前排就座表示有较高的身份地位。友好亲密、关怀体贴、冷漠、疏远的关系都可以通过非语言信号显示出来,所以,非语言沟通在建立良好的人际关系中起着至关重要的作用。

2. 非语言沟通的特点

(1) 改变、补充:非语言沟通可改变言语沟通的原有意思。同样一句话,因其声调、语气有所不同而产生不同的意思。例如,“你真好”说话时声音中可包含讽刺的信息;非语言信息可补充和修饰言语信息,又如,在向别人表达友好感情时,其声音、面部表情、身体姿态等都能对所说的话给予补充。

(2) 重复、替代:非语言表达比语言表达更真实,但有时其信息并不清楚,所以要善于观察非语言信息,如可以伸出手指重复言语交流中所说出的数字。用适当的非语言行动替代言语交流更能表达信息,当人悲伤时用抚摸的方式比说话更有效。

(3) 强调、调节:说话时用非语言交流的方法放慢语速、提高或降低声音对言语信息加以强调,如提高嗓门大声说话有一种威慑力。通过视线接触、身体姿态、声音控制调节言语交流的过程,如教师上课时用视线注视某个同学提示他要注意纪律。

3. 非语言沟通交流形式

(1) 倾听:是指全神贯注地接收和感受对方在交谈时发出的全部信息,并做出全面的理解。其目的是获得事实、数据或他人的想法;理解他人的思想、情感和信仰;对听到的内容进行选择;肯定说话者的价值。倾听并不只是听对方所说的词句,还要注意其说话时的音调、表情、体态等非语言行为,这些都是倾听过程中不可忽视的因素。倾听过程中,听者要有良好的精神状态。因为倾听是综合性活动,它包含了机体、情感、智力等,如在情绪低落或烦躁不安时,倾听的效果不会太好。在护患沟通中,护士必须是一位好的倾听者,在倾听时应做到:① 全神贯注,在沟通交流时要集中注意力,倾听对方所发出的全部信息,避免注意力分散的行为,如东张西望、不停地看表、坐立不安等,这样会使患者感觉未受到重视。② 面向患者,交谈中要与患者保持目光接触,用30% ~60% 的时间注视对方的面部,以表示真诚地倾听对方说话;注意与患者保持合适的距离,身体稍倾向患者。③ 不要急于做出判断,应让对方充分倾诉,以便全面的了解情况。④ 注意患者的非语言行为,仔细体会“弦外之音”以便了解其主要意思和真实想法。⑤ 及时给予适度的反馈,如点头、微笑等,表示在认真地听,并鼓励患者继续说下去。当患者引起护士的注意时,他会很愿意说出自己的感受。

(2) 表情:表情是指表现在人们面部的感情,是人类情绪和情感生理性表露。表情是沟通交流中最丰富的源泉,是其他的身体语言无法与之相比的。心理学家发现,即便是不同的国家、不同的文化,通过表情所表达的感受和态度却有相似之处,表情反应极为灵敏,能迅速而真实地反映各种复杂的内心活动,当人说谎时瞳孔会扩大,儿童常会眨眼睛。表情是思想的信号,是人际交流时用以表达愿望、观点、需要、爱好、同意、反对等多种情感的方式之一。人们在社会生活中,在许多场合下,彼此的思想、观点等只能意会,不能言传,即只能通过表情来传递信息,达到沟通思想、相互了解的目的。在面部表情的交流中,尤其应重视对目光和笑容的观察及应用。

1) 目光:"眼睛是心灵之窗",人的一切情绪和态度变化都能从眼睛里表现出来,因此,在人际交往中,目光是最清楚、最正确的信号,当双方眼睛相互注视时,彼此的沟通才能建立。因为说话不是单一方面的授予行为,而是相互刺激以达到目的的一种举动。当你说话时,对方会以目光来表示其反应,因此你也必须用目光来维系与对方的情感交流。

不同的眼神、注视的时间、注视的部位、视线的方向都能反应一个人的内心活动,如人在开心时"眉开眼笑"、伤心时"两眼无光"、愤怒时"怒目相视"、惊讶时"目瞪口呆"。观察眼神可了解对方的想法、愿望及对问题的看法。护理工作者的眼神温和、亲切会使对方消除紧张、焦虑、孤独感。目光对视会使对方感觉到被关注、重视和尊重并获得一种安全感,通过交流对象的眼神,可以分析对方听话时的心理状态,从而不断调整自己的谈话内容和谈话方式。所以目光在非语言交流中是十分重要的。

2) 微笑:微笑像冬天里的太阳,给人带来温暖,驱走寒意,是爱心的体现,是美的象征,是人际交往中的"润滑剂"。人们喜欢看到微笑是因为身体语言比语言更具有力量,微笑表示:很高兴见到了你,你使我很快乐,我非常喜欢你。密歇根大学心理学教授 Micnery 认为:有笑容的人在管理、教导、推销上较会有功效,更可以培养下一代,笑容比皱眉更能传达你的心意。

护理工作者的微笑应发自内心,并展现真诚、关注、亲切、理解和同情,运用微笑传达情谊时,要自然、得体。护士面带微笑对新患者接诊时,会使其感到很温暖和亲切,拉近了护患之间的距离,达到互相吸引的效果。患者经常看到护士的笑容能增强战胜疾病的勇气和信心,对患者精神的安慰会增强患者战胜疾病的信心。

(3) 体态与仪表:护士的体态与仪表是整体素质的体现,是医院护理管理水平、护理质量的外在体现。

1) 体态:体态是指人的各种姿势,每个人的行为举止都是自己体态语言的外在表现,既是反应人的内在文化修养,又是表达情感的一种方式。身体姿态、动作节奏,同面部表情一样会因人的情绪而变化。直立的姿势和快速有目的的步态可以反映一个人很有自信并且感觉健康良好;垂头丧气、弯腰弓背和缓慢地拖着脚步,表示一个人情绪抑郁、身体不舒服或对周围的事情不感兴趣;交叉双手在胸前,是一种自我保护或防卫的姿态,也可能表示不愿意与人过分接近;身体向前倾斜或朝向某人表示对他有兴趣,集中注意力;向后倾斜、放松的姿势说明一个人做事很小心或对事情不感兴趣;如果一条腿不时地轻微抖动,可能表示有不耐烦的情绪或另有事要干,希望沟通早些结束;用手搔头,显示有懊丧、矛盾的心理,也可能为某事感到为难。

护理人员可以通过观察患者的姿态来收集有用的信息。某些疾病会有特殊的姿势，如蜷曲卧位是急腹症患者的典型体位；喘息或呼吸困难患者则不能平卧，呈半坐卧位；步态也可以因为某些因素（如疼痛、用药、骨折及情绪抑郁等）的影响而改变。身体姿态虽不能作为诊断和分析的唯一依据，但可以为护理人员提供与患者健康有关的一些重要线索。

2）仪表：仪表是指人的外表，包括仪容、服饰等，是人际交往中的一种无声语言。容貌在人际交往中可起到重要作用，具有传递情感的功能；服饰是指人的服装及装饰，能表现人体美并起到美化生活的作用，穿衣打扮还体现一个人的审美观。护理人员的仪表端庄稳重，衣帽整洁，态度和蔼可亲，举止训练有素，高雅大方，不仅构成其外表美，而且在一定程度上反映其情趣和内心境界。

患者的着装和修饰可以给护士提供一些线索，如社会地位、身体健康状况、婚姻状况、职业、文化程度、宗教信仰等。同样护理人员健康、高雅、美观、大方的仪表，会让患者感到有亲和力，心情舒畅，增加对医护人员的信任，从而更增强战胜疾病的勇气和信心。反之，会使患者产生不安全或不信任感。

（4）触摸：触摸是人体各部位之间或人与人之间通过接触抚摸的动作来表达情感和传递信息的一种行为语言。触摸是一种有效的沟通方法，可使人感到舒适和放松。据心理学家研究表明，触摸刺激和按摩可以增强人体的免疫系统功能并有益于人的健康。例如，常在母亲怀抱中的婴幼儿会感到温暖，很少哭闹，睡觉踏实，发育良好，在婴儿哭泣烦躁时，将其抱起可使其停止哭泣安静下来。如果这种情感温饱得不到满足，就会出现“皮肤饥饿”状况，表现为食欲减退、行为异常、身体发育不良、智力发育迟缓、性格出现异常反应等。因此，不断地对婴幼儿进行皮肤接触，对其身心健康会起到无法估量的作用。在医疗护理工作中，要重视对患者的皮肤接触，是有效的无声安慰，可预防并发症、减轻疼痛；使患者感到被尊重、关注和重视。在临床护理中，护士为长期卧床的患者翻身、按摩，不仅使患者感到舒适，还可促进血液循环、预防压疮的发生。在患者痛苦时，轻握患者的手或轻拍患者的肩部可使其得到安慰；用手触摸发热患者的额头使其感到被关注；在产妇临产紧张、疼痛时，紧握住她的手，可以稳定情绪、降低痛感，使其顺利分娩。通过皮肤接触，增强了人际间的感情交流，并给予了心理上的安慰和精神上的支持，是补充语言沟通的重要方式，有时可起到比语言更大的作用。

皮肤接触虽作用很大，但使用时要注意触摸方式和场景保持一致，才能得到较好的效果。如一位女患者得知自己得了不治之症而愤怒时，护士上前握住她的手只能使她更烦躁；但是当患者伤心哭泣时，护士握住她的手，患者会得到安慰。同时要注意触摸对象的年龄和性别，如护士触摸老年患者的头部就显得很不礼貌，使对方很反感，不利于有效沟通；触摸儿童头部时会使其感到满足、亲切并可消除紧张感。当年轻女护士握住同龄男患者的手时，会让对方感到不舒服或产生误会；而握住同龄女患者的手时，会让对方有一种亲密感，缩短双方的心理距离。总之，应明智使用触摸行为并时刻观察对方的反应，审时度势，及时调整和纠正触摸方式，使触摸收到预期的效果。

（5）沉默：在交谈过程中，沉默也是一种信息交流，常出现在高信息内容之间，是超越语言力量的一种沟通方式。因此，恰到好处地运用沉默，可以有效地促进沟通，即所谓的“此处无声胜有声”。当患者受到情绪打击或哭泣时，护士保持沉默是非常重要的。若过早地打破这种沉默的气氛，可能会影响患者内心情绪的表达，使他们压抑情感而以不健康的方式发泄。此时护士可以对患者说:“如果您不想说话,可以不说,如果您不介意,我在这里陪您待一会儿”,以表达护士对患者的同情和支持。沉默是让护士和患者汇集、整理思绪的有用技巧,短时间的沉默是有效沟通的重要组成部分。在护患交流中,选择适当的时机使用沉默技巧可以起到以下作用:① 给患者时间考虑他的想法和回顾他所需要的信息或资料;② 给护士一定的时间组织进一步的提问及记录资料;③ 给护士时间去观察患者的非语言行为;④ 使患者感到护士真正用心在听他的讲述;⑤ 有助于患者宣泄自己的情绪。

运用非语言信息进行沟通不但要掌握一定的沟通技巧,还要有敏锐的观察力。在人际交往过程中,不但需要理解他人的有声语言,更重要的是能够观察出他人的非语言信息。作为护理人员,要在实践中不断培养和训练自己敏锐的观察能力,并在护理工作中正确运用非语言沟通技巧。

五、影响沟通交流的因素

在人际沟通中有很多因素会影响到有效沟通,概括起来有以下因素。

(一)个人因素

个人因素包括信息发出者和信息接受者。

1. 生理因素　任何一方的身体不适都会影响沟通,如疼痛、疲劳、饥饿等,使沟通者难以集中精力而影响沟通。当身体有缺陷,如听力、视力障碍时,沟通会有一定的困难。年龄也是影响沟通的因素之一。

2. 情绪状态　情绪是一种具有感染力的心理因素,会影响到一个人对信息的理解。当人情绪稳定、轻松自如时,能较系统地表达他的意见和想法;当处于情绪不稳定状态如愤怒、激动时,常会出现词不达意或对信息的理解“失真”。所以,护士要学会控制自己的情绪,以良好的情绪状态为患者提供最佳的护理;同时要具备敏锐的观察能力,及时发现隐藏在患者内心深处的情感。

3. 认知水平　认知水平指个体对待发生于周围环境中的事件所持的观点。个体的经历、文化程度和生活环境等不同,都会对事物的理解产生不同的影响。一般来说,知识水平越接近,知识面重叠程度越大(专业相同或相近),沟通时越容易相互理解。所以,护士在与患者进行沟通时,要注意考虑对方的知识水平、职业,尽量选用符合对方知识层次的语言,以达到有效的沟通。

4. 社会背景　社会背景是指沟通双方的社会文化背景,如不同种族、民族、文化、职业、信仰的人由于生活习俗的不同,或其表达思想、感情的方式不同而容易产生误解。不同的地域、不同的民族文化在长期的发展中会形成许多具有鲜明地域性、民族性、特定的文化传统,当沟通双方的文化传统存有差异时,理解并尊重对方将有利于沟通;相反,将影响有效沟通。

5. 其他因素　沟通双方的兴趣爱好、性格特征、价值观等也是影响沟通的重要因素。

(二)环境方面

人际沟通不可能在真空中进行,因此会受到客观环境中许多因素的干扰,直接的、面对面的沟通环境可能对沟通效果的影响更大。

1. 物理因素 物理因素是指进行沟通的场所。

(1) 噪声的干扰:安静的环境是保证沟通的必备条件。如门窗开关的碰击声、各种机械噪声、邻街的汽笛声、大声喧哗、电话铃声,以及与沟通无关的谈笑声等都会影响沟通的正常进行。

(2) 氛围因素:如房间的光线、气味、室温、色彩等,会通过对沟通双方的心理产生影响,从而限制或干扰沟通的进行。

(3) 隐秘因素:凡沟通内容涉及个人隐私时,如有其他无关人员在场,此时缺乏保护隐私条件,应选择单独沟通交流的环境。

护士要为患者创造安静整洁、舒适安全、有利于保护患者隐私的环境,这样有利于护患沟通。

2. 社会因素 融洽的气氛、良好的人际关系、适当的交往距离等会促进沟通的顺利进行。

在社会交往中,人们有意识或无意识地保持一定的距离。当个人的空间与领地受到限制或威胁时,人们会产生防御反应,从而减低沟通交流的有效性。在沟通中应根据需要,通过不断调整人际距离激发情感、密切关系,从而达到预期目的。美国心理学家霍里(Horry)博士提出了代表不同意义的人际距离,将人际距离划分为 4 种即:亲密距离、个人距离、社会距离、公众距离。

(1) 亲密距离(0 ~ 50 cm):属于较私人的距离,如恋人、亲密朋友、父母与孩子之间的距离,如果不具备这种关系而随意闯入这个距离,便会造成“空间侵犯”,引起戒备甚至冲突。当人们因环境所迫进入这一距离时,如在拥挤的环境中购物、挤公共汽车等,人们会主动调整对空间的态度,能容忍与不相识的人靠得很紧,但此时人们往往会收起面部表情、不与他人有目光接触、不随便说话、把身体动作减低到最低限,以免引起不必要的误会。护士在为患者做护理治疗时常常需要进入亲密距离,如护理查体、口腔护理等,此时应重视与患者的沟通并向患者解释,使护理工作能顺利进行。

(2) 个人距离(50 ~ 125 cm):属于比较亲近的交谈距离,个人交往可在这个范围内进行,体现出亲密友好的气氛。如一般关系的朋友选择 50 ~ 80 cm 的交谈距离,则体现出希望进一步发展双方关系的愿望,若双方意愿相同会对此距离达成共识;相反,则表示对进一步发展关系的拒绝态度。例如,在医疗护理工作中,护患间交流,了解病情或向患者解释某项检查和操作时,常采用个人距离,以表示关切和爱护。

(3) 社会距离(125 ~ 350 cm):是一种正式的交往距离,适于公事交往和社交活动,双方的态度是公事公办,交往中靠目光的接触,说话声音因不怕被别人听到,因此音量中等或响亮。如售货员和顾客沟通、教师和学生交谈、医生和护士讨论病例、护士与家属谈话等常采用此距离。

(4) 公众距离(350 ~ 750 cm):是一种正式的交往距离,适于学术演讲、庆典活动、大会报告等公共大场合进行沟通。因距离较远,说话声音响亮并配合肢体语言。

(三) 沟通方法

护理人员在交谈时,有可能会不自觉地采用一些不妥当的或错误的做法,以至影响或阻断交谈,导致沟通失败。以下几种情况常阻碍有效沟通的进行。

1. 改变话题　如果护士在与患者的交谈中，对于谈话内容中没有意义的部分很快改变话题，会给患者一种护士不愿意与之沟通的感觉，阻止患者说出有意义的事情，甚至把忧伤和焦虑埋在心里，这不利于护患沟通、了解病情和建立良好的护患关系，患者会对护士产生不信任感。

2. 主观判断　护士用说教式的口吻与患者交谈，并轻易地就某事进行个人判断的谈话方式，会引起患者的防备和不满，感到自己未被护士所理解，患者将不再表达感觉，使沟通中断，影响护理评估和了解病情。

3. 虚假、不适当的安慰　护士为了安慰或鼓励患者，轻率地做出一些虚假的、不适当的安慰，会给患者一种敷衍了事的感觉，觉得护士无法或者不愿意了解他的真正感受，没有对他说真话。这样不仅不能使患者安心，反而更增加了患者的疑虑，不利于早日康复。

4. 匆忙解答或下结论　患者很少在交谈之初就说出主要的问题或重点，通常是在护士的引导下，说出真正困扰自己的问题。匆忙地回答会阻断患者的倾诉，使患者有不被理解、孤立的感觉。

5. 不耐心倾听　护士由于不耐心、急于做其他的工作，有时会忽视倾听患者诉说的重要性或随意打断患者讲话。患者在医院的陌生环境中，希望护士能够倾听他的述说并得到护士的理解和接受，如果患者的话突然被打断，自尊心就会受到伤害，同时也增加了患者忧虑的情绪。

六、与特殊患者的沟通

护士在与患者进行沟通交流的过程中，会遇到各种意想不到的特殊情况，所以要掌握与特殊患者的沟通策略。

1. 发怒的患者　患者的发怒往往是因为害怕、焦虑或无助。护士可在此时询问，让患者说出发怒的原因，同时表示理解和接受，并帮助患者解决问题；也可让患者暂时做一些活动，以另一种形式来发泄。在护理过程中，护士应予以理解，用宽容的心态对待患者。

2. 哭泣的患者　患者哭泣表明悲伤，也是对健康有益的反应。一个因悲伤而哭泣的人，若过早被制止，他很可能感到一种强烈的情绪无法表达出来，而采取不健康的形式发泄。当患者哭泣的时候，不应阻拦，而是让其宣泄。护士可让患者独处或陪伴、安抚患者，鼓励其说出哭泣的原因。

3. 抑郁的患者　当患者觉得自己对家庭、社会没有价值，悲观失望，甚至有自杀倾向时，往往表现为抑郁。对这种患者，护士平时要多观察。抑郁的患者往往说话迟缓，反应少，注意力不集中。护士应多注意观察患者，沟通中应鼓励患者倾诉、发泄；同时以亲切的态度对待，使患者感到有人关心，受到重视。

4. 感觉缺陷的患者　首先护士不要加重此类患者的自卑感，可运用亲切的语言，适当的关怀，创造良好的气氛，然后采用有针对性的有效方法努力达到沟通。例如，对聋哑患者，用纸笔或能让患者看到的嘴形、哑语等与之交谈；对视力不佳的患者，可运用触摸的方法，让患者感到护士在身边，关心着他。

5. 危重患者　危重患者的心理状态极其复杂。护理时应注重减轻患者精神负担和躯体的痛苦。护士与危重患者沟通时，应以不加重患者负担为前提，交谈时间尽量短，以封闭式问题提问为好,或更多地使用非语言方式来进行沟通。

护理质量的好坏在很大程度上取决于护患关系,良好的护患关系是建立在护患之间有效沟通基础上的。作为护士,只有正确运用沟通技巧,才能与患者建立融洽的护患关系,增加护士为患者提供健康服务的有效性。

思考与练习

1. 护士在护理患者的过程中,如何维护患者的权利?

2. 简述患者角色适应上常见的行为改变和心理反应。

3. 简述护患关系的基本内容。

4. 讨论护患关系的基本模式,在护理实践中应如何应用。

5. 讨论护士如何才能与患者建立良好的护患关系。

6. 有人认为非语言沟通的重要性甚至超过语言性沟通。对此,你的看法是什么?

7. 讨论:阻碍护患交流的因素是什么?如何保证与特殊患者沟通成功?

8. 把若干人分成两组,一组为参加交谈者,另一组为观察者。观察交谈者在进行交流过程中的表现并进行评估;讨论后交谈者进行自我评估,并对评估结果进行比较。

(高　颖)

第六章　护理学相关理论

学习目标

掌握：

1. 需要、系统的基本特征和分类、适应的一般规律与适应的特性。
2. 影响人身心发展的因素和基本生理规律。
3. 马斯洛的需要层次论，塞利的应激学说，弗洛伊德、艾瑞克森、皮亚杰等人的成长与发展理论。

熟悉：

1. 熟悉系统、需要、压力、压力源、压力反应、适应、心理防卫、开放系统、生长、发展、成熟的概念。
2. 用实例说明系统的结构与功能的关系。
3. 举例说明影响个体需要满足的因素。
4. 用实例说明人类的适应层次和对抗压力源的三道防卫线。
5. 比较不同年龄阶段个体身心发展的特征，说出相应的护理要点。

了解：

1. 运用系统论的基本原则对护理工作与护理研究方法进行分析。
2. 运用需要理论分析具体患者的需要并提出使之满足的正确方法。
3. 运用压力适应理论正确评估患者的压力反应，找出压力源并制订减轻压力反应不良影响的护理措施。
4. 评价不同发展理论在护理学领域中的作用，并阐明自己的观点。

理论是对特定领域内某现象的系统的、整体的描述。任何学科的基础都是建立在可用于指导实践的理论知识体系之上的。护理学是一门独立的科学，拥有自己独特的知识体系指导护理实践。护理学理论是在护理实践中产生并经过护理实践的检验和证明的理性认识体系，是对护理现象和活动的本质及规律性的正确反映。护理理论的作用在于清晰、准确、全面地解释护理现象及现象之间的关系，指导护理实践，预测护理活动的结果。随着医学、科学技术的发展，护理实践的发展，护理学理论也在不断地发展、丰富和完善。

现代护理学理论借鉴了社会科学及其他学科理论包括系统论、人的基本需要理论、成长与发展理论、压力与适应理论、失落与悲哀理论等，这些理论从不同的侧面对护理理论的发展产生了重要影响。本章将对护理学影响甚大的一些相关学科的理论进行介绍。

第一节 系统理论

系统理论作为一种思想,早在古代就已有萌芽,如我国古代劳动人民通过对日月星辰、天时地利的观察,总结出了天地中万物生存、更新之理,便蕴藏了系统的观点和方法。但系统作为一种科学术语、一种理论,则源于美籍奥地利生物学家路·冯·贝塔朗菲(Bertalanffy L. Von)。系统理论主要解释了事物整体及各组成部分间的关系,以及这些组成部分在整体中的相互作用。20世纪60年代后,系统论得到了广泛的发展,其理论与方法渗透到有关自然和社会的许多科学和技术领域,产生日益重大而深远的影响。

一、系统的基本概念

系统(system)是指由若干相互联系、相互作用的要素所组成的具有一定结构功能的有机整体。这个定义涵盖了双重意义:一是指系统是由一些要素(子系统)所组成,这些要素间相互联系、相互作用;二是指系统中的每一个要素都有自己独特的结构和功能,但系统的功能不是各要素功能的简单相加,构成系统的各要素之间必须相互作用、有机融合才能构成系统的整体。从而具有独立要素所不具备的新功能,所以系统整体的功能大于各要素功能之和。即这些要素集合起来构成一个整体系统后,它又具有各孤立要素所不具备的整体功能。如人体的消化系统,是由口腔、食管、胃、小肠、大肠等组成的,每个器官都有独特的结构和功能,各个器官之间又相互作用,有机融合构成消化系统。

二、系统的分类

自然界与人类社会中存在着各种各样、千差万别的系统,人们可以从不同的角度对其分类。常见的分类方法有以下几种。

(一)按组成系统的要素性质分类

系统可分为自然系统和人为系统。自然系统是自然形成、客观存在的系统,如生态系统、人体系统。人为系统是为某特定目标而建立的系统,如机械系统、护理质量管理系统。现实生活中,大多数系统为自然系统和人为系统的综合,称复合系统,如医疗系统、教育系统。

(二)按系统与环境的关系分类

系统可分为开放系统和闭合系统。开放系统是指与周围环境不断进行着物质、能量和信息交换的系统。开放系统和环境的交往是通过输入、输出和反馈来完成的(图6-1)。

1. 输入　物质、能量或信息由环境进入系统的过程。
2. 转换　系统对输入的物质、能量或信息的处理与改变过程。
3. 输出　系统处理、改变的结果进入环境的过程。
4. 反馈　系统的调节部分,将输出部分与系统目标做比较后,反馈给输入,进行调节和控制,从而修正以后的输出结果,最终达到目标。

开放系统正是通过输入、输出及反馈与环境保持协调和平衡,并维持自身的稳定。

闭合系统是指不与周围环境进行物质、能量和信息交换的系统。绝对的闭合系统是不存在的，只有相对的、暂时的闭合系统。

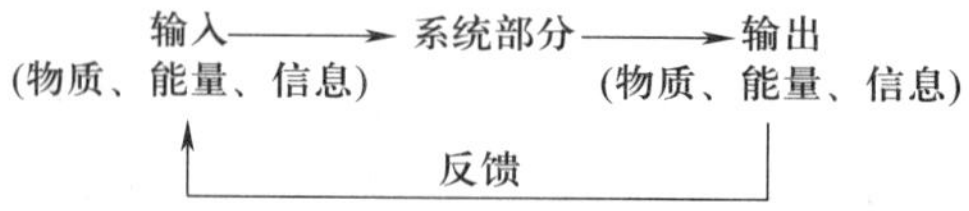

图 6－1　开放系统

（三）按组成系统的内容分类

系统可分为物质系统和概念系统。物质系统是指以物质实体构成的系统，如机械系统。概念系统则是由非物质实体构成的系统，如理论系统。但大多数情况下，物质系统和概念系统是相互联系，以整合的形式出现的。

（四）按系统的运动状态分类

可将系统分为动态系统和静态系统。动态系统即系统的状态会随时间的变化而变化，如生物系统、生态系统。静态系统是指系统的状态不随时间变化，是相对稳定性的系统，如一个建筑群。静态系统只是动态系统的一种暂时的极限状态，绝对不变的系统是不存在的。

三、系统的基本属性

系统尽管形式多样、类型各异，但具有相同的基本属性，包括整体性、相关性、层次性和动态性。

（一）整体性

系统由要素组成，每个要素都具有自己独特的结构与功能，但系统功能不是各要素功能的简单相加，而是以一定方式有机地组织起来，当构成一个整体时，就具有独立要素所不具备的新功能。这时，系统的功能大于系统中各要素功能的总和。因为系统将其要素以一定方式组织起来构成一个整体后，各要素之间相互联系，要素、整体和环境间相互作用，在局部服从整体、部分服从全局以及优化原则支配下，整体就产生了孤立要素所不具备的特定功能。系统的整体功能建立在系统要素功能的基础之上，要增强系统的整体功效，就要提高每个要素的素质，充分发挥每个要素的作用；同时对系统中各要素的结合以及要素、整体、环境间的相互作用，保持合理和优化。

（二）相关性

系统各要素之间是相互联系、相互制约的，任何一要素发生了功能或作用的变化，都会影响其他各要素，甚至整体功能或作用的变化。例如，当一个人神经系统受到干扰，就会影响其消化系统、心血管系统的功能。

（三）动态性

系统是随时间的变化而变化的。系统的运动、发展与变化过程是动态性的具体反映。在生存与发展过程中，系统总在不断调整自己的内部结构，并不断与环境进行物质、能量和信息的交流。

（四）层次性

任何系统都是有层次的。较简单、低层次的系统称为次系统，较复杂、高层次的系统称为超系统。对于某一系统来说，它既是由某些次系统组成的，同时，它自身又是更大系统的一部分。如人作为一个系统由呼吸、消化、循环等次系统组成，人又是家庭这一超系统的次系统，而家庭又是社区的次系统（图6－2）。系统的层次间存在着支配与服从的关系。高层次支配着低层次，起着主导作用。低层次从属于高层次，它往往是系统的基础结构。

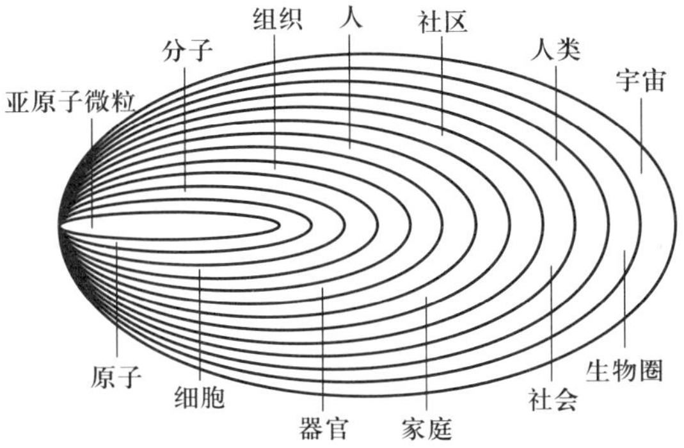

图6－2　一般系统论

四、一般系统论在护理中的应用

（一）用系统的观点看人

护理的对象是人，人是一个由多种要素组成的系统，具有以下的基本特点。

1. 人是一个自然的系统　人的生命活动与健康的基本条件是人体内外环境的协调与平衡。这种协调与平衡既依赖于体内各要素结构和功能的正常及相互关系的协调，又依赖于自身对外环境的适应性调整。

2. 人是一个开放的、动态的系统　人与外界环境每时每刻都在进行着物质、能量和信息的交换，人体内每时每刻都在进行着物质、能量、信息的交换活动，以维持生命和机体的健康。

3. 人是一个整体　人是由生理、心理、社会、精神、文化组成的统一体，是一个系统。人的生理、心理、社会等方面相互依存、相互作用。

4. 人是具有主动能力的系统　人对自身的功能状态既有意识和监控能力，对自己的活动具有选择、调节的能力。如人具有保持健康的意识和疾病状态下主动寻医与积极自护的潜能。

（二）用系统的观点看护理

护理是一种社会活动。护理系统是由若干要素组成的具有一定组织形式，实现一定护理能力的整体。护理系统有以下基本特点。

1. 护理系统是一个具有复杂结构的系统　护理系统包括临床护理、社区护理、家庭护理、康复护理、护理教育、护理管理、护理科研等子系统，各系统内部又有若干层次的子系统。它们之间关系错综复杂，功能相互影响。要发挥护理系统的最大效益，必须有大系统的护理观念，运用系统的方法，不断优化系统的结构，调整各部分关系，使之协调发展。

2. 护理系统是一个开放的系统　护理系统是社会的组成部分，是国家卫生系统的重要组成部分。护理系统从外部输入新的信息、人员、技术、设备并与社会政治、经济、科技特别是医疗等系统相互影响、相互制约。例如，医疗的发展可以极大地推动护理发展，反过来护理的发展又进一步提高医疗的整体水平。

3. 护理系统是一个动态的系统　科学技术的发展，社会对护理需求的不断变化，必然对护理的组织形式、工作方法、思维方式提出变革要求。要想使护理系统适应变化，主动发展，就必须深入研究护理内部发展机制和运动规律，要善于学习，勤于思考，勇于创造。

4. 护理系统是一个具有决策与反馈功能的系统　在护理系统中，护士和患者是构成系统的最基本要素，而护士又在基本要素中起支配、调控作用。患者的康复依赖于护理人员在全面收集资料、正确分析基础上的科学决策和及时评价与反馈，因此，护理系统中要大力发展护理教育，开展整体护理实践，不断提高护理人员科学决策和独立解决问题的能力。

5. 系统论是护理程序的基本框架　护理程序是一种建立在开放系统中的科学的工作方法，并与周围环境相互作用。在开放系统框架中，把护理活动纳入到有计划、有顺序、有目的的系统活动中，即输入部分为护理对象原来的健康状况，通过评估、诊断、计划、实施的转换过程，输出经过护理后的健康状况，最后评价护理效果，以决定护理活动是否终止或修订后是否继续执行（图 6－3）。

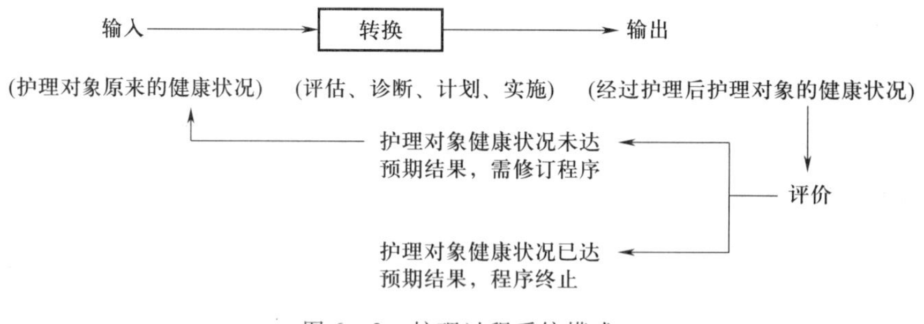

图 6－3　护理过程系统模式

6. 培育了整体护理思想的产生　根据一般系统论的观点，当机体的某一器官或组织发生病变，表现出疾病征象时，仅仅提供疾病护理是不够的，护理应提供包含生理、心理、社会等要素的整体性照顾。

第二节 需要理论

护理的对象是人,人作为一个社会生物体,都有其最基本的需要。人的基本需要受个人情绪、价值观、社会文化及身心发展程度的影响。护士只有充分认识人类基本需要的特点及内容,才能帮助护理对象满足其基本需要以维持机体平衡状态,达到维持和增进人类健康的目的。

一、需要概述

(一) 需要的概念

需要(need)是人脑对生理与社会需求的反应。人类为了生存、生长和发展,必须满足一些基本需要,如食物、休息、睡眠、情爱、交往等。当人的基本需要得到满足时,就处于一种相对平衡的健康状态,反之则可使人陷入紧张、焦虑、愤怒等负性情绪中,影响个体的生理功能,造成对环境适应性下降,严重时可导致疾病。

(二) 需要的特征

1. 需要的对象性　人的任何需要都是指向一定的对象。这种对象既可以是物质的,如食物、住所;也可以是精神性的,如自尊,审美等。无论是物质的需要还是精神的需要,都必须有一定的外部条件才能获得满足。

2. 需要的发展　需要是个体生存发展的必要条件。个体从出生到死亡要经历不同的发展阶段,每个阶段有不同的优势需要。例如,婴儿期的主要需要是生理需要,而学龄期则产生了受尊重的需要。

3. 需要的无限性　需要并不会因暂时的满足而终止。当一些需要满足后,又会产生新的需要。新的需要又推动人们去从事新的满足需要的活动。正是在不断产生需要与满足需要的活动中,个体获得了自身的成长与发展,并推动社会的发展。

4. 需要的社会历史制约性　人有各种各样的需要,但需要的产生与满足受人所处的环境条件与社会发展水平的制约,个体应根据主、客观条件,有意识地调节自己的需要,合理地提出和满足自己的需要。

5. 需要的独特性　人的需要有相同的方面,也有不同的方面。这种需要的独特性是由个体的遗传因素、环境因素所决定的。护理人员应仔细观察患者特殊的需要,及时合理地给予满足。

二、人类基本需要层次理论

人的基本需要是指个体为了维持身心平衡并求得生存、成长与发展,在生理和心理上最低限度的需要。人的基本需要具有共性,为了更好地解释和说明人类的行为及其动机,许多心理学家、哲学家和护理学家均试图将人的需要上升为理论。护理中,最常用的需要理论是美国心理学家马斯洛(Maslow A. H.)的人类基本需要层次论。

(一)人类基本需要层次论的内容

马斯洛(图 6－4)将人的基本需要按其重要性和发生的先后次序排列成五个层次,并用"金字塔"形状来加以描述,形成人类基本需要层次理论(need-hierarchy theory)(图 6－5)。

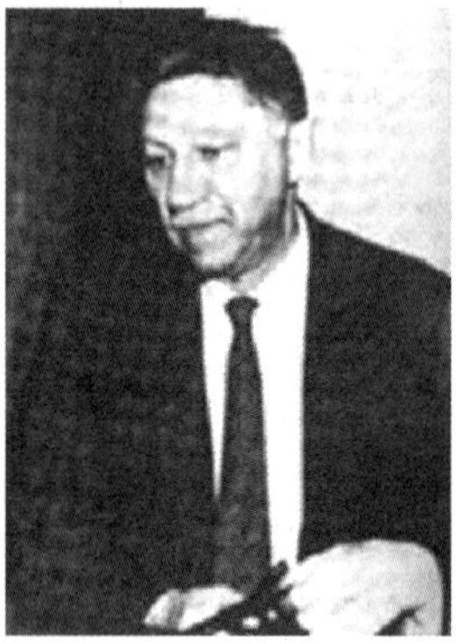

图 6－4　马斯洛(Maslow A. H.)

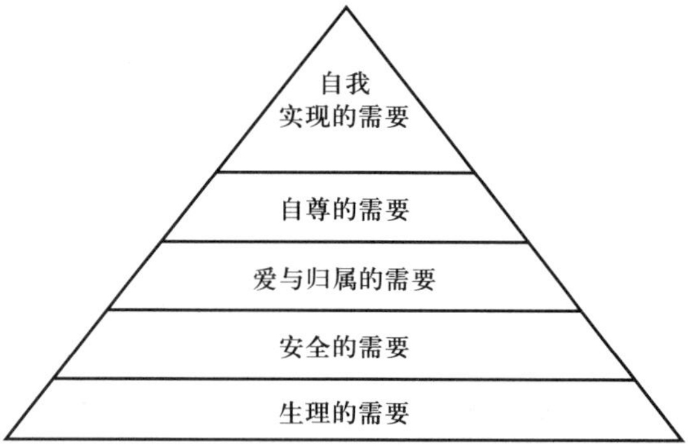

图 6－5　马斯洛人类基本需要层次

1. 生理的需要(physiological needs)　生理的需要是指人类求得生存的最基本需要。包括空气、水分、食物、排泄、休息和睡眠等。生理的需要应首先给予考虑,是人类生存的基本条件,又称最低层次的需要。

2. 安全的需要(safety needs)　安全的需要是指有安全感、避免危险、生活稳定、有保障。生理的需要一旦得到满足,安全的需要便愈发强烈。安全包括生理上的安全与心理上的安全感两个层次。前者意指个体需要处于一种生理上的安全状态,以防身体上的伤害或生活受到威胁。如行动不便者以拐杖扶行,瘫痪在床要加床档等。后者则指个体需要有一种心理上的安全感觉,避免恐惧、害怕、焦虑等发生。如人们更喜欢在熟悉的环境下生活,希望工作中有良好的人际关系,祈求万事如意等都是为了更好地满足心理上的安全感的需要。

3. 爱与归属的需要(love and belongingness needs)　爱与归属的需要是指个人需要去爱和接纳别人,同时也需要被别人爱,被集体接纳,得到组织、团体的认可。患者希望经常有家属探望,避免孤独、空虚、被遗弃等痛苦。

4. 自尊的需要(self－esteem needs)　自尊的需要指个人对尊严和价值观的追求,包括自尊、被尊重和尊重他人。尊重需要的满足使人感到有价值、有力量、有自信,否则会使人感到自卑、软弱、无能。

5. 自我实现的需要(needs for self－actualization)　自我实现的需要指个人的能力和潜能得到充分发挥,实现自己的理想与抱负,是人类最高层次的需要。

人在其一生中,总是在设法满足各个层次的需求,然而各层次需求的主要内容在不同时期是有差异的。马斯洛在晚年时,又把人的需要概括为三个大层次:基本需要、心理需要、自我实现需要。他将人的一生视为从出生到死亡一个不断发展、完善的过程,人一生中的需求可能完全得以满足,也可能仅是部分满足或根本未得到满足。

在马斯洛提出人的基本需要层次论数年后，美国的心理学家理查德·凯利希（Richard A. Kalish）将这一理论加以修改，在生理和安全需要之间增加一个层次，即刺激的需要，包括性、活动、探索、新奇和操纵（图 6-6）。性和活动的需要属于生理需要，但必须在食物、空气、水、温度、排泄、休息及避免疼痛等生理需要获得满足之后，才会寻求此需要。同时，人们为了满足好奇心，常在探索和操作各项事物的时候忽略了自身安全。因此，刺激的需要优先于安全的需要。

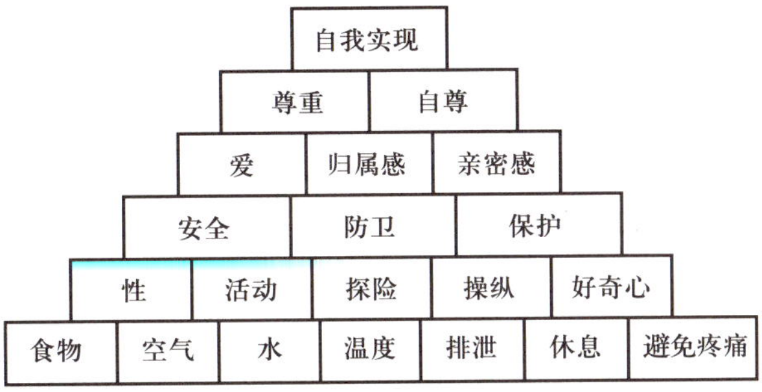

图 6-6　凯利希修改后的需要层次

（二）需要层次的特点

1. 这些需要是人类普遍存在的。从低到高有一定层次，但不是绝对固定的。

2. 生理需要是最重要的，只有得到满足之后，人才得以生存，然后才考虑其他的需要。

3. 有些需要须立即和持续予以满足（如空气），而有些需要可以暂缓（如食物、睡眠），但必须得到满足。

4. 需要的满足程度是逐级上升的，当低层次的需要被满足之后，就向高层次的需要发展。层次越高越难满足。生理需要人人相同，而高层次的需要，满足自我实现的方式却各有所异。

5. 各层次需要间可相互影响，较高层次的需要发展后，低层次的需要并未消失，而是对人行为的影响降低。

6. 人的行为是由优势需要决定的。同一时期内，个体可存在多种层次的需要，但只有一种需要占支配地位。个体的优势需要是在不断变动的。

三、需要层次论在护理中的应用

（一）需要层次理论对护理的意义

需要层次论是对护理思想与活动有着深刻影响的理论。它使护理工作者认识到，护理的任务是帮助患者满足需要。它对护理实践的指导意义如下。

1. 帮助护理人员观察、识别患者未满足的需要的性质以及对患者所造成的影响。这些未满足的需要是需要护理人员帮助患者解决的护理问题。

2. 帮助护理人员根据需要层次和优势需要确定应优先解决的护理问题。

3. 帮助护理人员更好地理解患者的言行，预测患者未感觉到或未意识到的需要，给予帮助，以达到预防疾病的目的。

4. 帮助护理人员对患者的需要进行科学指导，合理调整需要之间的关系，消除焦虑与压力。

（二）患者的基本需要

个体在健康状态下，能依靠自己满足需要。但在患病时，个体满足自身需要的能力却明显下降。另外，疾病可导致个体某些需要增加，这就需要护理人员作为一种外在的支持力量，帮助患者满足需要。护理人员首先应了解个体在疾病条件下产生哪些特殊需要及这些需要对健康的影响，在此基础上设法满足患者的需要。

1. 生理的需要　疾病常使人的许多基本生理需要得不到满足而表现为缺氧、营养失调、排泄失禁、失眠等，甚至可导致死亡。了解患者的基本需要，采取有效措施予以满足，是护理工作的重点。

2. 安全的需要　个体在患病期间，由于环境的变化、舒适感的改变，安全感会明显降低，会感到自己的生命受到威胁，前途黯淡而自己又无能为力。他们既寻求医护人员的保护、帮助，又担心会发生医疗失误。护理人员应加强对患者的入院介绍和健康教育，避免各种损伤因素，提高诊疗、护理水平，增强患者自信心和安全感。

3. 爱和归属的需要　患者在住院期间，由于与亲人的分离和生活方式的变化，爱和归属的需要变得更加强烈，他们希望亲人能对自己表现更多的爱和理解，也为自己不能像健康时那样施爱于亲人而痛苦。护理人员要通过细微、全面的护理，与患者建立良好的护患关系，使患者感受到护理人员的关怀与爱心。同时，要加强同家属、亲友的沟通，满足患者归属和爱的需要。

4. 尊重的需要　疾病可导致个体某些方面能力下降甚至丧失。某些疾病或疾病的治疗手段也会造成患者容貌与形体的改变，使患者难以接受，甚至痛不欲生。这会严重地影响患者对自身价值的判断，担心自己成为别人的负担，担心被轻视，而丧失自尊。护理人员在与患者交往中应始终保持尊重的态度、礼貌的举止。在进行护理操作时，应注意减少患者躯体的暴露，维护患者的自尊，在可能的条件下予以满足，并通过心理护理为患者提供有力的精神支持。同时，应鼓励患者参与一些自身的护理活动以增强自尊感。

5. 自我实现的需要　个体在患病期间最受影响而且最难满足的需要是自我实现。疾病必然造成个体暂时甚至长期丧失某些能力，不得不离开自己的学习、工作岗位。这常使个体陷入失落、沮丧，甚至悲观、绝望的情绪状态中。这种不良情绪反过来又会使个体健康状况进一步恶化。

自我实现需要的产生与满足程度是因人而异的。护理的功能是切实保证低层次需要的满足，为自我实现需要的满足创造条件。在此基础上，护理人员应鼓励患者表达自己的个性、追求，帮助患者认识自己的能力和条件，战胜疾病，为达到自我实现而努力。

（三）护理人员满足患者需要的方式

1. 直接帮助护理对象满足需要　对一些暂时或永久性丧失自我满足某方面需要能力的患者，护理人员应采取有效的护理措施，满足患者的基本需要，以减轻痛苦，维持生存。

2. 协助护理对象满足需要　对一些尚具有或恢复了一定自我满足需要能力的患者，护理人员可根据具体情况指导患者尽可能依靠自己的力量满足需要，同时，有针对性地给予必要的帮助和支持，以提高患者自护能力，早日康复。

3. 消除满足护理对象需要的障碍　对于可能阻碍或影响护理对象基本需要得到满足的因素，护理人员可通过健康教育、健康咨询、专题讲座等多种形式，减少和消除障碍。个体在患病时，会非常迫切需要了解自己的病情及疾病的性质与转归，护理人员应充分理解，及时提供必要的知识，促进患者与医护人员有效合作，加快康复过程，以提高其自我满足需要的能力；通过改变环境，去除满足需要的障碍，避免产生健康问题或病情恶化。

第三节　成长与发展理论

人的成长是人生命过程中生理的改变，始于卵子受精，经过出生、发育、成年以至死亡，要经过不同的生理阶段和生长时期，是一个连续不断的过程。发展过程从总体上来看，是按照一定的层次，并具有一定的连续性。护理对象是各个年龄段的人，学习有关成长与发展理论，了解生命发展过程中各个阶段的特点及特征，从而帮助护士了解不同年龄阶段护理对象的心理特点、行为特征和基本需要，为主动观察和判断提供依据，以提供适合的护理。

一、成长与发展的基本概念

（一）有关概念

1. 成长(growth)　成长是人生命过程中个体生理的改变，量性增长。人体可测量性指标如：身高、体重、年龄等，可用量化指标测量。

2. 发展(development)　发展是个体随年龄增长及与环境间互动而产生的身心变化过程，是生命中有顺序的、可预测的改变，是学习的结果和成熟的征象。是人心理、智力、情绪、情感的改变，无法用量化指标测量。

3. 成熟(maturation)　成熟是指生理上的成长与心理、智能发展充分发挥的过程。成熟包括生理、心理、社会文化等多方面的改变。

成长、发展、成熟是相互影响、相互依存、相互关联的，不能将其截然分开。

（二）成长和发展的组成部分

成长和发展是一个整体概念，包括以下6方面。

1. 生理的　生理的指身体的发育，如高、矮、胖、瘦及身体各组织器官的发育及功能。
2. 认知的　认知的指智力、知识及理解力，如感知、思考、想象、推理、判断和记忆。
3. 社会的　社会的是人在社会交往过程中所发展的与他人、群体及社会相互影响的能力。
4. 情感的　情感的即感觉和主观的经验，情绪的变化，在社会实践中形成的心理活动。
5. 精神的　精神的是指人在成长及发展过程中，对个人生命的意义、生存价值的认识。
6. 道德的　道德的是人的信仰、理想及是非观念。

（三）成长与发展的原则

每个人成长与发展有一定的差异，但从大多数人成长发展的趋势来看，都有共同的模式，即成长与发展是循序渐进的，甚至是可以预测的。

1. 成长与发展的规律性　成长与发展的规律性是以一定的顺序、可预测的方式进行，每个阶段都有一定的生理模式、成长及发展特点。

2. 成长与发展的共性　每个人都要经过相同的发展过程和成长阶段。

3. 成长与发展的独特性　每个人的发展都是按照自己独特的方式和速度通过各个发展阶段。这是由个人的遗传基因及与环境的互动所决定的。

4. 成长与发展的特征　每个发展阶段具有一定的特征，并有特定的发展任务，每个人只有完成一个阶段的任务后，才能进入下一个阶段。

5. 成长与发展的重要阶段　婴、幼儿时期的发展，对每个人的基本态度、气质、生活方式和行为等有较大的影响。

6. 成长与发展的重要因素　发展是通过不断学习逐步成熟而获得的。遗传和环境是个体发展的重要因素。

（四）成长与发展的阶段

人类的成长与发展是依一定顺序进行的，按其过程，可分为几个阶段，每一阶段各有所属年龄层（表 6 - 1）。

表 6 - 1　人类成长发展阶段

成长发展分期	年龄
胎儿期	怀孕 ~ 出生
新生儿期	出生 ~ 生后第 28 天
婴儿期	出生后 28 天 ~ 12 个月
幼儿期	1 ~ 3 岁
学龄前期	3 ~ 6 岁
学龄期	6 ~ 12 岁
青少年	12 ~ 20 岁
成人期	20 ~ 65 岁
老年期	65 岁以上

（五）影响成长与发展的因素

人类成长发展的过程主要是受遗传因素和环境因素的影响。遗传因素的影响始于卵子受精，而个人能力的培养与发挥则要受外在环境因素的影响。

1. 遗传因素　遗传因素是个体成长与发展的基本因素，为个体的身心发展提供物质前提。父母双方的遗传因素对儿童的成长与发展有一定的影响，这种影响不仅表现在身高、相貌、肤色等生理方面，对性格、智力、能力等方面也有影响。

2. 环境因素　环境因素包括自然环境和社会环境。为个体的成长与发展提供条件。良好的生活学习环境，营养、卫生条件，对儿童身体生长、性格及良好品德的形成、心理的健康发展及智力的发展都有一定的促进作用。

3. 个体后天因素　个体后天因素是个体出生后在生长与发展过程中逐步形成的身心特征。包括身体发育水平与健康状态；心理能力的发展水平；知识经验积累水平；对主观、客观事物的倾向性态度等。

4. 教育学习　教育学习是接受知识、获得技能的过程。影响人的智力、道德、行为、个性、能力方面的发展。是实现自我目标的基础。

二、有关成长与发展理论

关于人的成长与发展的理论有很多，本章就护理领域中广泛使用的有关人在心理社会方面的成长与发展理论介绍如下。

（一）弗洛伊德的性心理学说

弗洛伊德(Sigmund Freud)(图6－7)是奥地利神经病学家和心理学家，精神分析学派的创始人，被誉为“现代心理学之父”，弗洛伊德的人格理论是其精神分析学说的主要组成部分，他通过精神分析法观察人的行为，创建了性心理学说。弗洛伊德性心理学说包含三大理论要点。

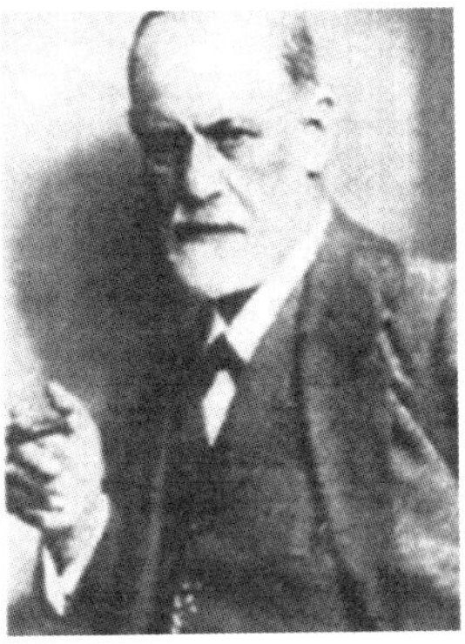

图6－7　弗洛伊德 (Sigmund Freud)

1. 意识层次理论　弗洛伊德认为意识是有层次的，分为意识、前意识和潜意识。他将这三个层次形象地比喻为漂浮在大海上的一座冰山，浮出海面的部分是意识，波涛汹涌部分是前意识，大海的深层是潜意识(图6－8)。

(1) 意识(consciousness)：意识是人能认识自己和环境的心理部分，在人的注意集中点上的心理过程都是有意识的。然而，意识只是整个心理系统中的一种浮面水平，它的主要功能是从人的心理能量活动中把那些先天的、兽性的本能或欲望排除掉。

(2) 潜意识(subconsciousness)：潜意识是人心理系统中的深层部分，是人的生物本能、欲望的贮藏库。这些本能、欲望具有强烈的心理能量的贮存，但由于社会标准不同，不能得到满足，就被压抑到潜意识之中。然而，它们又总是为自己寻求出路。它们虽然不被本人意识到，但并没有消除，而是在潜意识中积极活动，追求满足。潜意识系统的过程不受客观现实调节，而是由自己本身来决定的。它服从于享乐和满足的原则，无时无刻不在追求着以得到满足。潜意识的心理活动是一切意识活动的基础。潜意识中潜伏的心理矛盾、心理冲突等常常是导致个体产生焦虑不适乃至于心理障碍的症结。

(3) 前意识(preconsciousness)：前意识是介于意识和潜意识之间的一个边缘部分。它所固有的特点是在其中也存在着潜意识的冲动、欲望和感情等，但它们可能很容易地转移到意识系统中去。前意识系统在整个心理系统中执行着“检查者”的作用，其目的在于既保证适合于本能，又形成由道德良心和社会意识组合而产生的个人理想。

弗洛伊德认为人的行为受本能支配，行为有两个原则：快乐原则和现实原则。人的本性按快乐原则办事，以寻求直接的满足；但是，人们又发现他们受到周围物质环境和社会环境现实的制约，欲望不可能直接获得满足。因此，人只有在梦中或无意识下是根据快乐原则行事的，在日常清醒的生活中，其行为受现实原则的支配。

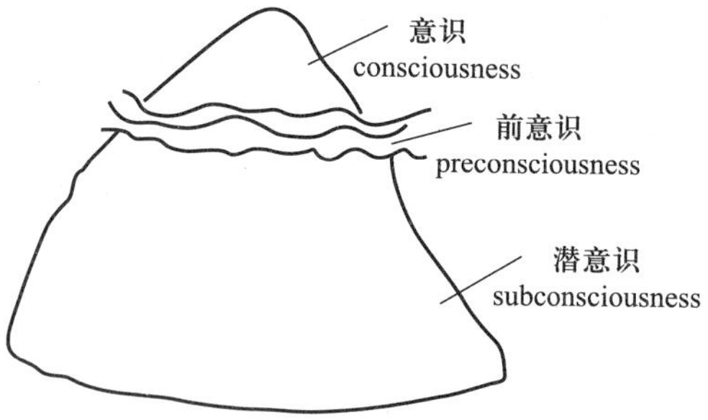

图 6－8　弗洛伊德意识层次理论

2. 人格结构理论　弗洛伊德认为人格结构有三个组成部分：本我、自我和超我。这一结构假设是弗洛伊德对其早期提出的潜意识、前意识、意识三大系统假说的修正。他认为，本我、自我和超我是在意识、潜意识活动的机制下，在能量发展的关系中形成起来的。

（1）本我（id）：本我是人格最主要的部分，是潜意识欲望的根源，包含遗传的各种内容，出生时就存在。本我受快乐原则支配，目的在于争取最大的快乐和最小的痛苦。

本我是由遗传的本能、习得的欲望组成的，是心理能量的贮藏器。在本我中充满着本能、欲望的强烈冲动，力图很快地得到满足。倘若这种满足稍有迟缓，个体便会感到烦扰和懊恼，其结果不是这种原动力消失或弱化，而是企图满足的要求更加迫切。本我冲动的力量如受到压抑，就会改变方向而转移地方。本我是通过两种方法来满足肉体需要的：反射作用和愿望满足。

反射作用是对烦恼起源的自动反应。例如，新生儿纯粹由生物冲动（饥、渴、暖的需要，睡眠的需要等）驱使他的活动。当新生儿饥渴时，他会做出哭叫、摆动四肢等反应，以便满足肉体需要。在这种情况下，反射作用对减少紧张状态是很有效的。

愿望满足是比较复杂的。例如，对食物的需要会自动地在本我中触发与食物有关的意象。这种意象对于暂时减少有关食物需要的紧张状态有效果，它就是愿望满足。然而，愿望满足只能暂时地降低紧张状态，而非真正地满足肉体需求。为了使真正的满足成为可能，人格的另一结构必须发展，那就是自我。

（2）自我（ego）：自我是大脑中作用于本我与外部世界的一种特殊结构，其功能是在本我的冲动和超我的控制发生对抗时进行平衡。自我是人格结构的表层，只是部分意识，自我处于本我和外部世界之间。自我不是按照满足原则来活动，而是根据外部世界的需求来行事，并调节着外部世界与本我之间所存在的冲突。自我所具有的心理能量大部分消耗在对本我的非理性的冲动的压抑和排除上；它建立起防御线，应用各种防御机制来对付本我。

自我的存在是为了使个体与能真正满足其需要的经验发生联系。当人感到饥饿时，自我就寻找食物；当人感到干渴时，自我就寻找水。自我可以压抑本我的一些不合理欲望；又可以通过一系列防御机制让有些本我的欲望得以表现。

（3）超我（superego）：超我是人格道德的维护者为维持社会准则的一种特殊结构，属良心和道德范畴。其发展源自于与环境的互动，特别是权威形象的影响。超我按照完美原则指导自我,限制本我。

超我,表达了人的性格特点,使人按照价值观念和各自的理想行事。由于超我的出现,自我的职能就变得更加复杂了。这不仅要寻找满足本我需要的对象,而且还必须考虑所寻找的对象不能违背超我的价值观。

发展的过程就是人格结构的这三部分相互作用结果的反映。

3. 人格发展理论 弗洛伊德的人格发展理论主要论述了性心理的发展,虽然性本能是天生的,但弗洛伊德认为它的本质是随着生理成熟而不断改变的。当性本能成熟时,它的能量就会慢慢地从身体的某一部位转移到其他部位去,儿童的心理发展就进入了另一崭新的性心理发展阶段。儿童性心理的发展对其人格发展有重要影响。按照能量所处的位置,弗洛伊德把性心理发展分为五个阶段。

(1) 口欲期(oral stage,0 ~1 岁):性本能通过口腔活动得到满足,原欲集中在口部,是一种原始本能冲动。此时健康的发展来自喂食及喂食带来舒适和安全感,若母亲对婴儿的口腔活动不加限制,儿童长大后的性格将倾向于开放、慷慨及乐观;若其口腔需要受到挫折,婴儿的吸吮和进食欲望未得到满足,则未来性格发展可能偏向悲观、依赖和退缩,造成日后过于悲哀、依赖、猜疑,有吮手指、咬指甲、吸烟、酗酒等行为。弗洛伊德认为早期的经验对人格的发展会有长期的影响。

(2) 肛欲期(anal stage,1 ~3 岁):此期原欲集中在肛门。随着括约肌的逐渐成熟,婴儿获得了依照自己的意愿控制大小便的能力。按自己的意志控制大小便是满足婴儿性本能的最主要的方式。但这一时期也正是成人对婴儿进行大小便训练的时期,要求婴儿在找到适当的场所之前必须忍住排泄的欲望,这与婴儿的本能产生了冲突。弗洛伊德认为母亲在训练婴儿大小便时的情绪气氛对其未来人格发展影响重大。健康的发展建立在控制排便所带来的愉快经历,从而养成讲卫生,有秩序的习惯和能控制自己。否则会造成缺乏自我意识或自以为是等。过分严格的训练可能会形成顽固、吝啬的性格。

(3) 性蕾期(phallic stage,3 ~6 岁):这一时期的儿童开始对自己的性器官产生兴趣,性器官成为全身最敏感的部位,原欲集中在生殖器,最初的性情感是向双亲发展。弗洛伊德认为这一时期的儿童男孩通过恋母情结而更喜欢母亲,而女孩则通过恋父情结偏爱父亲。在正常发展的情况下,恋母情结或恋父情结会通过儿童对同性父母的认同,吸取他们的行为、态度和特点进而发展出相应的性别角色而获得解决。健康的发展是对同性别的父亲或母亲产生认同感。否则会造成性别认同困难,道德发展出现障碍。

(4) 潜伏期(latency stage,6 ~12 岁):此阶段,儿童的性本能是相当安静的,原欲集中在学习及身体活动上,把性和攻击的冲动埋在潜意识中,而将精力集中在智力和身体活动上。愉快来自于外在的环境,一切危险的冲动和幻想都潜伏起来,儿童不再受到性的干扰。儿童可以自由地将能量消耗在为社会所接受的具体活动当中去,如运动、游戏和智力活动等。否则会造成压迫或强迫性人格。

(5) 生殖期(genital stage,12 岁以后):一般女孩于 11 岁开始,男孩于 13 岁开始。随着生殖系统逐渐成熟,荷尔蒙分泌的增多,性本能复苏,原欲又重新回到生殖器。但青年人已将注意力从双亲转移到自己所喜爱的性伴侣身上,能量和精力逐步转向建立成熟的异性关系上,从而建立起自己的生活。否则可导致个体出现身心方面的功能失常和角色紊乱。

运用弗洛伊德的理论,护士可根据各个年龄发展阶段的心理特点给予相应的护理。① 口欲期:及时、科学的喂养和爱抚给婴儿带来舒适和安全感,以利于正常情绪及人格的发展。② 肛欲期:训练排便排尿,给其留下愉快的经历,并适当鼓励,以利于健康人格的发展。③ 性蕾期:鼓励儿童对同性别的父亲或母亲产生认同感,有助于日后建立正确的道德观与良好的两性关系。④ 潜伏期:要鼓励儿童追求知识,认真学习与积极锻炼身体。⑤ 生殖期:要鼓励自立、自强,正确引导使其自己做出决定。

(二)艾瑞克森的心理社会发展学说

艾瑞克森(Erik Erikson),美国的心理学家,是弗洛伊德的学生,他将弗洛伊德的理论扩展至社会方面,故称为心理社会发展学说。艾瑞克森认为人格的各部分分别是在发展的各阶段形成的,个体应通过所有阶段以发展成一个完整的整体。

艾瑞克森将人格发展分为八期,即口感期、肛肌期、生殖运动期、潜在期、青春期、青年期、成年期和老年期(表 6-2)。每一时期都各有主要的心理社会危机要面对,危机就是个体逐渐成熟的自我与社会之间的一种普遍冲突。危机处理得好与不好将导致正性或负性的社会心理发展结果。解决得越好就越接近正性,也就越能发展成健康的人格。

表 6-2 艾瑞克森的心理社会发展过程

阶段	年龄	危机	正性解决指标	负性解决指标
婴儿期(口感期)	出生 ~ 18 个月	信任对不信任	学会相信别人	不信任、退缩或疏远别人
幼儿期(肛肌期)	18 个月 ~ 3 岁	自主对羞愧	学会自控而不失自尊,能与人共处	时常出现过度自我约束或依从别人的行为
学龄前期(生殖运动期)	3 ~ 6 岁	主动对内疚	敢于有目的地去影响和改变环境,并能评价自己的行为	缺乏自信,态度消极,怕出错,过于限制自己的活动
学龄期(潜在期)	6 ~ 12 岁	勤奋对自卑	求得创造与自我发展并能控制自己的世界	对自己失望,并从学校的学习及同学的交往中退缩下来
青春期	12 ~ 18 岁	自我认同对角色紊乱	有自我认同感及发展自身潜能的计划	角色模糊不清,难以进入角色要求
青年期	18 ~ 25 岁	亲密对孤独	与异性建立起亲密关系,对工作与家庭尽职尽责	缺乏人际交往,逃避工作或家庭中的责任
成年期	25 ~ 65 岁	繁殖对停滞	富有创造性,生活充实,关心他人	纵容自己,自私,缺乏责任心与兴趣
老年期	65 岁以上	完善对失望	感到一生值得,能乐观对待死亡	失望感,鄙视他人

运用艾瑞克森学说,护士可通过评估患者所表现出的正性或负性危机解决指标,分析在其相应的发展阶段上的心理社会危机解决情况,然后给予相应的护理。如一个 10 岁的患儿在病情许可的情况下,可通过鼓励他创造、努力完成学校功课等帮助他发展有效的心理社会危机处

理能力与技巧。

（三）让·皮亚杰的认知发展学说

让·皮亚杰（Jean Piaget）是瑞士一位杰出的心理学家，他通过对儿童行为的详细观察发展了他的认知发展学说（theory of cognitive development）。他认为儿童思维的发展并不是由教师或父母传授给儿童的，而是通过儿童与环境相互作用，逐步将简单的概念集合成较复杂概念来完成的。即认知发展是儿童通过他自己的活动的一个主动发现而积极形成的过程，这个过程是通过适应（adaption）来完成的，适应即个体应付环境的能力。皮亚杰将认知发展过程分为四个阶段。

1. 感觉运动期（0～2岁） 感觉运动期思维的特点是婴幼儿通过他身体的动作与感觉来认识周围的世界。

2. 前运思期（2～7岁） 前运思期儿童的思维发展到了使用符号的水平，即开始使用语言来表达自己的需要。但思维尚缺乏系统性和逻辑性。以自我为中心，观察事物时只能集中于问题的一个方面而不能持久和分类。

3. 具体运思期（7～12岁） 具体运思期儿童摆脱了自我为中心，能同时考虑问题的两个方面或更多方面，如能接受物体数目、长度、面积、体积和重量的改变。想法较具体，开始具有逻辑思维能力。

4. 形式运思期（12岁以后） 形式运思期思维迅速发展，进入纯粹抽象和假设的领域。他们能单独在心中整理自己的思想，并能按所有的可能性做推测和判断。

皮亚杰的认知发展阶段学说，被护理工作者广泛应用在对儿童的教育及与儿童的沟通上。如在儿童教育方面提倡启发式教学，为儿童设定具体问题让其自己去解决，避免灌输式教学；又如在与儿童沟通时应注意避免使用抽象难懂的词句，从而达到有效的沟通。

第四节 压力与适应理论

压力（或应激、紧张）是一种跨越人格、文化、时间和空间的全人类经验。这种经验（概念）是自古就有的。人类祖先处在残酷而严峻的环境中，面对着“强者存、弱者亡”的现实，尽管他们还说不清什么是压力，但也必然会有一种“活着就是处于紧张、压力之中”的体验。为了弄清这种体验，人们一直在探索着，直到20世纪，科学家们才试着把这个模糊的概念加以整理，使之成为具体、确切的科学名词，这就是压力与适应理论。在诸多研究压力的学者中，加拿大生物学家汉斯·塞利（Hans Selye）颇具影响，他将压力与某些疾病联系起来，进一步完善了现代整体观点。

一、压力

（一）概念

1. 压力 压力（stress）又称为应激或紧张。压力这个词源于拉丁文“stingers”，意为“紧紧拉住”的意思。即在很早以前，人们就已经体会到某些事件会导致个体有压力的感觉。不同的科学家对压力概念的界定有所不同。

（1）压力是环境中的刺激所引起的人体的一种非特异性反应：这是“压力学之父”汉斯·塞利的观点。他从基本的生理学观点给压力做出定义，所提出的非特异性反应是指一种无选择地影响全身各系统或大部分系统的反应。

（2）压力是人与环境交互作用出现的一种结果：这是另一位压力学理论家拉赫（R. Lahe）的观点。认为压力是来自环境或内部的压力源的需求超过个人、社会等的适应资源时所产生的结果。

压力是生活中的常见事件，一个人一生可能会经历无数的压力。正确认识压力，并有效应对压力成为人们生存与生活的必备能力。

2. 压力源（stressor） 凡是能够对身体施加影响而促发机体产生压力的因素均称为压力源。一个人对压力源是否有反应，完全依赖个体的人格、行为特征以及压力源的本质而定。压力源的本质包括：压力源的强度、范围、持续的时间及对人体的作用。常见的压力源可分为五类。

（1）躯体压力源：各种物理学、化学、生物学因素的刺激，如冷、热、噪声、机械性损伤、细菌、病毒、药物毒副作用等；它与人类许多疾病有密切关系。

（2）生理、病理性：正常的生理功能变化，如青春期、妊娠期、围绝经期改变等；病理性改变如缺氧、脱水、电解质紊乱、疼痛或外伤等，或基本需要未满足，如饥渴、活动等。

（3）心理性压力源：个体在遭受挫折情景下产生的烦恼、困惑、愤怒、恐惧以及各种心理冲突等，如参加考试、竞赛、理想与自我实现的冲突等，是导致身心疾病的主要压力源。

（4）社会性压力源：日常生活中的各种事件，如丧失亲人、家庭冲突、人际关系紧张、角色改变、工作变换、学习等；灾难如地震、火灾、战争、社会动荡等，这是人类社会中最普遍和广泛的压力源。

（5）文化性压力源：主要源于社会文化环境的改变，如从一个熟悉的文化环境到另一个陌生的文化环境，语言、风俗、信仰、社会价值观念变化，而出现的紧张、焦虑等不适应反应。文化压力源对个体的影响深刻而持久。

（二）有关压力的学说

塞利、霍姆斯（T. Holmes）与拉赫以及拉扎勒斯（R. Lazarus）等人对压力进行了广泛研究，建立了重要的压力学说，即塞利的压力学说、霍姆斯与拉赫的生活变化适应模式与随后的疾病发作学说、拉扎勒斯的压力与应对模式。塞利的压力学说，从基本的生理学观点说明压力，强调了人体神经内分泌系统与压力反应的关系；霍姆斯与拉赫的研究，专注于生活变化对健康与疾病所造成的影响；拉扎勒斯把研究重点放在对压力的认知与评估上。下面主要对塞利的压力学说做进一步说明。

汉斯·塞利于20世纪40—50年代对压力进行了广泛的研究，并著成了其理论代表作《压力》（又译《应激》），阐明了其理论的核心内容。

1. 塞利认为，压力是人体应对环境刺激而产生的非特异性反应。由于人体都有一种倾向，即努力保持体内的平衡状态，当有任何破坏平衡状态的情况发生时，总会设法调整机体去适应改变，以避免平衡状态的破坏，因此，人体面对压力源产生的非特异性反应就是身体对作用于他的压力源所进行的调整。

2. 压力的反应　塞利主要从生理角度描述了人体对压力的反应，他认为压力的生理反应包括全身适应症候群（general adaptation syndrome，GAS）和局部适应症候群（local adaptation syndrome，LAS）。GAS是指机体面临长期不断的压力而产生的一些共同的症状和体征，如全身不适、体重下降、疲乏、倦怠、疼痛、失眠、肠胃功能紊乱等，这些症状是通过神经内分泌途径产生的（图6－9）。LAS是机体应对局部压力源而产生的局部反应，如身体局部炎症而出现的红肿热痛与功能障碍。

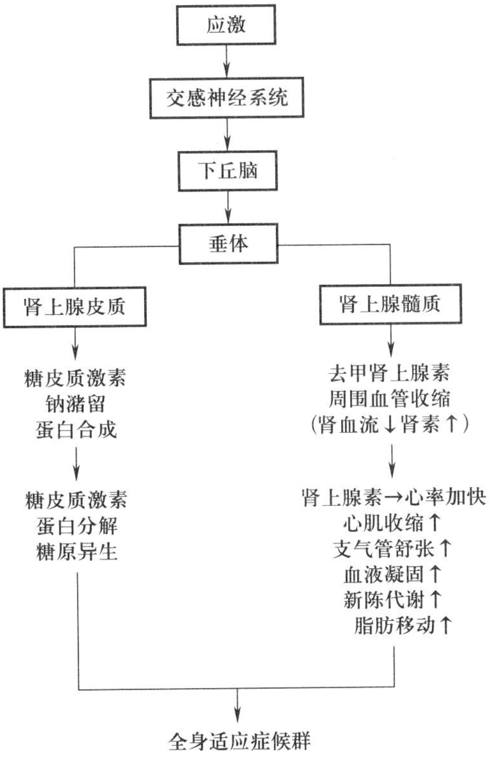

图6－9　应激反应的神经内分泌途径

3. 压力反应的过程　塞利认为压力反应的过程分为三个阶段：警告期、抵抗期和衰竭期。

（1）警告期：机体在压力源的刺激下，出现一系列以交感神经兴奋为主的改变，表现为血糖和血压升高、心跳加快、肌肉紧张度增加。这种复杂的生理反应的目的就是动用机体足够的能量以克服压力。

（2）抵抗期：若压力源持续存在，机体进入抵抗期。在此期，所有警告期反应的特征已消失，但机体的抵抗力处于高于正常水平的状态，使机体与压力源形成对峙。对峙的结果有两种：一是机体成功抵御了压力，内环境重建稳定；二是压力持续存在，进入衰竭期。

（3）衰竭期：由于压力源过强或过长时间侵袭机体，使机体的适应性资源被耗尽，个体已没有能量来抵御压力源，这样，不良的生理反应可能会不断出现，最终导致个体抵抗力下降、衰竭、死亡。

4. 压力与疾病的关系　塞利认为,“适应”在疾病中起着相当重要的作用,适应不良就能引起疾病。适应不良包含着两种情形:防卫不足与防卫过度。防卫不足可引起严重感染或溃疡等,而防卫过度可致过敏反应、关节炎、哮喘等。

(三) 压力反应

机体对压力源的压力反应(stress response)可分为两方面。

1. 生理反应　如心率加快、血压升高、需氧量增加、免疫力降低、胃液分泌增加、括约肌失去控制等。

2. 心理反应　如焦虑、抑郁,或使用否认、压抑等心理防卫机制等。压力反应是心身持续相互作用下的整体反应。它是一个动态过程,不可能与环境隔离而独立存在。

3. 压力反应的一般性规律　多种压力源可以引起一种压力反应;人们对同一压力源的反应可以是各种各样的;大多数人都能设法避免外伤、疼痛、过冷或过热等一般性压力源;对极端的压力源和灾难性事件,大部分人都会以类似的方式反应;压力反应的强度和持续的时间决定于既往个体的经历、儿童时期所建立的社会交往形态,以及当时情境对个体的意义;压力源的挑战,在某些情况下压力对人体是有益的。缺少压力源可能是有害的,这将导致无聊、厌烦、不求进取,甚至成长停滞。

二、适应

(一) 适应的概念

适应(adaptation)是生物体促使自己更能适合生存的一个过程,是应对行为的最终目标,是所有生物的特征。个体在遇到任何压力源时,都会试图去适应它,若适应成功,身心就可以维持或恢复平衡;若适应有误,就会导致患病,而疾病压力源,又会促使人们采取一系列应付行为去适应。

塞利认为:适应最大的能力,就是使任何复杂的生活都变为可能。适应是生命最卓越的特性,是个体维持内外环境平衡和对抗压力的基础。

(二) 适应的阶段

适应是区别有生命机体和无生命物体的一个特征。人类的适应较其他生物更复杂,因为包含的不只是单纯的生物过程,而是在躯体、智力和情绪等方面均对环境做出反应。人类的适应可分为四个阶段:生理的、心理的、社会文化的和技术的。

1. 生理适应阶段　生理适应是指通过体内生理功能的调整,适应外界环境变化对机体需求增加。

(1) 代偿性适应:是指当外界使人体的需求增加或改变时,人体内做出的反应。如进行跑步锻炼时,开始会感到心跳加快、呼吸急促、肌肉酸痛,若长期坚持,这些感觉就会逐渐消失。这是因为体内器官的功能慢慢地增强,适应了跑步对身体所增加的需求。

(2) 感觉适应:即人体对某种固定情况的连续刺激而引起的感觉强度的减弱。如持续嗅某一种气味，感觉强度逐渐降低，人们很快就习惯了这种气味而适应。如刚开始接触医院的消毒液气味时，感到刺鼻不适应，但接触一阶段后很快就会习惯，这是因为嗅觉对气味刺激的敏感性降低，适应了医院消毒液的气味。

2. 心理适应阶段　心理适应是指当人们经受心理压力时，通过调整自己的态度去认识压力源，摆脱或消除压力，以恢复心理平衡的过程。一般可通过学习新的行为或运用心理防卫机制来适应压力源。

3. 社会文化适应阶段

(1) 社会适应：是调整个人的行为举止，以符合社会规范、习惯、信仰，应对各种团体与家庭的压力。如不同家庭有不同的生活、饮食习惯，新组成的家庭，有关成员必须相互适应。再如，刚参加工作的护理人员除了要学习专业知识，掌握有关技能外，还必须尽快熟悉医院环境，遵守医院的规章制度。

(2) 文化适应：调整个体的行为以符合文化的观念、传统及各项规定。如入乡随俗是一种社会文化的适应。护理不同国籍、不同民族的患者时，应注意尊重其本国文化和习俗。

4. 技术适应阶段　技术适应阶段是指通过技术的掌握，改造自然环境，控制压力源。人类不断学习新的技术，以谋求生存、适应社会的发展。

三、对压力的防卫

压力源所造成的影响大小取决于人的个性，对压力的感知及应对压力的能力和条件。人们除了有自然防卫能力外，还应通过学习建立新的应对技能，主动应对压力，避免严重压力反应以保护自己。以下防卫模式，有助于人们避免严重压力反应。

（一）第一线防卫——生理与心理防卫

1. 生理防卫　指遗传素质、一般身体状况、营养状态、免疫功能等生理上对压力做出适当反应的能力。如完整的皮肤和健全的免疫系统可保护人体免受病毒和细菌的侵袭；而营养不良者，即使受轻伤也容易感染。

2. 心理防卫　指心理上对压力做出适当反应的能力。它与个体对付压力源的既往经验、智力水平、教育水平、生活方式、经济状况及社会支持系统等。坚强度也是对抗压力源的一种人格特征，坚强的人相信人生是有意义的，人可以改变环境，变化是一种挑战。这种人在任何困境中都能积极地面对压力并很快适应。同时还可通过生活学习新的应对方式，提高应对能力。人们掌握这种应对压力的防卫机制又可以作为对抗压力源的坚强的第一防线，并有助于人的心理上的成长与发展。

人们常常在潜意识的状态下运用一种或多种心理防卫机制，以解除情绪冲突、避免焦虑和解决问题。如当个体听说自己身患癌症时，可能予以否认。这些带有自我欺骗倾向的心理防卫，如果运用适当，则有益于心理成长与发展，如果过度运用或运用不当，将导致不良后果。

（二）第二线防卫——自我救助

当一个人处于压力源较强、而第一线防卫较弱时，会出现一系列的身心压力反应。若反应严重，就必须采取自我救助的方法来对抗和控制压力反应，以减少疾病的发生。以下四种自我救助方法可用于自我或帮助他人减轻压力。

1. 正确对待问题　首先自我评估，识别压力的来源，然后针对发现的问题及时处理。如当一个人工作繁忙，家务负担太重时，可安排家中其他成员共同分担，以减轻压力，而不要否认问题的存在，这对个体维持身心健康是很重要的。

2. 正确对待情感　人们遭受压力时常产生焦虑、沮丧、气愤的情绪。应对这些情感的方法是首先确定和承认正在经历的情感，然后进行合理分析、排解并采用恰当的方法处理好自己的情绪，如与朋友交谈或适当运用心理防卫机制。

3. 利用可能得到的援助　家庭和社会的支持对缓解压力的不良影响起着重要的作用。如当个体遇到压力感到焦虑时，若能与一个有过类似经验并能设身处地的为其设想的朋友交谈，是很有益处的。护士要了解护理对象生活中重要的支持系统，鼓励患者相信自己的亲人，参与力所能及的社会活动。此外，有关信息也能减轻焦虑，如介绍肿瘤患者参加抗癌俱乐部；介绍有心理障碍的人到心理健康中心去咨询等，都有助于帮助患者渡过难关。

4. 减少压力的生理影响　良好的身体状态是免受压力源侵犯的基础。因此，提高人们的保健意识，如改善营养状况，控制烟酒等，有助于加强第一线防卫；运动锻炼及一些娱乐活动，如阅读、散步、听音乐等也能减少和解脱压力。

（三）第三线防卫——专业辅助

当强烈的压力源导致心身疾病时，就必须及时寻求医护人员的帮助，由医护人员有针对性地提供药物治疗、心理治疗、健康教育，提高护理对象的应对能力，以利于疾病痊愈。

第三线防卫是非常重要的，若专业辅助不及时或不恰当，会使病情加重或演变成慢性疾病，如溃疡性结肠炎、抑郁症、精神分裂症等。这些疾病本身又可以成为新的压力源，从而加重患者负担。如防卫失效，将导致患者死亡。

四、压力与适应理论在护理中的应用

压力理论清楚地揭示了压力与疾病的关系，压力可能成为众多疾病的原因或诱因，而疾病又会对机体构成新的压力源。这种关系为护理人员的相关护理行为提供了有力的理论依据。

由于护理工作的特殊性，紧急、抢救任务多，工作量大，工作环境不良，人际关系复杂，同此护理人员在工作中会感到压力很大。应用压力理论，可帮助护士正确认识工作中的压力，并通过调节舒缓、减轻工作中的压力，促进自身的心身健康。

适应理论系统地描述了个体在抵抗压力源过程中的反应，为护理人员识别患者压力提供了良好的观察要点，为制订缓解和解除压力的护理措施提供了依据。患者因面临诸多的压力源，适应不良会加重病情，所以，护理人员有责任帮助患者减轻因患病和住院造成的压力，提高其适应能力，以恢复和维持心身平衡。

（一）医院中常见的压力源

1. 陌生的环境　住院患者对病区环境不熟悉，对医院的饮食不习惯，对作息制度不适应，对负责自己的医生、护士不了解等。

2. 疾病的威胁　当患者知道自己可能得了难治或不治之症，或即将进行手术可能致残影响身体的功能、形象，也可能突然生病住院等。

3. 信息的缺乏　患者对自己所患疾病的诊断、治疗及将采取的护理措施等不清楚，对手术和药物的疗效存在疑虑，对医护人员说的医学术语不明白，或者是其提出的问题没能得到满意的答复等。

4. 自尊的丧失　患者因疾病而丧失自理能力，进食、如厕、洗澡、穿衣等都需要别人帮助或在治疗、护理时过多暴露身体，因疾病的影响必须卧床休息，不能按自己的意志行事等。

5. 不被重视　医护人员不良情绪或不妥行为，使患者感到不被重视，医务人员没能及时地协助患者满足基本需要，忽视了与患者及其家属的沟通等。

（二）与护理工作有关的压力源

护理人员为满足患者心身需要所提供的专业性帮助，有助于患者康复，但如稍有不慎，也会给患者带来负面影响，所以，必须确保护理工作质量，避免出现以下各项与护理工作有关的压力源。

1. 护士不了解患者的需要（包括生理的、心理的与社会的）。

2. 护士缺乏观察能力和熟练的技术，对病情变化不能及时发现和及时处理。

3. 护理工作中对环境的安排不够妥当，如不够安静、光线过强、温度不适宜等。

4. 护理过程中忽视了言行一致的重要性，以致影响建立相互信任的护患关系。

5. 护理过程中忽略与家属合作。

（三）协助患者适应压力

1. 协助患者找出压力源　评估压力的程度、持续时间，过去承受压力的经验，以及可以得到的社会支持。

2. 协助患者适应医院环境　使病室环境舒适安全，生活方便，减少不良环境因素对患者的影响。护士应主动热情地接待患者，介绍医院的环境、有关规章制度及负责医生、护士，让患者尽快适应住院生活，消除因陌生和孤独带来的心理压力。

3. 协助患者适应患者角色　护士对患者要表示接纳、尊重、关心和爱护。主动了解其病情、生活习惯、心理感受，给予指导；让患者参与治疗和护理计划，以减轻顾虑、主动配合，达到早日康复。

4. 协助患者保持良好的自我形象　住院患者的穿着、饮食、活动都受到医院的限制，常会感到失去自我。又因疾病所致自理能力的降低，而感到自卑。护士应尊重患者，协助保持清洁的外表，改善自我形象。适当照顾患者原来的生活习惯和爱好，使其获得自尊和自信。

5. 协助患者建立良好的人际关系　护士应鼓励患者与同室病友融洽相处，并动员家属及社会支持系统的关心和帮助，使患者感受到他人对自己的关怀和爱护，促进身心健康的恢复。

思考与练习

1. 运用系统论的观点分析人和护理。

2. 患者,李某,23 岁,田径运动员。因股骨颈骨折入院,手术矫正后,患者情绪激动不能很好地配合治疗,请分析:

(1) 该患者有哪些压力源?应采取哪些护理措施帮助患者稳定情绪?

(2) 护士对患者采用的是哪种压力防卫?

3. 马斯洛的人类基本需要层次论是从哪些方面论述的?

4. 艾瑞克森将人格发展分为八期,每一时期的危机是什么?

5. 汉斯·塞利将压力反应过程分为几个阶段?请描述每个阶段的特点。

(杨新月)

第七章　护理学理论

学习目标

掌握：

1. 奥瑞姆自理模式，罗伊适应模式，纽曼保健系统模式的基本内容和主要观点。
2. 奥瑞姆、罗伊、纽曼对护理学四个基本概念的论述。

熟悉：

1. 自理、自理力、治疗性自理需要、刺激、效应者、适应性反应、无效性反应、机体防御、应变防线、正常防线、抵抗线、创造环境等概念。
2. 奥瑞姆设计的三个护理系统并说明各系统适宜的护理对象。
3. 罗伊的适应模式中人作为一个适应系统的适应过程。
4. 纽曼的三级预防保健中各级预防的对象、护理的措施及目标。

了解：

1. 正确判断患者自护能力和治疗性自护需求，并选择正确的护理系统。
2. 分析不同刺激对人体的影响及机体的调节机制。
3. 三种防御机制保护人体中心基本结构的作用。

护理学理论体系是由基础理论、应用理论、方法技术理论三部分组成。本章着重阐述的护理学的基本理论与模式，其目的是阐明护理学的本质、特点、结构、功能和发展规律，揭示实现护理活动目标的合理途径和形式，为护理实践活动提供方向、方法和指导。

学科的发展和自身所面临的保健领域的艰巨任务迫切需要建立起自己的理论体系。20世纪中叶，国外不少护理先驱们在吸收了人文社会学理论精华的基础上，开始摸索并发展了一些护理概念框架和理论模式，为护理知识体系的初步建立和学科知识范畴的确立打下了良好的基础。这些理论和模式试图从不同的角度对护理现象进行解释，对护理中的核心概念进行描述，对概念之间的关系进行逻辑推测。这些为护理知识体系的建立做出了积极的贡献。本章将介绍奥瑞姆的自理理论、罗伊的适应模式和纽曼的保健系统模式。

随着护理学的不断发展，自20世纪50年代后，护理理论家们提出了一些专门论述护理的学说——护理模式，为建立护理独特的理论体系和护理学的发展奠定了基础。各种模式从不同的角度对护理学的基本概念——人、环境、健康和护理进行了描述，每个模式的着眼点、侧重点各有不同。不同的护理理论、模式相互补充，丰富和完善了护理学的理论体系，使人们对护理有了多角度、多层次的认识，为护理实践、教育、科研和管理提供了依据，对护理专业的发展具有一定的指导意义。

第一节　奥瑞姆的自理模式

自理模式由美国当代著名护理理论家多萝西娅·奥瑞姆(Doro thea. E. Orem)(图 7－1)提出。奥瑞姆 1932 年完成初级护理教育,1939 年获美国天主教大学护理学士学位,1945 年获该大学护理教育硕士学位。奥瑞姆护理工作经验丰富,曾任临床护士、带实习教师、护理教育咨询专家等。其理论代表作《护理:实践的概念》自 1971 年起多次再版,系统阐述了其理论。自理模式(self-care model)是奥瑞姆最初于 1959 年提出的,论述了人在自理方面的局限、自理缺陷与健康的关系及其护理需要,并在以后的数十年中得到了进一步完善和发展,在护理教育、科研和临床实践中得到了广泛的应用。

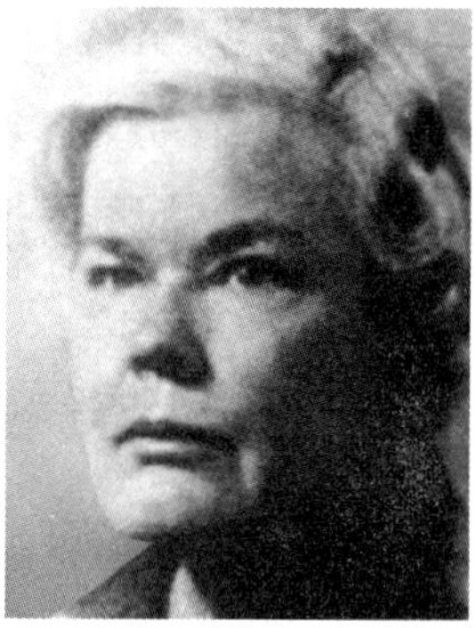

图 7－1　奥瑞姆(Orem)

一、奥瑞姆自理模式内容

自理是个人为维持生命和健康而需要自己进行的活动,是有意识的、通过学习获得的、连续的行为。自理从每天的日常生活中得到发展,个体需要运用智慧和经验,通过不断尝试或向他人学习使自理活动得以更好地完成。当个体或集体都能有效地进行自理时,则会维持人的整体性并促进个体功能的发展。

自理活动并非天生就具有的本能,而是个体在成熟过程中通过学习获得的,受个人年龄、发展状况、健康状态的影响,也受其所处社会的文化、信仰、风俗习惯、家庭等因素的影响。

奥瑞姆自理模式包括三个理论结构:自理结构、自理缺陷结构和护理系统结构。

(一)自理结构(the theory of self-care)

1. 自理(self-care)　自理是从事自我照顾的能力,是个体为了维持自身的结构完整和功能正常,维持生长发育的需要,所采取的一系列自发性调节活动。

2. 自理力(self-care agency)　自理力是个体完成自理活动的能力。是有意义、有目的、为了满足个人的需要而采取的行动。正常人都有自我照顾能力,个人的自我照顾能力和方法是在个人的成长过程中逐渐学会的,因此它受个体的年龄、生活经历、社会文化背景、健康及经济状况等因素的影响。

3. 自理需要(self-care requisites)　自理需要是个体的自理能力在特定时期是否能满足其自我照顾需要。人的自理需要包括以下三个方面。

(1) 普遍性的自理需要:普遍性的自理需要是所有的人在生命周期的各个发展阶段都具有的需要,既有生理方面的,又有心理方面的。是个体为了满足生存的基本需要所进行的一系列活动。如保证足够的空气、水分及食物的摄入;提供有关排泄的护理;保持活动与休息;独处与社会的交往;避免危险;达到群体认可的正常状态。

(2) 发展的自理需要:发展的自理需要是指在生命发展过程中各阶段特定的自理需要以及在某种特殊情况下出现的新的需求。包括两方面:① 个体处于不同的发展阶段,发展的自理需要不同。如婴幼儿期应养成良好的进食、排泄习惯;青少年期能认识自己的第二性征、学习社会和文化知识,学会与人相处;而成年期要有稳定的工作、收入、婚姻,事业有所成就等。②遇到影响个人成长的各种情况时,如失去亲人、失业等,有预防和处理这些不利因素的需求。

(3)健康不佳时的自理需要:健康不佳时的自理需要是指在身体不适、受伤、患病时的自理需要,或由于诊断、治疗措施引起改变后的需要。如膀胱癌术后,患者需学习人工尿瘘的自我护理。

个体的普遍性自理需要、发展性自理需要及健康不佳时自理需要共同构成了特定时期个体总的自理需要。奥瑞姆自我护理理论结构旨在说明什么是自理。

(二)自理缺陷结构(the theory of self-care deficit)

自理缺陷结构是奥瑞姆自理模式的核心,她认为个体在健康不佳时,自理能力受到了限制,需要他人或专业人员帮助,此时的混合行为称为治疗性自理需要(therapeutic self-care demand)。

奥瑞姆认为:在某一特定的时间内,个体有特定的自理能力及治疗性自理需要,当这种护理需要大于自理能力时就需要护理照顾。治疗性自理需要是在个体健康不佳时,需要专业人员实施护理活动时的自理需要,阐述了个体什么时候需要护理。当个体的自理力能够满足治疗性自理需要时,机体处于平衡状态;当个体的自理力无法满足治疗性自理需要时,即出现了自理缺陷。这时,个体为恢复平衡就需要借助外界的力量,即护士的帮助。因此,自理缺陷的出现是个体需要护理的原因。

当一个人不能或不完全能进行连续有效的自我护理时,就需要护理照顾和帮助(图7-2)。护理照顾和帮助的目的除了满足患者的自理需要,同时还要教会患者如何自理,最终达到能够自理。

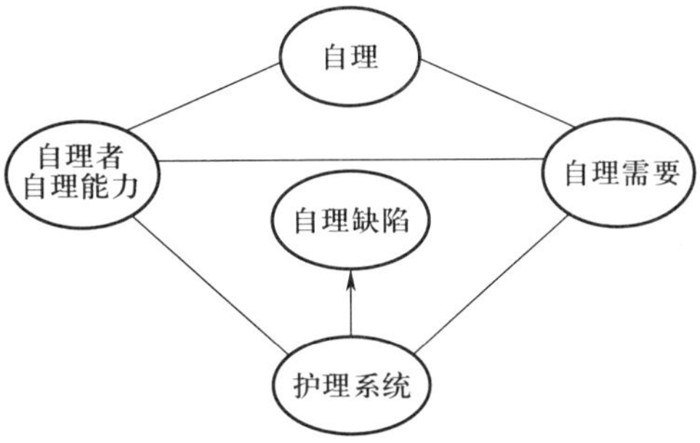

图7-2 奥瑞姆自理理论模式

(三)护理系统结构(the theory of nursing system)

自理缺陷结构确定了个体需要护理的时机,护理系统结构则说明了满足其治疗性自理需要的方法。奥瑞姆提出护士应根据患者的自理需要和自理能力的不同而分别采取三种不同的护理系统:全补偿系统、部分补偿系统和辅助教育系统。并且指出各护理系统的适用范围及护士和患者在各系统中所承担的职责(图7-3)。

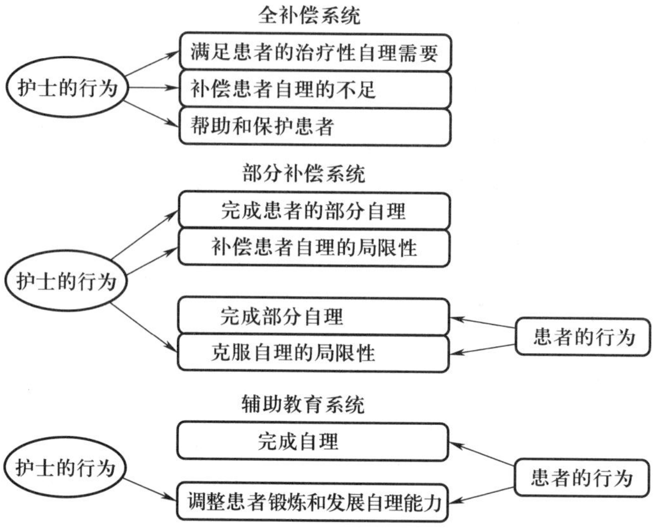

图 7－3　奥瑞姆护理系统结构

1. 全补偿系统（wholly compensatory system）　全补偿系统适用于没有能力完成自理的患者。在此系统中，需要护士进行全面帮助，以满足其各方面的需要及治疗性自理需要。此系统适用于以下几种情况。

（1）患者在神志上、体力上均没有能力进行自理，如昏迷患者。

（2）患者神志清楚，知道自己的需要，但在体力上没有能力去做，如截瘫、病情危重患者。

（3）患者存在精神障碍，无法对自己的自理需要做出正确的判断和决定，如精神分裂症患者、智能低下者。

2. 部分补偿系统（partly compensatory system）　部分补偿系统适用于能完成部分自理活动，但某些方面缺乏自理能力的患者。在此系统中，护士和患者共同承担患者的自理活动，在满足自理需要中都起主要作用。尽管他能满足大部分自理需要，但需护士提供不同程度的帮助，如协助如厕，帮助更换敷料等。此系统适用于以下几种情况。

（1）患者由于疾病或医嘱限制活动，如骨折、手术后的患者。

（2）患者缺乏自理所需的知识和技术，如糖尿病患者每日餐前胰岛素的注射。

（3）患者心理上未准备好学习或履行某些自理行为，如直肠癌术后人工肛门的自护。

3. 辅助教育系统（supportive-education system）　在此系统中，患者需要进行学习并且能够学会如何自护。护士应提供心理上的支持、技术上的指导及合适的环境，使患者克服自理缺陷而完成自理。如糖尿病患者的饮食自理活动。

护士可以根据患者的自理能力和治疗性自理需求而灵活采用三种护理系统。如择期手术患者，入院时可采用辅助教育系统，术前准备时可采用部分补偿系统，术后麻醉未清醒时可采用全补偿系统，清醒后可采用部分补偿系统，出院前则采用辅助教育系统。选择有效的护理系统的目的就是选择最佳的护理方法帮助患者。

二、自理模式的意义

（一）揭示了护理的本质

具体表现为奥瑞姆的学说中对人、环境、健康和护理进行的解释，体现出的护理哲理与整体护理的指导思想完全符合。

1. 人　奥瑞姆认为，人是一个具有生理、心理、社会及不同自理能力的个体，人的自理活动也应包括这几个方面。人有学习和发展的能力，人不是通过本能而是通过后天的学习行为达到自理的。自理能力的培养不但能调动人的主观能动性，而且是尊重人的尊严、尊重患者权利的体现。

2. 健康　奥瑞姆认为，健康的躯体、良好的心理、人际关系和社会适应是人体健康不可缺少的组成部分。认为自理对维持健康是必需的，当人不能维持自理时，疾病便出现。

3. 环境　奥瑞姆认为“环境是存在于人周围的、影响人的自理力的各种因素”。人生活在社会中希望能自我管理，对自身的健康负责，对于不能满足自理需要的人，社会应根据其现有能力提供帮助，因此，自我帮助和帮助他人都被认为是有价值的活动。

4. 护理　奥瑞姆认为，护理是克服和预防自理缺陷发生、发展的活动。护理是一种服务，一种助人的方式。护理活动应根据患者的自理需要和自理能力缺陷程度而定，随着个体自理能力的增强，对护理的需要逐渐减少甚至消失。

（二）明确护理专业的范畴和内容

传统观念认为只有护士替患者做全部的自理活动才是一个好护士，如给患者喂饭、洗脸、剪指甲等，而不考虑患者是否具有自理能力。奥瑞姆认为护士不应无原则地包揽患者全部的自理活动，而应在其现有能力的基础上补偿自理的不足，帮助患者克服自理的局限性，从而恢复和提高其自理能力，明确了护理的职责范围和护士与患者的角色与行为。

（三）强调患者在健康中的主体作用

患者的自我护理对促进健康具有重要的意义，而自理是通过学习逐渐获得的。护士不仅要为有自理缺陷的患者提供帮助，而且要善于调动和激发患者的主观能动性，挖掘患者的自护潜能，引导患者和家属积极参与护理，成为维护和恢复健康的主体。这不但能消除患者自卑、无助、沮丧的情绪，同时也为健康教育提供了机会，扩展了整体护理的内容。

（四）为护理实践提供理论基础

奥瑞姆的理论被广泛地应用于护理教育、临床护理、护理管理和护理科研各领域。首先，它对护理教育提出了更高的要求。作为护士，不但要掌握护理的技术，更要掌握护理的艺术。护士不仅要具备护理学的理论知识，还要具备自然科学、人文科学的理论基础，这就需要培养高素质的护士。其次，自理模式极大地拓展了护理临床实践和科研的领域，并为护士从事健康教育提供了依据。由于护士的职责之一是为护理对象的自理活动做准备和安排，因此，护理就不可能局限于医院内，而是必须面向社会、面向公共卫生和保健事业，进行形式多样、内容丰富的健康教育，满足人们的治疗性自理需要，发挥护理的最大效能。

三、奥瑞姆自理理论与护理实践的关系

奥瑞姆的自理理论被广泛地应用在护理实践中。以奥瑞姆理论为框架的护理工作方法分以下3步。

1. 评估患者的自理能力和自理需要　首先，护士可通过收集资料确定患者存在哪些方面的自理缺陷，以及引起自理缺陷的原因，评估患者的自理能力和自理需要，从而决定患者是否需要护理帮助。

2. 设计恰当的护理系统　根据患者的自理需要和自护能力，在全补偿系统、部分补偿系统和支持教育系统中选择一个恰当的护理系统，并结合患者治疗性自理需求的内容制订详细的护理计划以达到恢复和促进健康、增进自理能力的目的。

3. 实施护理措施　根据护理计划提供恰当的护理措施，协调和帮助患者恢复和提高自理能力。

四、护理病例

患者，男，38岁，个体户，因"乏力、食欲减退18天，尿黄8天，巩膜、皮肤黄染，腹胀6天"于2013年2月5日入院，入院时精神萎靡，实验室检查：乙肝标志物为"小三阳"，总胆红素205.5 μmoL/L，直接胆红素129.9 μmoL/L，天门冬氨酸氨基转移酶（AST）418 U/L，丙氨酸氨基转移酶（ALT）690 U/L，诊断为亚急性重症肝炎（乙型），患者共行3次人工肝治疗。根据患者存在的护理问题、相关因素及危险因素，运用奥瑞姆自理模式分别为其提供支持教育、全补偿性护理及部分补偿性护理。

（一）支持教育

人工肝治疗前，向家属介绍人工肝治疗的意义、方法，取得家属的理解后，与家属共同反复向患者提供支持教育。给予精神、信息支持，了解患者感受及病情对生活的影响，介绍人工肝治疗的意义及治疗过程中可能出现的问题和预防措施，使患者树立战胜疾病的信心。满足自理需要，增强患者主观能动性，鼓励少量多餐，人工肝治疗前，指导进食低脂、高热量、高维生素、富含优质蛋白质、易消化的饮食，必要时先静脉补充足量的能量和液体，防止低血糖、低血压的发生。

皮肤完整性指导，行股静脉插管前向患者讲解插管的意义及配合事项；人工肝治疗前练习床上排便，以防治疗中、后不适应床上排便；下床走动时导致导管脱落或移位，影响拔管后伤口的愈合，保持床铺整洁干净，按摩受压部位，防止压疮的发生。

并发症的自我观察和预防：插管处出血、插管处渗血、皮下出血或血肿；其他部位，如牙龈出血、皮肤黏膜淤斑、消化道出血，指导患者观察创口出血情况，大便颜色及有无恶心、呕吐、心慌等不适，用软毛牙刷刷牙。穿刺完毕用棉签压迫时间大于5 min，指导并帮助患者注意观察体温的变化，如体温逐渐持续升高，常提示有继发感染的可能，积极寻找感染源并处理。

（二）全补偿性护理

在整个人工肝治疗过程中，患者因绝对卧床，故行全补偿性护理，严格消毒隔离；满足营养、排泄、个人卫生、安全等需要，保持室温 28 ~ 30 ℃。患者第 1 次行人工肝治疗时因补充大量的血浆、液体，血流速度过快而发生皮肤瘙痒、皮疹、畏寒、寒战，给予异丙嗪 12.5 mg 肌肉注射后缓解。但患者出现恐惧心理，惧怕做第 2 次治疗，及时给予心理护理，指导患者全身整体放松，保持心情平静，缓解紧张、焦虑、恐惧的负性情绪，消除患者的恐惧心理，主动配合治疗。

（三）部分补偿性护理

人工肝治疗后，仍需对患者进行观察及护理，护士和患者在满足自理需要时都起主要作用，在自理操作时共同参与活动，如监测生命体征、口腔护理、翻身、预防出血、保持深静脉导管通畅固定、避免感染等，合理膳食不能维持正氮平衡时行静脉输注氨基酸、白蛋白、血浆等营养支持，以满足患者的生理需要和自理需要。随着病情好转，患者逐渐活泼开朗，对治疗充满自信。2013 年 3 月 15 日复查肝功完全恢复正常，出院后至今无复发。

第二节　罗伊的适应模式

适应模式是由美国护理理论家卡利斯塔·罗伊（Sister Callista Roy）（图 7 –4）提出的。罗伊 1963 年获护理学士学位，后又先后获护理、社会学双硕士学位以及社会学博士学位。她在 20 世纪 70 年代提出了适应模式（adaptation model），先后出版了论述其适应模式的理论专著：《护理学简介：适应模式》《护理理论架构：适应模式》以及《罗伊的适应模式》等。适应模式围绕人的适应性行为组织护理活动，通过护理活动来促进人的适应能力的提高，达到帮助人恢复和维持健康的目的。

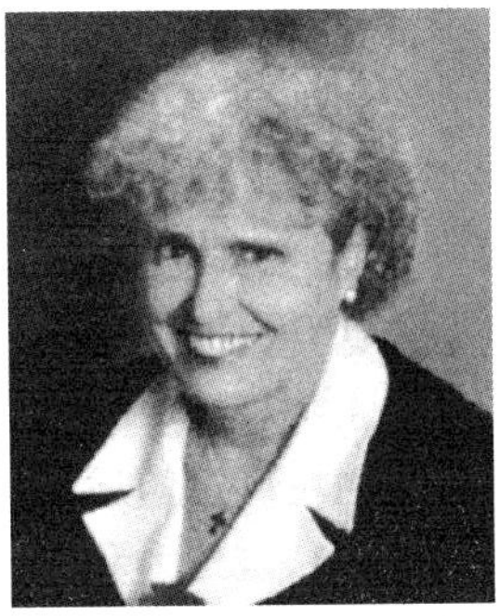

图 7 – 4　罗伊（Roy）

一、罗伊适应模式内容

人作为一个系统始终处于内部和外部的各种刺激中，要不断地从生理、心理两个层面调节，以适应内外环境的变化，维持自身在生理功能、自我概念、角色功能和相互依赖方面的完整，从而保持健康（图 7 –5）。

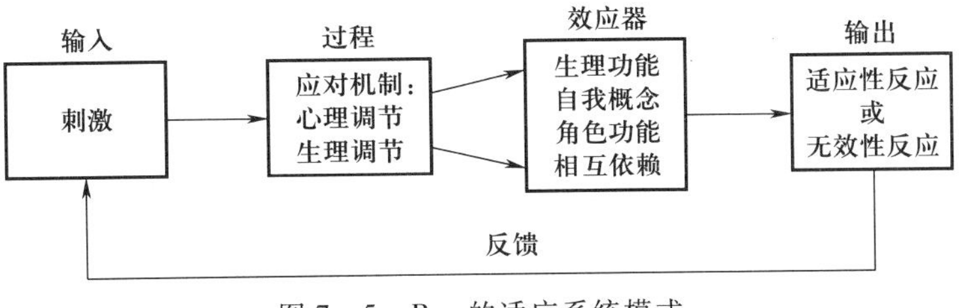

图 7 – 5　Roy 的适应系统模式

（一）刺激

刺激（stimulus）是指能够引起护理对象某种反应的内部或外部的任何事物。罗伊认为刺激和人的适应水平构成适应系统的输入，刺激可分三类。

1. 主要刺激（focal stimulus） 是指人所直接面对的、需要立即适应的刺激。它可以是生理上的改变，如外伤、疾病；也可以是环境的改变，如住院；还可能是一种关系的改变，如家庭添加新成员。

2. 相关刺激（contextual stimulus） 是指所有内在的或外在的，对当时的情况有影响的刺激。相关刺激是一些诱因性刺激。这些刺激是可观察到的，可测量到的或由本人所诉说的。

3. 固有刺激（residual stimulus） 是指原有的、构成本人特性的刺激，与当时的情况有一定联系，可能引起机体反应但未得到证实的刺激。如一个人的遗传因素、个性、嗜好等。如心绞痛患者面临的主要刺激是心肌缺氧所致的胸痛；相关刺激是冠状动脉硬化狭窄程度、活动量、疼痛阈、环境温度等；固有刺激有吸烟史、工作压力等。

（二）应对机制

应对机制（coping mechanisms）是指个体对环境的变化，进行先天或后天学习得来的反应方式。罗伊用应对机制来说明人这个适应系统的控制过程。她认为有些应对机制是先天获得的，而有些应对机制则是后天学习获得的。人们通过应对机制来完成自身系统的调节过程，有两种调节机制。

1. 生理调节（physiological regulation） 当刺激作用于机体时，机体通过神经－化学－内分泌途径进行调节而产生反应，称生理调节。如呼吸的调节，当血中 CO_2 浓度增高时，会刺激颈动脉体与主动脉体的化学感受器，引起呼吸加速，增加 O_2 与 CO_2 的交换。

2. 心理调节（mental regulation） 当刺激作用于机体时，机体通过大脑皮质接受信息，经过学习、判断和情感变化等复杂过程进行的调节，称心理调节。如有剧烈疼痛的患者，采取休息等一般措施不能缓解时，会到医院接受检查和治疗。这一行为是大脑接受信息，分析、判断和做出决定的过程，即为心理调节过程。

人是一个完整的个体，遇到刺激时，可以单独发生某一方面的调节，但生理和心理调节一致共同发挥作用更常见。

（三）效应器

效应器（effector）是指传出神经纤维末梢及其所支配的肌肉或腺体，这种从中枢神经向周围发出的神经纤维终止于骨骼肌或内脏的平滑肌或腺体，支配肌肉或腺体的活动。适应水平因人而异，并受应对机制的影响而不断改变。个体在运用应对机制后可以维持以下四个方面的适应。

1. 生理功能（physiological function） 指与人的基本适应需要相关的生理需要，包括呼吸、循环、营养、排泄、活动与休息、水与电解质平衡、皮肤完整性等。

2. 自我概念（self-concept） 是指与自我相关的信仰及感觉。包括躯体自我和人格自我。躯体自我，即对自身的感觉和身体形象；人格自我，即对自我的理想、期望、伦理、道德感等。

3. 角色功能(role function) 即人行使其社会角色的表现,如角色冲突、角色转移、角色失败等。

4. 相互依赖(interdependence) 是指人与重要关系人或支持系统的关系,如分离性焦虑、孤独等。

(四) 输出

人的行为是适应系统的输出。输出的行为包括内部和外部行为,这些行为都是可以被观察、测量并记录的。刺激作用于机体,经过调节过程,调节人的生理功能、自我概念、角色功能和相互依赖各方面,罗伊将输出分为适应性反应和无效性反应。

1. 适应性反应(adaptive response) 可以促进人的整体性的反应,以达到生存、成长、繁衍、主宰及自我实现。即人能适应刺激并维持自我的完整统一。

2. 无效性反应(ineffective response) 是指无法使人达到生存、成长、繁衍、主宰及自我实现的反应。即人不能适应刺激,自我的完整统一受到损害。

人在面对刺激时能否做出有效的反应取决于其适应水平。若把适应水平比作一条直线,则其适应区在该线上下两条虚线之间,这就是人的适应范围。当全部的刺激作用于适应范围以内,输出的将是适应性反应,反之,则输出无效性反应(图 7-6)。

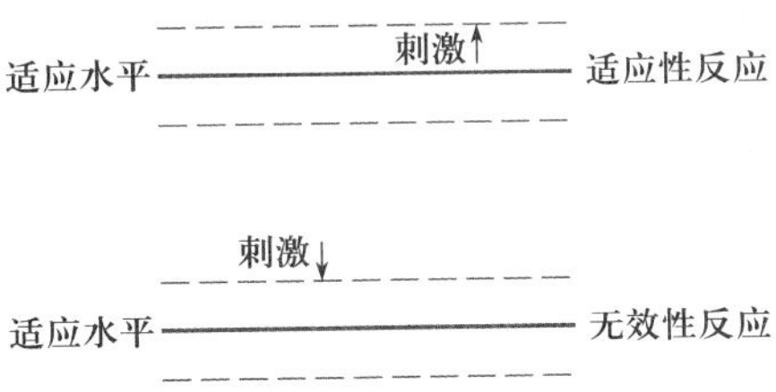

图 7-6 适应水平

个人的适应能力不是固定不变的,而是随时间、环境、条件的不同而变化。

二、适应模式的意义

(一) 丰富了护理理论体系

罗伊适应模式的内容涉及对五个基本要素的描述包括人、健康、环境、护理目标和护理活动。

1. 人 罗伊认为人作为护理的接受者,可以是个体,也可以是家庭、群体、社区或社会。人作为一个具有生物、心理和社会属性的有生命的开放系统,处于不断与环境互动的状态。在这种人与环境之间的互动变化中,人需要适应并保持其完整性。因此,人是一个适应系统。

2. 健康 罗伊认为健康是人的功能处于对改变持续适应的状态。健康是人达到完整的一种状态和过程,没有完整性就没有健康。适应是促进人的生理、心理和社会完整的过程。当人能够不断适应,即做出适应性反应时,就能保持健康;当人的应对无效,即做出无效性反应时,就会导致疾病。

3. 环境　罗伊认为环境是“围绕和作用于人或群体发展和行为的所有情况、事件和影响因素”。人生存在一个对内部与外部刺激开放的环境中。

4. 护理　罗伊认为护理应先明确目标然后再进行护理活动。

(1) 护理目标:护理目标是对作用于人的各种刺激加以控制,使个体能够耐受较强的刺激。促进人在四个适应层面上的适应性反应。适应性反应是对健康有利的反应,使人得以生存、成长、繁衍、主宰及自我实现。

(2) 护理活动:为了达到增进个体适应性反应的目标,护士可通过采取护理措施控制各种刺激,以促进人的适应性反应或是扩大人的适应范围,从而做出适应性反应,恢复和保持健康。

(二) 指导护士全面、整体地看待护理对象

人在面对刺激时会表现出在生理功能、自我概念、角色功能和相互依赖等多方面的反应,护士在观察患者时,应收集这四个方面的适应性行为,从而在生理、心理和社会各方面了解患者,更好地实施整体护理。

(三) 人与环境的协调统一是维持健康的基础

护理的宗旨是帮助人改善和适应环境,以达到最佳的健康状态。护士应在了解护理对象的适应水平及所有的刺激的基础上,促进其在生理功能、自我概念、角色行为和相互依赖方面的适应性反应。各种内部和外部的刺激都是对人的适应能力的挑战,护士应观察和识别所有作用于护理对象的刺激,包括主要刺激、相关刺激和固有刺激,明确刺激后,就能找出护理问题,也就指明了护理的方向,即对各种刺激加以控制,使其在护理对象的适应范围之内,也可扩大患者的适应范围,从而进一步促进患者的适应性反应,恢复和维持其身心健康。

三、罗伊适应模式与护理实践的关系

罗伊根据适应模式发展,将护理的工作方法分为6个步骤,包括一级评估、二级评估、诊断、制定目标、干预和评价。

(一) 一级评估

一级评估是指收集与生理功能、自我概念、角色功能和相互依赖四个方面有关的输出性行为,故又称行为评估。通过一级评估,护士可确定患者的行为反应是否存在无效性反应。

(二) 二级评估

二级评估是对影响患者行为的三种刺激因素的评估,故又称因素评估。通过二级评估,可帮助护士明确引发患者无效性反应的原因。

(三) 护理诊断

护理诊断是对患者适应状态的陈述或诊断。护士通过一级和二级评估,可明确患者的无

效性反应及其原因，进而可推断出护理问题或护理诊断。

（四）制定目标

目标是对患者经护理干预后应达到的行为结果的陈述。制定目标时护士应注意尽可能与患者共同制定并尊重患者的选择，且制定可观察、可测量和可达到的目标。

（五）护理干预

护理干预是护理措施的制定和落实。罗伊认为护理干预可通过改变或控制各种作用于适应系统的刺激，使其全部作用于个体适应范围内。控制刺激的方式有改变刺激、减弱刺激或消除刺激。护理干预要着重于提高患者的应对能力、扩大适应范围，使全部刺激能作用于适应范围以内，以促进适应性反应。

（六）护理评价

在评价过程中，护士应将干预后患者的行为改变与目标行为相比较，确定护理目标是否达到，然后根据评价结果再做出计划的修订与调整。

四、护理病例

患者，男，67 岁，胃癌，病程为 3 个月，晚期，有广泛转移。有疼痛、呕吐、食欲减退、进食少、消瘦、水肿及焦虑、抑郁等症状和体征。行化疗和营养支持治疗。实施罗伊护理程序 4 个月，情绪稳定，能配合治疗、护理，可进流质和半流质饮食并已与家人计划安排好死后的有关事宜。

适应性问题及其护理：

1. 生理方面

（1）疼痛

1）护理评估：表现为疼痛剧烈，呻吟不止，影响睡眠。依据 VRS 疼痛评估法为 3 级（重度）。与主要刺激（肿瘤侵犯内脏组织、压迫神经）、相关刺激（对死亡的恐惧）、固有刺激（活动障碍，长期卧床引起的疼痛）有关。

2）护理目标：疼痛得到有效控制，患者的痛苦减轻，有充足的休息和睡眠。

3）护理措施：按医嘱执行 WHO 三阶梯止痛法，用哌替啶等麻醉性止痛剂有效控制疼痛；辅以针灸、热敷等物理方法；护士或家属抚摸患者疼痛部位，握着患者的手与其交谈，分散其注意力；听舒缓悠扬的音乐，改善患者的不良情绪。

4）效果评价：疼痛得到有效控制，有所缓解。

（2）呕吐

1）护理评估：表现为食欲差、恶心、呕吐，进食少，甚至因为害怕呕吐而拒绝进食。与主要刺激（消化道肿瘤的刺激，化疗药物的不良反应）、相关刺激（床上大小便、呕吐物等物理环境的刺激）、固有刺激（因疾病的折磨而产生的焦虑、恐惧、绝望等不良心理状态的影响）有关。

2）护理目标：患者了解恶心呕吐的原因，知道其缓解方法及注意事项，尽量减少呕吐的发生，不影响进食。

3）护理措施：遵医嘱定时给予静脉或肌肉注射止呕剂如昂丹司琼、甲氧氯普胺等；进行心理暗示，每餐进食前 30 min 肌肉注射甲氧氯普胺 10 mg。同时，给以心理支持，向患者表达理解和关爱。解除其躯体痛苦，包括止痛、止呕、改善呼吸困难等，提高其生活质量。

4）效果评价：患者呕吐得到有效控制，有所缓解。

2. 自我概念方面　情感障碍。

（1）护理评估：患者表现为悲观、绝望和对死亡的恐惧等负性情绪，与主要刺激（病情的日益加重以及治疗的无望）、相关刺激（由于病痛的折磨使其难以忍受，希望死神早日降临，同时又害怕死得痛苦，仍有对生活的留恋，担心难以支付昂贵的医疗费用）、固有刺激（对病痛及死亡的认识不足，缺乏正确的生死观，害怕面对死亡）有关。

（2）护理目标：患者能树立正确的死亡观，坦然地面对、接受死亡，改善不良情绪。

（3）护理措施：进行死亡观教育，让患者认识到死亡是不可避免的，是人类作为一个生存整体所必不可少的阶段。同时，给以心理支持，向患者表达理解和关爱。握住患者的手，耐心倾听其诉说；鼓励家属、朋友多来看望和陪伴，减少孤独和悲哀；了解患者临终前的心愿，倾听其心事，尽量满足其要求，使其没有遗憾地离开人世；尊重患者习惯和信仰，满足其精神及自尊的需求，保持身体及衣着的整洁，使其死得有尊严。此外，解除其躯体痛苦，包括止痛、止呕、改善呼吸困难等，提高其生活质量。

（4）效果评价：患者已做好了接受死亡的准备，心态平和，并与家人计划和安排好死后的有关事宜。

3. 角色功能方面　角色适应不良：病情发展较快，住院初期不能适应长期卧床、生活不能自理的患者角色。

（1）护理评估：表现为烦躁不安，想回家等，与主要刺激（由在家庭中的老伴、爷爷和父亲等角色转变成医院的患者角色）、相关刺激（缺少家人和朋友的陪伴而产生的孤独情绪；担心老伴无人照顾、孙子无人照看、养花无人料理等）、固有刺激（年老，生理和心理方面的适应能力减弱）有关。

（2）护理目标：患者能尽快适应角色转换，以良好的心态面对生活。

（3）护理措施：给予人性化的关怀，多与患者沟通，了解患者的感觉，倾听其诉说，并给予适当的安慰和鼓励，鼓励家属和亲友多来看望和陪伴，以减少患者的孤独感；协助家属安排好家事，减少患者的顾虑。同时，减轻躯体不适，给予有效地止痛、止吐措施，鼓励患者进食，改善营养，适当帮助患者下床活动。

（4）效果评价：患者在较短的时间内逐渐适应患者角色，安心住院治疗。

4. 相互依赖方面　患者在住院初期表现为对医务人员的精心治疗和护理不但不理解反而有不满情绪。

（1）护理评估：表现为不能配合治疗和护理，拒绝吃药和输液等，与主要刺激（家属怕患者不能接受而没有告知其真实病情，造成患者对治疗效果不满意，对医生产生不满情绪）、相关刺激（家属与患者及医护人员与患者的沟通不利）、固有刺激（性格急躁、固执）有关。

（2）护理目标：以良好的心态度过生命的最后时期。

（3）护理措施：让患者知道其真实病情。配合家属采取适当的、慎重的方式告知患者真实的病情，说服患者接受事实，以积极的心态对待所患疾病，配合治疗和护理。多与患者进行沟通,让患者有被尊重、被关心和被爱护的感觉,诱导患者正确对待生老病死,以良好的心态度过生命的最后时期。

(4) 效果评价:患者已接受事实,并能配合治疗和护理,医患关系得到改善。

晚期癌症患者面临着严重的生理、心理、社会与精神三方面的问题,需要给予其生活护理、心理护理、症状的处理,特别是控制疼痛以及尽量满足患者的各种社会需要。而罗伊适应模式的特点正在于从人的生理、心理、社会与精神三方面分别找出适应性问题,并明确每个问题的主要刺激和相关刺激,通过护理控制各种刺激,帮助患者减少无效反应,促进适应性反应。通过运用适应模式学说,将四种适应方式贯穿于晚期癌症患者的护理中,认识到护士首先应丰富自己的护理理论知识及社会伦理、道德、宗教、人文等多学科知识,并以极大的热情和爱心去关怀患者,从观察和交流中收集各种适应性问题的资料,并采取有效的护理措施,促进患者的适应性反应,使患者能从容地面对死亡、接受死亡,从而可以安详而又舒适地度过生命的最后时期。运用罗伊适应模式可以提高护士的理论水平,改善护患关系,提高护理质量。

第三节　纽曼的保健系统模式

保健系统模式是由美国护理理论家贝蒂·纽曼(Betty Neuman)(图 7-7)提出的。她是美国杰出的护理理论家,精神卫生护理领域的开拓者。她在 1947 年完成了初级护理教育后,又先后获护理学学士、精神卫生硕士及临床心理学博士学位。20 世纪 60 年代以后逐步发展并完善了其保健系统模式(health care system model)。其理论代表作《纽曼系统模式在护理教育与实践中的应用》较完善地阐述了她的护理观点,并广泛应用于指导社区护理及临床护理实践。

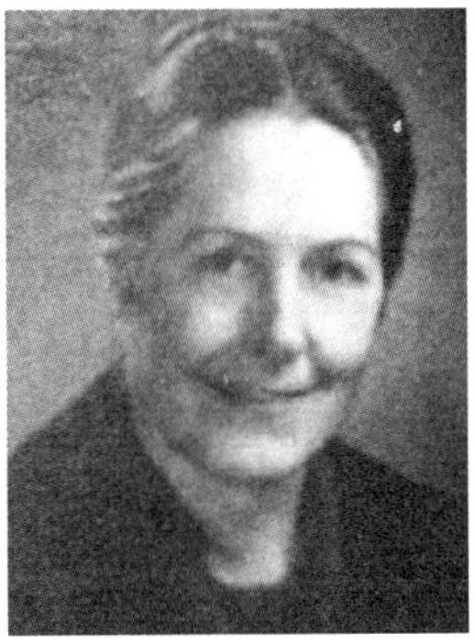
图 7-7　纽曼(Neuman)

一、纽曼保健系统模式内容

纽曼保健系统模式是围绕压力与系统组织的。模式为一个综合的、以开放系统为基础的护理概念性框架。主要考虑压力源对人的作用及如何帮助人应对压力源,以发展及维持最佳的健康状态。模式包括三部分内容:压力源、机体防御和预防保健护理。

(一) 压力源

压力源(stressor)为可引发紧张和导致个体不稳定的所有刺激。纽曼将压力源分为:

1. 个体内的　个体内的压力源指来自于个体内与内环境有关的压力,如愤怒、悲伤、自我形象改变、自尊紊乱、疼痛、憋气、失眠等。

2. 人际间的　人际间的压力源指来自于两个或多个个体之间的压力,如夫妻关系、上下级关系、护患关系紧张,父母与子女间的角色期望冲突等。

3. 社会的　社会的压力源指发生于体外、距离比人际间压力更远的压力,如经济状况欠佳、下岗失业、环境陌生等。

（二）机体防御

机体防御(organism defense)是机体为抵抗压力源所具备的正常防卫能力及结构。纽曼认为,人是与环境持续互动的开放系统,称为护理对象系统。这个系统的结构可以用围绕着一个核心的一系列同心圆来表示(图 7－8)。

核心部分为基本结构(basic structure),是机体生存的基本因素和能量源。它由生物体共有的生存基本因素组成包括:解剖结构、生理功能、遗传基因、反应类型、自我结构、认知能力、体内各亚系统的优势与劣势等。在基本结构外机体具有三种防御线抵抗压力源的侵扰,以维持自身系统的稳定和完整。

1. 应变防线(flexible line of defense)　应变防线为基本结构最外层的实线圈。

应变防线是机体的第一层防线,位于正常防线之外。是一种活动性的、易变的状态,具有保护性的缓冲力量,充当机体的缓冲器和滤过器,又称弹性防线。应变防线距正常防线越远,即应变防线越宽,其缓冲、保护作用越强。应变防线受个体生长发育、身心状况、认知技能、社会文化、精神信仰等影响。失眠、营养不足、生活欠规律、身心压力过大等都可削弱其防御效能。应变防线的主要功能是:防止压力源入侵,缓冲、保护正常防线,对维持机体的正常状态及功能起着重要的缓冲作用。

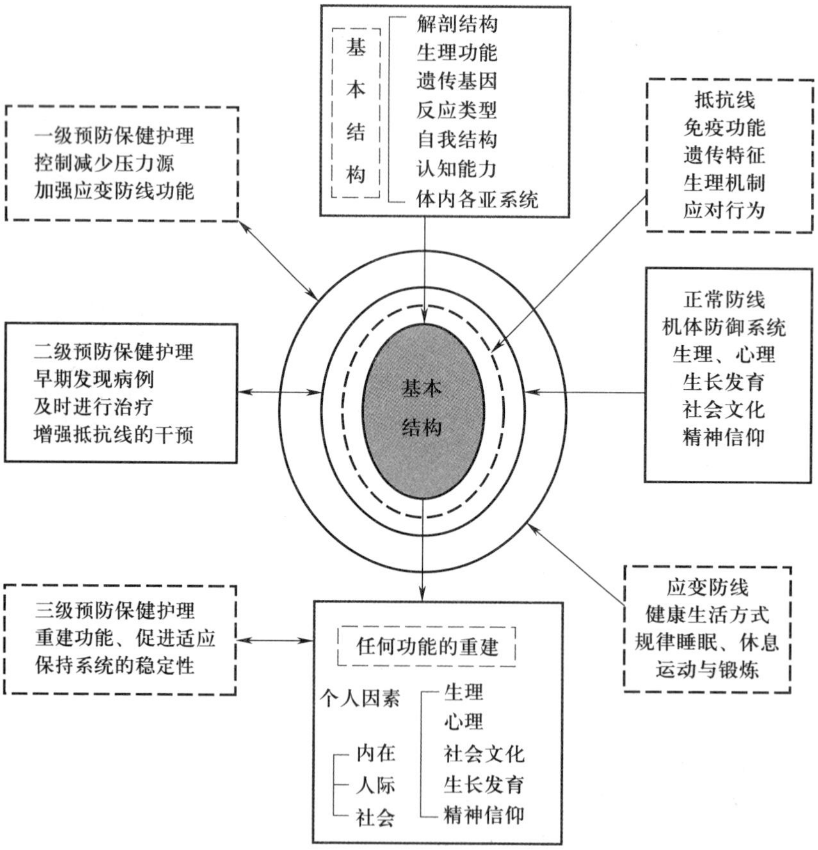

图 7－8　纽曼人体结构及整体观

2. 正常防线(normal line of defense)　正常防线为应变防线内层的实线圈。

正常防线是机体的第二层防线,位于应变防线和抵抗线之间。是机体防御系统的主体,通过生理、心理、社会文化、生长发育、精神信仰的变化来预防压力源的袭击。机体的正常防线是人在其生命历程中建立起来的健康状态或稳定状态,它是个体在生长发育及与环境互动过程中对环境中压力源不断调整、应对和适应的结果。正常防线也有伸缩性,但变化速度较慢。当健康水平增高时,正常防线扩展;健康状态不佳时,正常防线则萎缩。如正常防线被破坏,机体的稳定平衡受损,则不能代偿地应对压力源而出现疾病。正常防线的主要功能是:调动机体各方面因素,对压力源做出适当的调节,维持机体健康的稳定状态。

3. 抵抗线(lines of resistance)　抵抗线为紧贴基本结构外层的虚线圈。

抵抗线是机体的第三层防线,位于基本结构外。是保护人基本结构稳定、完整及功能正常的防卫屏障。包括免疫功能、遗传特征、生理机制、应对行为等。当压力源入侵到正常防线时,抵抗线被无意识地激活,若抵抗线的功能有效发挥,可促使个体恢复到正常防线的健康水平。若抵抗线功能失效,可导致个体能量耗竭,甚至死亡。抵抗防线的主要功能是:维持机体基本结构正常的状态。

以上三种防御机制,既有先天赋予的,也有后天学习获得的,抵抗效能取决于个体心理、生理、社会文化、发展、精神五个变量的相互作用。三种防御线中,应变防线保护正常防线,抵抗线保护基本结构。当个体遇到压力源时,应变防线被首先激活,若抵抗无效,正常防线遭到侵犯,人体发生反应、出现症状,此时,抵抗线被激活,若抵抗有效,个体又恢复到通常的健康状态。

(三)预防保健护理

纽曼认为护士应根据个体对压力源的反应采取不同水平的干预,从控制压力源或增强人体各种防卫系统功能两方面帮助护理对象保持、维护、恢复护理系统的平衡与稳定,获得最佳的健康状态。护理措施是由三级预防保健护理(preventive nursing)完成的。

1. 一级预防(primary prevention)　当怀疑或发现压力源确实存在而压力反应尚未发生时,采取的预防措施。一级预防的目的是防止压力源侵入正常防线,保持机体系统的稳定,促进及维护人的健康。主要措施可采取减少或避免与压力源接触,巩固应变防线和正常防线来进行干预。

2. 二级预防(secondary prevention)　当个体表现出压力反应时,采取的治疗措施。此时压力源已侵入正常防线,系统的动态平衡被破坏,机体出现症状或体征。二级预防的目的是减轻和消除反应、增强抵抗线,获得系统的稳定性以促进个体恢复健康状态。主要措施是早期发现病例、及时进行治疗,增强抵抗线来进行干预。

3. 三级预防(tertiary prevention)　当经过积极有效的治疗后机体达到基本稳定的状态时所采取的护理措施。三级预防的目的是进一步维持系统的稳定、减少后遗症,防止复发。主要措施是帮助护理对象彻底康复及重建功能,加强护理措施来进行干预。

上述三级预防保健护理可应用于不同的护理对象,也可应用于同一护理对象对压力源反应的不同时期。如对有心血管病家族史的中年人,平时应给予一级预防的指导,建议不吸烟、不酗酒、清淡低盐饮食、定时锻炼身体等,以加强应变防线、保护正常防线。当近期因工作压力过大、人际关系紧张，血压波动高于正常范围，应采取二级预防治疗措施，早期就医、服药治疗，合理安排工作，适当休息，以加强抵抗线。当血压平稳后，应给予三级预防护理干预，帮助护理对象进一步维持个体的稳定、防止复发。

二、保健系统模式的意义

（一）促进了现代护理观的形成

1. 人　纽曼提出的整体观的概念，认为人是一个多维的、整体的开放系统，包括生理、心理、社会文化、精神信仰、生长发育五个层面。各个部分之间相互联系，并与环境中的压力源持续互动。人不仅指个体，还包括家庭、群体、社区。

2. 环境　纽曼将环境定义为：任何特定时间内影响个体和受个体影响的所有内外因素。人体内部的、人际间的、社会的压力源是环境的重要成分。纽曼特别提出的创造环境（created environment）是人在不断地适应内、外环境的刺激过程中，为了自身系统的完整和稳定所自发产生变化的环境。

3. 健康　纽曼认为健康是一种生命能量的平衡，是系统的各个组成部分相互和谐的状态。健康与疾病是一个连续的、动态的过程。健康就如一种“活能量”，当机体产生和储存的能量多于消耗时，个体的完整性、稳定性增强，向着健康方向发展；而当能量产生与存储不能满足机体所需，个体的完整性、稳定性减弱，出现疾病，并逐渐走向衰竭、死亡。

4. 护理　纽曼将整体护理法作为她保健系统模式中护理工作的方法。通过有目的的干预，帮助个体减少压力源，以扭转压力对人所造成的影响，最大限度地保持护理对象的平衡、和谐的健康状态，使个体、家庭和群体获得并保持最佳的健康水平。

（二）指导护士全面、系统地看待护理对象

机体具有三种防线抵抗有害压力源的干扰，维持自身系统的稳定和完整。机体一生中防御系统的主体是通过生理、心理、社会文化、生长发育、精神信仰等方面来预防、抵抗压力源的袭击。护士在观察患者时，应从这五个层面了解、收集资料，用系统的观点看待护理对象，在诸多因素影响机体健康时，应根据压力源对机体的影响程度，进行排序，并制订出相应的预防措施，更好地实施整体护理。

（三）帮助护理对象维护和保持健康

护理的最终目标不仅是维持和促进个体高水平的健康，而且更重要的应是面向家庭、面向社区，达到最终提高整个人类社会的健康水平。护士应根据个体对压力源的反应采取不同水平的干预。如对一般人群的一级预防：健康教育、咨询；对已出现疾病个体的二级预防：指导及早就医，积极治疗；对已康复或处于恢复期个体的三级预防：有针对性地护理帮助，使机体适应各种压力源，重建系统的稳定。

三、纽曼保健系统模式与护理实践的关系

纽曼发展了以护理诊断、护理目标和护理结果为步骤的独特的护理工作方法。她的护理

方法反映了系统论思想，她认为系统进程和护理措施都是有目的的、有方向的。

1. 护理诊断　首先护士需要对个体的基本结构、各防线的特征以及个体内、人际间、社会存在和潜在的压力源进行评估。然后再收集并分析个体在生理、心理、社会文化、精神与发展各个方面对压力源的反应及其相互作用资料。最后就其中偏离健康的方面做出诊断并排出优先顺序。

2. 护理目标　护士以保存能量，恢复、维持和促进个体稳定性为护理原则，与患者及家属一起，共同制订护理干预措施并设计预期护理结果。纽曼强调应用一级、二级、三级预防原则来规划和组织护理活动。

3. 护理结果　护理结果是护士对干预效果进行评价并验证干预有效性的过程。评价内容包括个体内、外及人际间因素是否发生了变化，压力源本质及优先顺序是否改变，机体防御功能是否有所增强，压力反应症状是否得以缓解等。评价的结果应使护理目标及干预措施得以重新修订。

护理专业的对象是人，人是一个复杂的社会生物体，具有生理、心理、社会及精神等方面的需要，为了满足人作为一个整体的需要，达到最大限度地保持健康、预防疾病及促进康复的护理目标，就必须应用护理理论来指导护理实践。护理理论为护理向科学化的专业发展提供了有力的保证。

四、护理病例

患者，女性，31 岁，未婚，大专学历。因右乳肿块收治入院，于 2013 年 4 月 15 日在硬膜外麻醉下行右乳癌改良根治术。病理示：右乳浸润性导管癌，腋窝淋巴阳性。术后患侧上肢部分功能障碍，鼓励早期进行患肢功能锻炼，但出院时右手只能摸到左肩。皮瓣愈合良好，未发生皮下积液及患侧上肢淋巴肿大。术后一周行 CEF 方案化疗 3 天，化疗引起恶心、呕吐等胃肠道不适症状，并开始有脱发现象，无特殊处理，化疗一周后出院。

护理诊断

1. 评估　基本结构：明确诊断为右乳腺浸润性导管癌。

(1) 应变防线：已被压力源穿透。入院后不适应医院环境，正常生活规律被打乱，失眠、焦虑等因素使应变防线防御效能减弱。

(2) 正常防线：弱：① 已施行右乳癌改良根治术，切除了右侧整个乳房、清扫右侧腋窝淋巴结；② 术后患肢功能出现部分障碍，出院时右手只能摸到左肩；③ 化疗引起恶心、呕吐等胃肠道不适症状及有脱发现象。强：① 能参加单位体检，患病前每周一次去健身房跳操；② 与父母、朋友、同事相处融洽；③ 事业发展顺利，个人价值得到体现，入院前一个月刚晋升为部门主管；④ 术后能积极进行功能锻炼。

(3) 抵抗线：弱：① 病理报告示右乳腺浸润性导管癌；② 心理焦虑。强：皮瓣愈合良好，未发生皮下积液及患肢淋巴肿大。压力源：体内的——手术、化疗对机体的创伤；对疾病相关知识的缺乏；担心疾病的预后和复发。体外的——环境陌生。人际间的——对未来婚姻希望的破灭；担心拖累父母。压力反应：生理性的——患肢功能障碍；化疗后恶心呕吐、脱发。心理性的—— 焦虑失眠。

2. 诊断

（1）患肢功能障碍：右手只能摸到左肩　与手术范围较大有关。

（2）自我形象紊乱：悲观、焦虑、无法接受身体形象的改变　与右乳癌改良根治手术后右乳房缺失及伤口的瘢痕、化疗所带来的脱发有关。

（3）焦虑：失眠，食欲减退，否认、不愿意接受现实　与对疾病的无知与害怕，担心拖累家人，缺乏对未来生活的安全感有关。

（4）睡眠紊乱：失眠　与环境陌生、对疾病的无知与害怕、对乳房缺失和脱发感到不安有关。

护理目标与措施：以保存能量，恢复、维持和促进患者在生理的、心理的、社会文化的、精神与发展方面的稳定性与完整性为前提，与患者共同制订预期目标并制订应采取的初级、二级、三级护理干预措施，使患者能有充足的睡眠时间，保持平和的心理状态，解除焦虑心理，树立治疗信心，应用有效的应对方法接受疾病所带来的形体变化。

初级预防措施：① 进行术后健康教育，教会患侧上肢保护方法，避免出现淋巴肿大；② 指导患者出院后定期随访并按时进行正确的乳房自检，旨在早期发现危险信号，强化患者的弹性防御线。二级预防措施：① 主动介绍病区环境与作息制度，主治医生和护士，加强与患者的交流与沟通，及时了解患者心理状态，讲解疾病的有关知识和治疗效果，安排已顺利完成手术的同病种患者进行亲身体验介绍，鼓励其家属或好友多陪伴，使患者能较快地适应患者角色。② 教会患者正确的术后患侧上肢锻炼方法，预防患侧上肢淋巴肿大。三级预防措施：与患者共同探讨人生的价值取向，劝慰患者无须过分注重身体形象的改变，提供乳房假体的有关信息，积极帮助患者对术后乳房假体的选择。

护理结果：通过“三级预防”措施，患者心境变开朗，愿意吐露心声，积极配合治疗，接受手术所带来的形体改变，出院后坚持患肢的功能锻炼，定期进行乳房自检，顺利完成 6 个疗程的化疗，完全康复，重返工作岗位。

不同护理理论对护理学中 4 个概念的论述见表 7－1。

表 7－1　不同护理理论对护理学中 4 个概念的论述

概念	奥瑞姆自理理论	罗伊适应模式	纽曼健康系统模式
人	人是一个具有生理、心理、社会及不同自理能力的整体，人的自理能力是后天学得的	人是具有生物、心理和社会属性的有机整体，是一个适应系统	人是一个多维的、整体的开放系统，包括生理、心理、社会、精神、文化、发展 6 个层面
健康	良好的生理、心理、人际关系和社会适应是人体健康不可缺少的组成部分	成为一个完整和全面的人的状态和过程，是人的功能处于对刺激的持续适应状态，是适应的一种反映	健康是从疾病到强健的连续体，为任何时间点上个体身心、社会文化、精神与发展等各方面的稳定与和谐状态
环境	存在人的周围并影响人的自理能力的所有因素	围绕并影响个人或群体发展与行为的所有情况、事件及因素。环境中包含主要刺激、相关刺激和固有刺激因素	任何特定时间内影响个体和受个体影响的所有内外因素。人体内部的、外部的、人际间的压力源是环境的重要成分

续表

概念	奥瑞姆自理理论	罗伊适应模式	纽曼健康系统模式
护理	护理是预防自理缺陷发展并为有自理缺陷者提供治疗性自理的活动。护理是一种服务，一种助人方式	通过采取措施控制各种刺激，使刺激全部作用于个体的适应范围之内，或通过扩展人的适应范围，增强个体对刺激的耐受能力，促进人在四个适应层面上的适应性反应，从而使人得以生存、成长、繁衍、主宰及自我实现	是一种有目的的干预活动，通过减少或避免影响最佳功能发挥的压力因素和不利状况，促使个体恢复、维持稳定、和谐与平衡状态，从而帮助个体沿着强健－疾病轴的正方向发展

思考与练习

1. 比较奥瑞姆的自理模式与传统的护理观本质的区别。
2. 护理人员如何运用奥瑞姆的3种补偿系统对患者进行帮助？
3. 解释在奥瑞姆的护理系统中，护士和患者各自应有的行为。
4. 讨论下列观点，确定是否正确，并说出论据：
(1) 自理缺陷就是自护力量不足。
(2) 应对机制是先天获得的，如对抗细菌的白细胞防御系统。
(3) 人的生理调节器与心理调节器共同作用于4个适应层面。
(4) 人的行为是适应系统的输出，可分为适应性反应和无效性反应。
(5) 基本结构是人类共需的生存因素和机体自身具有的个性特征的综合。
(6) 纽曼认为护理的干预是通过二级预防保健来完成的。
(7) 奥瑞姆的护理系统可用于不同的护理对象，也可适用于同一患者的疾病的不同时期。
5. 王某，男，56岁，国家干部，冠心病行支架手术后3天，一般情况良好，但精神紧张，不敢活动，你能运用罗伊的适应模式帮助患者通过调节而达到适应吗？
6. 结合实例解释三种刺激是如何影响人体的。
7. 罗伊适应模式中一级评估与二级评估有何区别？
8. 张某，女，40岁，技术员，直肠癌人工肛门术后7天，身体恢复良好，但对人工肛门始终难以接受，每日依赖护士处置人工肛门。分析回答下述问题：
(1) 她的治疗性自护需要是什么？
(2) 她是否存在自护缺陷？原因是什么？她有无自护能力？
(3) 她需要哪一类护理系统？

（杨新月）

第八章 护理程序

学习目标

掌握：

1. 护理程序的概念与步骤，护理评估中资料的分类、收集方法及收集资料的步骤。
2. 护理诊断的概念、陈述方法及陈述护理诊断时应注意的问题，常用护理诊断。
3. 制订护理计划的过程。
4. 护理实施的步骤与注意事项。
5. 评价的步骤。

熟悉：

1. 收集资料的目的。资料的分类及记录、整理资料的方法。
2. 护理诊断的分类及组成。
3. 护理诊断与医疗诊断的区别。
4. 护理诊断与合作性问题的区别。

了解：

1. 护理程序的理论基础。
2. 护理程序的发展简史。
3. 护理程序的结构和功能。
4. 运用所学知识对所收集资料进行整理、分析并做出正确的护理诊断。

护理程序是现代医学模式和护理学发展到一定阶段后，在新的护理理论基础上产生的。护理程序是一种系统、科学的工作方法，是护士根据护理对象的不同需要进行的一系列有计划的整体护理。这一系列的护理活动包括对护理对象身心状态的全面评估及分析，确定护理对象的需要，根据护理对象的需要制订相应的护理计划、实施计划及对护理效果做出评价，从而使护理对象得到完整的、适应个人需要的护理。护理程序是临床护理、护理科研及护理教育的基础，并将护理实践、科研和教学有机地结合起来，为护理学向科学的、系统的方向发展奠定了一定的科学基础。

第一节 概　述

一、护理程序的概念

护理程序(nursing process)是以促进和恢复护理对象的健康为目标所进行的一系列有目

的、有计划的护理活动，是一个综合的、动态的、具有决策和反馈功能的过程，对患者、家庭、社区进行主动、全面的整体护理，使护理对象达到最佳的健康状态。护理程序是现代护理学将理论应用于实践的一种科学的工作方法和思想方法。

所谓综合的是指处理护理对象的健康问题要运用多学科知识；所谓动态的是指护理措施应随着护理对象健康问题的不断发展而进行调整；所谓决策是指针对护理对象的护理问题决定采取哪些护理措施；所谓反馈是指采取措施以后的结果又可以反过来影响和决定下一步的决策。

二、护理程序的理论基础

护理程序是一种科学的确定问题和解决问题的工作方法和思想方法，以系统论、人类基本需要层次论、解决问题论和信息交流论等理论为基础。系统论组成了护理程序的框架；人类基本需要层次论为评估护理对象健康状况、预见护理对象的需要，提供了理论依据；解决问题论为确认护理对象的健康问题、寻求解决问题的最佳方案及评价效果，奠定了方法论的基础；信息交流论则赋予护士与护理对象交流能力和技巧的知识，从而确保对护理对象进行主动的、全面的整体护理，使其达到最佳健康状态。

三、护理程序的发展简史

1955 年美国护理学者海尔（L. Hall）首先提出“Primary Nursing”，强调以患者为中心实施护理。1961 年奥兰多撰写了《护士与患者的关系》一书，第一次使用了“护理程序”一词，并提出了 3 个步骤：患者的行为；护士的反映；护理行动有效计划。1967 年尤拉和渥斯完成了第一本权威性的《护理程序》教科书，书中确定护理程序有 4 个步骤：评估、计划、实施和评价。1975 年罗伊等护理专家提出护理诊断这一概念，将护理程序发展为 5 个步骤：评估、诊断、计划、实施和评价。

20 世纪 80 年代初期，美籍华人学者李式鸾博士到中国讲学，将美国的 Primary Nursing 护理制度引入中国，以护理程序为中心的责任制护理开始实行。1994 年经美籍华人学者袁剑云博士介绍，全国部分医院开始试点开展整体护理，即以护理程序为核心，设立试点病房，对患者进行有效的整体护理。1996 年全国整体护理协作网正式组建。目前，我国广大护理人员正在积极探索适应我国国情的具有中国特色的整体护理实践模式。

四、护理程序的结构与功能

护理程序是一个开放的系统。构成该系统的要素有护理对象、护士、其他医务人员、医疗仪器设备、药品及资料等。这些要素既有自己的独特功能，又通过相互作用和与环境的相互作用，构成系统的特定功能，即给予护理对象有计划、系统、全面的整体护理，促使恢复或增进健康。

护理程序的系统运行过程是由输入护理对象一切有关资料开始，通过正确评估和科学决策，制订相适应的护理方案，经过全面的解决问题的过程，产生高质量的护理，改善护理对象的身心状况，提高健康水平，然后对接受系统作用后的护理对象及其健康资料进行评价，最后将评价结果反馈回系统，以确定该次运行过程是否终止或继续。

第二节　护理程序的步骤

护理程序由评估、诊断、计划、实施、评价 5 个步骤组成,5 个步骤是相互联系、相互依赖、相互影响的循环过程(图 8-1)。

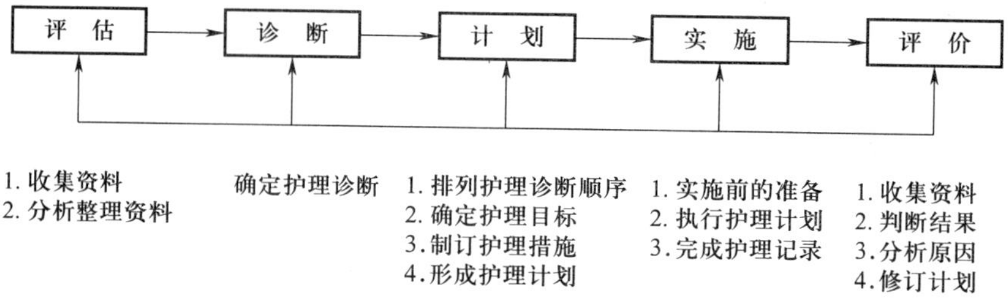

图 8-1　护理程序基本步骤

一、护理评估

护理评估(nursing assessment)是一个系统地、连续地收集、组织、核实和记录护理对象有关健康资料,并对资料进行分析和整理的过程。护理评估是护理程序的第一步,也是关键的一步,直接影响护理计划的准确性。护理评估是一个连续的过程,从与护理对象一见面开始,直到结束护理照顾时终止,贯穿护理工作的始终及护理程序的全过程。

(一)收集资料的目的

1. 为做出正确护理诊断提供依据　判断任何事情不能凭空而论,护士应以护理评估所获得的资料作为基础,在分析判断之后,做出护理诊断。

2. 为制订护理计划提供依据　护理诊断提出后,要具体解决护理对象的问题,首先应制订一个计划。同一个问题的所致因素不同,解决的方式就不同。要根据护理评估的资料进行分析,才能制订出适合护理对象的护理计划。

3. 为评价护理效果提供依据　通过护理实施后,最终的目的是要看是否达到预期结果。判断需要进一步收集资料,并与预期目标进行对比才能得到评价结果,所以评估为护理效果的判断提供了依据。

4. 为护理科研积累资料　任何一个专业,没有科学研究就没有发展,护理工作亦是如此。护理研究是用科学的方法反复探索护理领域的问题,通过对护理对象的基础资料、导致健康不佳的因素进行分析而获得。而这些资料是通过对护理对象的评估而获得的。

(二)资料的分类

1. 主观资料　即护理对象的主诉,即护理对象对其所经历、所感觉、所思考、所担心内容的诉说。如"疼痛、麻木、胀痛、瘙痒"或"我的头疼得像要裂开一样"等。这部分资料是护理对象本人对身体各个方面感受的描述。

2. 客观资料　是护理人员运用自己的感官，通过望、触、叩、听、嗅等方法或借助医疗仪器检查而获得的资料，如面色发绀、呼吸困难、水肿、心律失常、血压80/50 mmHg、体温39.5 ℃等。

（三）资料的来源

1. 直接来源　护理对象是资料的直接来源。通过护理对象的主诉和对护理对象的观察、体格检查等可获得有价值的资料。

2. 间接来源

（1）与护理对象有关的人员，如亲属、朋友、同事。

（2）其他医务人员，如医生、营养师、心理医师或其他护理人员。

（3）护理对象个人的医疗文件，如病案记录及实验室检查报告等。

（4）医疗和护理的有关文献资料，通过有关的医学、护理学的文献，可以获得各种重要的数据标准；不同的文化背景、不同民族、与护理对象健康生活有关的习俗和宗教信仰方面的资料，它们能为基础资料提供参考的信息。

（四）资料的内容

收集的资料不仅涉及护理对象身体状况，还应包括心理、社会、文化、经济等方面的内容。

1. 一般资料　如姓名、性别、出生年月、民族、职业、文化程度、家庭住址、宗教信仰、婚姻状况及个人爱好等；本次住院的主要原因与要求、入院方式及医疗诊断。

2. 现在健康状况　包括此次发病情况、目前主要不适及当前的饮食、营养、睡眠、排泄、自理、活动等日常生活型态。

3. 既往健康状况　如既往病史、传染病史、住院史、手术史、药物过敏史以及家族史。女性护理对象还要了解月经史和婚育史。

4. 生活状况及自理程度　如饮食、睡眠或休息、排泄、活动和清洁卫生、个人习惯和爱好等。

5. 护理体检　护理体检主要项目包括身高、体重、生命体征、意识、瞳孔、皮肤、口腔黏膜、四肢活动度、营养状况以及心、肺、肝、肾的主要阳性体征等。

6. 实验室及其他检查结果　查看最近护理对象的各种检查的报告，实验室检查的数据，了解护理对象病情变化的第一手资料。

7. 心理社会状况　有无恐惧、紧张心理；对疾病有无认识，对治疗有无信心，对护理有何要求，希望达到的健康状态；以及影响护理对象的其他心理因素，如家庭关系、经济状况、工作环境、社会支持系统状况、目前享受的医疗保险待遇等。

（五）资料收集的方法

收集资料的方法包括观察、交谈、护理体检和查阅资料。

1. 观察　护士与护理对象的初次见面就意味着观察的开始，护理对象的外貌、体位、步态、个人卫生和精神状况、反应都已被观察并留下印象。在护理对象住院期间，护士应对护理对象进行连续观察，有意识地收集一些支持或否定护理诊断的资料。能否有效、全面地观察，与护士的素质、理论知识和临床经验是密切相关的。如见到护理对象面色发红，就应想到体温、血压等有变化。一位有技巧、有能力的护士必须随时注意观察，且能机警、敏锐地以适当的方式及时做出反应和判断。

2. 交谈　交谈是有计划的、有目的的交流或谈话，是一种特别的人际沟通方式，是医护人员与护理对象交往成功的关键。主要目的是有效的收集与护理对象健康相关的资料和信息；同时，交谈有助于建立良好的护患关系，并能促进护患关系的发展；另外，交谈也可以使护理对象获得有关病情、检查、治疗、康复的信息，以及心理支持和社会支持系统资料。临床上一般分为正式交谈和非正式交谈。

正式交谈是指有目的、有计划的交谈。例如，采集新入院患者的病史；非正式交谈是指护士在日常查房或在进行护理中与患者随便而自然的交谈，此时患者的感觉是一种闲谈，但护士能从这样的谈话中了解患者真实的想法和心理反应。为使患者和家属感到亲切，以便把更多的情况说出来，护士可以通过开放式问题，鼓励其交谈，良好地运用沟通交流的技巧，以获得大量、真实的资料。谈话时应注意以下问题。

（1）安排合适的环境：谈话环境要安静、舒适、有适宜的照明，避免干扰。让患者在轻松、没有压力的情况下，陈述自己的内心感受。

（2）说明交谈的目的及需要的时间：正式交谈时向患者解释交谈的目的、交谈所需的时间，让患者有心理准备。

（3）引导患者抓住交谈主题：在交谈中，引导患者抓住主题，护士应事先准备好谈话提纲，引导患者按顺序讲述，一般从主诉、一般资料开始，再引向既往健康状况、心理社会情况等。当患者叙述时，不要随意打断或提出新的话题，对患者的陈述和提出的问题，要给予解释和适当的反应，如点头、微笑等。交谈结束时，可按交谈内容做一小结，并征求患者意见，离开前要向患者致谢。

3. 护理体检　护理体检是护士运用视诊、触诊、叩诊、听诊等方法，按照身体各系统顺序对护理对象进行全面的体格检查而收集资料的方法。其目的是了解护理对象的健康状况，确定护理对象的护理诊断，从而制订护理计划。

4. 查阅资料　查阅资料包括查阅护理对象门诊或住院病历、护理记录、实验室及其他检查结果等。

（六）记录、整理资料

1. 记录　收集的资料要及时记录，记录时要全面、简洁、语句通顺，主观资料的记录应使用护理对象自己的语言，并加上引号，不能带有自己的主观判断和结论；客观资料的记录要应用医学术语，描述的词语应确切，能正确反映患者的健康问题，避免护士的主观判断和结论。如描述护理对象的行为时加入自己的想法将资料概括和意译。再如某患者手术后拒绝深呼吸或咳嗽，存在的问题是“不合作”，其原因是患者因为害怕切口疼痛而拒绝深呼吸。

2. 整理资料　对收集的资料首先要进行分类整理，避免重复和遗漏。整理的方法较多，常用的有以下几种：

（1）按需要层次整理

1）生理需要：如生命体征、饮食、睡眠、休息、排泄、活动等。

2）安全需要：如对环境的陌生，对手术的恐惧等。

3）爱与归属的需要：如想念亲人，害怕孤独等。

4）尊重需要：患者患病后希望医生、护士能对自己予以重视，能听取自己的意见，由于疾病而感到自卑等。

5）自我实现的需要：如住院会影响工作、学习等。

（2）按人类反应型态整理　北美护理诊断协会已将所有的护理诊断按此种分类分为9种类型，因此按照这种分类方式进行资料的分类可以直接做出护理诊断。9种人类反应类型如下。

1）交换：包括物质的交换、机体的代谢、正常生理功能、结构功能的维持。

2）沟通：包括思想、情感或信息的传递。

3）关系：即建立联系，常指人际间关系、家庭关系。

4）赋予价值：与人的价值观有关的问题。

5）选择：面对应激原或多个方案做出选择和决定等方面的问题。

6）移动：包括躯体活动、自理情况等。

7）感知：包括个体的感觉、对自我的看法。

8）认知：对信息、知识的理解。

9）感觉/情感：包括意识、知觉、理解力，感觉可以受到某个事件或某种状态的影响。

（3）按戈登（Gordon）的11种功能性健康型态整理

1）健康感知—健康管理型态，如健康知识、健康行为等。

2）营养—代谢型态，如饮食、营养状态等。

3）排泄型态，如排便、排尿、排汗情况。

4）活动—运动型态，如日常活动能力、活动量和活动方式等。

5）睡眠—休息型态，如每日睡眠、休息情况。

6）认知—感知型态，如个人的舒适感、对疾病的认识、感知能力等。

7）自我感受—自我概念型态，如个人的情感反应、对自己的认识。

8）角色—关系型态，如家庭关系、邻里关系、同事关系、同学间关系的状态。

9）应对—应激耐受型态，对一些变故如生病、丧亲等的反应状态。

10）性—生殖型态，如月经、生育方面的情况。

11）价值—信念型态，如宗教信仰、个人的理想、目标等。

无论按照何种方法整理，必须自始至终采用同一框架来完成收集、组织、核实和记录资料的过程，并对收集到的资料进行判断、解释和做出初步推论。通过与正常值或与护理对象健康状态时做比较的方法，判断有改变的部分，这些改变就是诊断依据。注意并预测潜在性的问题。发现健康问题，做出护理诊断。

总之，护理评估是指有组织、有系统地收集资料并对资料的价值进行判断的过程。护理评估是护理程序非常重要的第一步，评估收集到的资料是否全面、准确，将直接影响到护理诊断和护理计划的准确性。

二、护理诊断

护理诊断(nursing diagnosis)是护理程序的第二步,也是专业性较强、具有护理专业特色的一步。当护士收集了有关护理对象的全部资料,并加以综合分析、整理后,根据护理对象存在的问题做出护理诊断是为护士有针对性的制订护理计划提供依据,更好地指导临床护理工作,有利于总结和交流护理经验,进一步提高临床护理质量。

(一)概念

护理诊断一词首先由弗吉尼亚·弗尔(Virginia Fry)在1953年的论著中提出,其主要观点是要发展护理专业,首要工作是制订护理诊断和个体化的护理计划,但当时这些思想未受到重视。20年后,1973年美国护士学会正式将护理诊断纳入护理程序中,并开始在护理实践中使用护理诊断。在护理诊断的发展历史中,北美护理诊断协会(NANDA)起到了非常重要的作用。从1973年在密苏里州的圣路易斯市召开的第一次全国护理诊断会议开始,NANDA一直致力于护理诊断的确定、修订、发展和分类工作,旨在临床推广和确认护理诊断。NANDA每两年召开一次会议,修订和增补一系列新的护理诊断。1995年9月由我国卫生部护理中心主办的护理诊断研讨会建议在我国医院中使用NANDA认可的护理诊断(见本章附内容)。

目前护理诊断的定义是NANDA在1990年第9次会议上提出并通过的定义,即护理诊断是关于个人、家庭、社区对现存的、潜在的健康问题或生命过程的反应的一种临床判断,是护士为达到预期结果选择护理措施的基础,这些预期结果应由护士负责。

(二)护理诊断的分类

护理诊断分为三种类型。

1. 现存的　现存的指护理对象目前已经存在的健康问题,如"皮肤完整性受损:与局部组织长期受压有关";"体温过高:与呼吸道感染有关"。

2. 潜在的　潜在的指护理对象目前还没有某些特定的症状或体征,但有危险因素存在,若不采取护理措施,就可能会出现健康问题。如"有皮肤完整性受损的危险:与长期卧床,不能自主更换卧位有关"。

3. 健康的　健康的是个人、家庭或社区从特定的健康水平向更高的健康水平发展的护理诊断。在现代护理观的指导下,对健康的理解是生理、心理、社会各方面的完好状态,健康教育、健康促进也是护理工作的任务之一。健康的护理诊断是护士护理健康人群时可以用到的护理诊断。如"母乳喂养有效""潜在的社区应对增强"。

(三)护理诊断的组成

NANDA出版的护理诊断手册中,每一个护理诊断基本上是由4部分组成,即诊断的名称、定义、诊断依据和相关因素。

1. 名称　是对护理对象的健康问题或疾病产生反应的概括性描述。一般用改变、减少、缺乏、缺陷、不足、过多、增加、功能障碍、受伤、损伤、无效或低效等特定的用语来描述健康问题,但不能说明变化的程度。

2. 定义　是对护理诊断名称内涵的一种清晰、正确的描述和解释，并以此与其他诊断做鉴别。例如，体温过高的定义为：个体因外界因素的影响处于持续性体温高于正常范围的状态。

3. 诊断依据　是做出诊断时的临床判断标准，即患者被诊断时必须具备的症状、体征以及有关病史，分为主要依据和次要依据。1988 年北美护理诊断协会规定，主要依据指 80% ~ 100% 的患者在确定此诊断时所存在的症状、体征或有关病史；次要依据是 50% ~70% 的患者在确定此诊断时所存在的症状、体征和实验结果。例如，“活动无耐力”中主要依据是活动中有虚弱、头晕、呼吸困难；次要依据是可能存在面色苍白、意识模糊等。

4. 相关因素　是指影响个体健康状况，导致健康问题的直接因素、促发因素或危险因素。常见因素包括：生理病理方面的因素、治疗方面的因素、情境方面的因素和年龄方面的因素。

（四）原卫生部护理中心护理诊断小组推荐的常用护理诊断

原卫生部护理中心诊断小组，根据我国人群疾病的特点，推荐了护士在临床护理工作中常用的 18 项护理诊断。

1. 知识缺乏（特定的）[knowledge deficit(specify)]

【定义】个体缺乏与某种特定内容有关的信息和技能，出现心理、认知能力受损的状态。

【诊断依据】

主要依据：主诉缺乏有关知识和技能，并寻求信息；不能正确执行医护措施、人员的要求和指导。

次要依据：表现出对目前健康状态有不正确的认识和感受，如激动、不安、抑郁、敌视、焦虑、躁狂、行为粗暴等。

【相关因素】

病理生理因素：缺乏对疾病诊断、治疗、护理知识；疾病导致认知障碍。

情境因素：缺乏信息资源；对信息理解偏差；文化、语言沟通障碍；缺乏学习兴趣和动机。

年龄因素：儿童缺乏安全、自理、营养、卫生等方面知识；青年人缺乏安全、性知识及保持健康等知识；老年人缺乏疾病的早期识别及老年保健等知识。

2. 疼痛（pain）

【定义】个体处于严重的痛苦不安和不舒适的状态。

【诊断依据】

主要依据：主诉疼痛、不适感；痛苦表情；强迫体位。

次要依据：血压和脉搏的变化，呼吸增快或减慢，瞳孔散大，出汗；呻吟、哭泣、烦躁不安，求助言行；肌张力改变。

【相关因素】

病理生理因素：脏器疾病；骨骼肌肉病变；血管疾病；肿瘤；炎症损伤；分娩及痛经等。

治疗因素：有创伤性诊断措施检查及治疗，如手术、静脉穿刺、侵入性检查等；局部受压，如绷带、石膏固定等。

情境因素：没有满足独立需求；化学刺激；严重受压抑的焦虑等。

3. 焦虑（anxiety）

【定义】个体因某种非特异的和不明确的因素而引起的一种模糊的忧虑不适感。

【诊断依据】

主要依据：紧张、忧郁、无助感、自卑、退缩、缺乏自信、神经质、恐惧、易怒、心神不宁、过度兴奋、容易激动、缺乏主动性、失眠、坐立不安、手抖、面部紧张、声音发颤、心率加快、血压升高、出汗、瞳孔散大。

次要依据：注意力不集中，对外界事物不关心，思维紊乱、健忘、集中注意自己、警惕性增强。

【相关因素】

病理生理因素：基本生理需要（食物、空气、睡眠、休息、性、排泄等）得不到满足的各种病理因素。

治疗因素：创伤性检查；治疗手段对躯体的威胁；住院、隔离等生活环境改变的影响。

情境因素：自我概念的威胁（社会地位、事业、财物、道德伦理等）；死亡的威胁；亲朋好友离别、失去的威胁；环境、人际关系的威胁；安全的威胁。

年龄因素：儿童与家人的离别；学习的压力；老年人躯体功能下降、退休等。

4. 活动无耐力（activity intolerance）

【定义】个体处于生理能力降低，不能耐受日常所希望或必要的活动状态。

【诊断依据】

主要依据：主诉疲乏或软弱无力，活动中头晕、呼吸困难；活动后有异常的反应，如筋疲力尽、呼吸 >24 次/min、脉搏 >100 次/min、心电图示心肌缺血或心律失常。

次要依据：面色苍白或发绀；意识模糊；眩晕。

【相关因素】

病理生理因素：供氧障碍性疾病，如心、肺疾病，贫血；慢性消耗性疾病；与能量来源不足有关，如肥胖、饮食不足、营养不良。

治疗因素：手术治疗；诊断性检查；药物影响等。

情境因素：工作、生活负荷过重；长期卧床造成身体状况下降；炎热、潮湿气候等。

5. 有感染的危险（risk for infection）

【定义】个体处于易受病原体（病毒、真菌、细菌、原生动物或其他寄生虫等）侵犯的危险状态。

【诊断依据】

有下述危险因素存在（同相关因素）。

【相关因素】

病理生理因素：由于防卫功能受损，如癌症、糖尿病、血液疾病、免疫抑制、皮肤损害、组织损伤、体液失衡、纤毛运动减弱。

治疗因素：手术、透析、侵入性置管、气管切开、放射治疗、器官移植等。

情境因素：长期不活动；营养不良；压力；吸烟；感染史；外伤；热、湿、黑暗环境等。

6. 恐惧（fear）

【定义】个体对一种被证实与有明确来源的危险刺激的惧怕感。

【诊断依据】

主要依据：害怕、忧虑和不安的感觉；逃避或失去控制行为的能力。

次要依据:攻击行为、退缩行为、强迫行为;有心身反应,如心跳加快、血压升高、呼吸急促、皮肤潮红或苍白、出汗、瞳孔散大、大小便次数增多或失禁、晕厥等。

【相关因素】

病理生理因素:躯体部分残缺或失去功能;疾病晚期或濒临死亡。

治疗因素:创伤性检查或治疗;疼痛的刺激。

情境因素:陌生环境;陌生人;失去亲人;事业失败。

年龄因素:儿童对黑暗、陌生人等的害怕;成年人对婚姻、妊娠、竞争压力的惧怕;老年人对孤独、躯体功能丧失的害怕等。

7. 自理能力缺陷

(1) 沐浴或卫生自理缺陷(bathing/hygiene self care deficit)

【定义】个体处于自己进行或完成沐浴或卫生活动的能力出现障碍的状态。

【诊断依据】

主要依据:不能清洗身体或身体的一些部分。

次要依据:不能得到水;不能调节温度和水的流量。

【相关因素】

病理生理因素:神经、肌肉、骨骼疾病;视力障碍性疾病。

治疗因素:与外用器具有关,如石膏、夹板、静脉插管;术后疼痛。

情境因素:抑郁、焦虑等心理障碍;活动耐力下降。

年龄因素:婴幼儿缺乏独立能力;老年人感知、认知及运动功能障碍。

(2) 穿着或修饰自理缺陷(dressing/grooming self care deficit)

【定义】个体处于自己进行或完成穿衣或修饰活动的能力受损的状态。

【诊断依据】

主要依据:穿衣和脱衣的能力受损;没有能力进行满意的自我修饰。

次要依据:不能系腰带、领带,不能扣衣扣;不能独立戴、摘装饰品;不能维持整洁的仪表。

【相关因素】同沐浴或卫生自理缺陷。

(3) 如厕自理缺陷(toileting self care deficit)

【定义】个体处于进入厕所或完成如厕活动的能力受损的状态。

【诊断依据】

主要依据:不能走向厕所或便桶;不能坐上便桶或从便桶上站起;如厕时不能松解衣服。

次要依据:不能进行必要的如厕卫生,不能冲洗厕所或便桶。

【相关因素】同沐浴或卫生自理缺陷。

(4) 进食自理缺陷(feeding self care deficit)

【定义】个体处于自己进行或完成进食活动的能力受损的状态。

【诊断依据】不能自己将食物从容器中送入口中。

【相关因素】同沐浴或卫生自理缺陷。

8. 营养失调(altered nutrition)

(1) 营养失调:高于机体需要量。

【定义】个体处于营养物质的摄入量超过机体代谢需要量的状态。

【诊断依据】

主要依据：体重超过正常的10%；三头肌皮肤折皱厚度，男性超过15 mm、女性超过25 mm。

次要依据：不良的饮食习惯，如喜爱吃零食、在进行其他活动时进食、集中在晚上进食等；生活中缺少运动。

【相关因素】

病理生理因素：与异常过饱模式有关；味觉、嗅觉减低；代谢紊乱。

治疗因素：药物副作用使食欲亢进（皮质醇、抗组胺剂）；放射疗法（减低味觉、嗅觉）。

情境因素：缺少活动的生活方式；不良的饮食习惯；缺乏基本的营养知识。

年龄因素：成年人及老年人活动量减少及代谢需要量降低。

（2）营养失调：低于机体需要量。

【定义】个体处于摄入的营养物质不足以满足机体需要量的状态。

【诊断依据】

主要依据：体重较正常下降20%或更多；营养素的摄入量低于膳食推荐量；三头肌皮肤折皱厚度低于正常值。

次要依据：个体有引起摄入不足的因素存在，如吞咽和咀嚼能力下降、厌食、味觉障碍、口腔炎症、溃疡、腹痛、腹胀、腹泻；个体有营养缺乏表现，如眼结膜和黏膜苍白，肌张力减弱，皮肤干燥，头发枯落，血管脆性增加等。

【相关因素】

病理生理因素：代谢需要量增多的疾病、肿瘤、感染、甲亢等；消化吸收障碍性疾病；吞咽、咀嚼困难，如口腔疾病、脑血管疾病。

治疗因素：口腔手术；药物或放射治疗的胃肠道副反应等。

情境因素：营养知识缺乏；情绪紧张或抑郁引起神经性厌食；意外事件导致食物缺乏；民族文化的饮食型态使摄入量过少。

年龄因素：婴儿及儿童的父母缺乏喂养知识；生长迅速，需要量增加；青年人神经性厌食、节食过度；老年人牙齿缺乏、味觉迟钝等。

9. 体温过高（hyperthermia）

【定义】个体的体温高于正常体温范围的状态。

【诊断依据】

主要依据：体温高于正常范围。

次要依据：皮肤温热、发红；心率增快、呼吸增快；痉挛或惊厥。

【相关因素】

病理生理因素：疾病或外伤；出汗能力减低或丧失；脱水；代谢率增高。

治疗因素：药物或麻醉影响散热过程。

情境因素：暴露在热的环境中；剧烈活动；衣着不当。

年龄因素：未成熟儿。

10. 清理呼吸道无效（ineffective airway clearance）

【定义】个体处于不能清理呼吸道中的分泌物和阻塞物以维持呼吸道通畅的状态。

【诊断依据】

主要依据：咳嗽无效或不咳嗽；无力排出呼吸道分泌物。

次要依据：肺部有啰音或痰鸣音；呼吸频率、深度异常；发绀。

【相关因素】

病理生理因素：呼吸道感染，分泌物多而黏稠；支气管阻塞，如平滑肌痉挛、误吸异物、肿瘤；神经系统疾病致咳嗽反射减弱。

治疗因素：药物（镇静剂、麻醉剂）抑制咳嗽反射；手术导致无力咳嗽或疼痛惧怕咳嗽。

情境因素：体质虚弱、疲乏咳嗽知识；张口呼吸使分泌物黏稠。

年龄因素：新生儿咳嗽反射低下。老年人活动少、反射迟钝、咳嗽无力等。

11. 睡眠型态紊乱（sleep pattern disturbance）

【定义】个体因睡眠时间和（或）睡眠质量发生改变，而引起不适和影响生活的一种状态。

【诊断依据】

主要依据：难以入眠和（或）难以维持睡眠状态（早睡、睡眠中断）；主诉感到没有休息好。

次要依据：有行为表现，如易怒、不安、倦怠、无精打采、经常打呵欠、定向力差；有体征出现，如眼有黑圈、眼睑下垂、面无表情等。

【相关因素】

病理生理因素：心肺疾病致供氧不足、疼痛，神经衰弱等。

治疗因素：石膏固定、牵引治疗、静脉注射等；药物治疗引起白天睡眠过多。

情境因素：心理应激；工作、生活、学习负荷过重；环境改变。

年龄因素：儿童恐惧黑暗；成年女性与荷尔蒙分泌变化有关。

12. 气体交换受损（impaired gas exchange）

【定义】个体处于肺泡和肺毛细血管之间的氧和二氧化碳交换减少的状态。

【诊断依据】

主要依据：呼吸困难、烦躁不安、嗜睡；低氧血症，高碳酸血症，氧饱和度降低。

次要依据：缺氧表现，疲乏无力、精神不振、头痛、失眠、心悸、尿少、蛋白尿、血尿素氮增高、血肌酐增高、发绀、意识障碍等。

【相关因素】

病理生理因素：肺部感染引起呼吸道分泌物多而黏稠，影响通气；肺部病变广泛使有效肺组织减少；肺表面活性物质减少；血红蛋白变性，携氧能力降低。

治疗因素：与药物如全身麻醉或脊髓麻醉的镇静作用引起的不能活动有关；继发的咳嗽反射受抑制有关。

情境因素：高原氧含量不足；疼痛、焦虑、疲劳等不能活动。

年龄因素：早产儿、新生儿吸入性肺炎；老年人肺顺应性降低。

13. 有皮肤完整性受损的危险（risk for impaired skin integrity）

【定义】个体的皮肤处于可能受损害的危险状态。

【诊断依据】有致皮肤损害的危险因素存在。

【相关因素】

病理生理因素：躯体活动、感觉障碍；大小便失禁；营养不良，消瘦或肥胖；血液循环不良；皮肤水肿、干燥、多汗，皮肤变薄或弹性降低。

治疗因素：放射治疗；石膏、夹板固定限制活动。

情境因素：环境温度过高或过低；环境潮湿；缺乏保护皮肤的卫生知识和习惯。

14. 便秘(constipation)

【定义】个体处于正常排便习惯发生改变的状态，排便次数减少和(或)排出干、硬的粪便。

【诊断依据】

主要依据：每周排便次数少于3次；粪便干硬。

次要依据：直肠有压迫感、饱满感；腹部可触及硬块；排便时费力；肛诊时可触及粪块；主诉食欲减退、腹痛、背痛、头痛、使用缓泻剂。

【相关因素】

病理生理因素：感觉运动障碍；内分泌系统疾病；结肠发育不良等。

治疗因素：药物影响(滥用缓泻剂或药物副作用)；腹部手术等治疗性限制。

情境因素：液体摄入量不足；饮食中缺乏粗纤维；活动量少；日常生活规律改变；害怕排便时疼痛(痔、肛裂)；应激事件致情绪不稳定。

15. 躯体移动障碍(impaired physical mobility)

【定义】个体处于独立移动躯体能力受限的状态。

【诊断依据】

主要依据：不能有目的地在环境内移动，包括床上活动、移动和行走；移动受到强制性约束，如医嘱限制活动，因牵引或石膏固定而不能移动。

次要依据：肌肉萎缩、无力或控制能力下降；肌力、肌张力下降；关节活动受限；活动的协调功能障碍。

【相关因素】

病理生理因素：神经肌肉受损；肌肉骨骼损伤；感知或认知受损；疼痛不适。

治疗因素：骨折石膏固定而不能移动。

情境因素：严重的抑郁、焦虑。

年龄因素：老年人运动功能退行性变化使活动受限。

16. 皮肤完整性受损(impaired skin integrity)

【定义】个体的皮肤处于受损的状态。

【诊断依据】

主要依据：表皮及皮肤各层破损。

次要依据：皮肤潮红、瘙痒。

【相关因素】

病理生理因素：躯体感觉、运动、循环障碍；出血性疾病、营养不良、肥胖、水肿、脱水、皮肤病等；外伤、过敏、皮肤弹性改变等。

治疗因素：医疗操作损伤，如手术切口、插管、穿刺；放射性损伤，如接受放射治疗。

情境因素：温度性损伤，如烫伤、烧伤、冻伤；机械性损伤，如挤压伤、牵拉伤、擦伤、刀割伤；其他损伤，如虫咬伤、电击伤、日光晒伤；排泄物、分泌物等有害物质的刺激；健康知识缺乏。

年龄因素：婴幼儿尿布疹、湿疹等；老年人皮肤退化干燥、变薄、皮下组织萎缩易引起损伤。

17. 有受伤的危险（risk for injury）

【定义】个体由于感知或生理缺陷、危险意识不够或发育阶段使个体处于受到伤害的危险状态。

【诊断依据】同相关因素。

【相关因素】

病理生理因素：适应和调节功能降低，如感觉功能紊乱，效应器功能紊乱，神经功能紊乱，个体活动能力障碍。

治疗因素：药物影响，如镇静剂、降压药、降糖药、抗精神疾病药等。

情境因素：缺乏安全防护知识；环境中有不安全因素存在。

年龄因素：婴儿、儿童由于安全意识不够；老年人与错误判断有关，如感觉缺陷、药物（意外过量）和认知缺陷等。

18. 潜在并发症　合作性问题。

（五）护理诊断的陈述方法

护理诊断的陈述包括三要素：健康问题（problem，P），即护理诊断的名称；症状与体征（sign and symptom，S），还包括实验室、仪器检查结果；相关因素（etiology，E）即原因，指与问题有关的生理、心理、社会、精神、环境因素。其陈述主要有以下三种方式。

1. 三段式陈述　即 PSE 公式，常用于现存的护理诊断的陈述。

例如：体液过多：腹水、水肿　与肝功能减退、门静脉高压引起的钠水潴留有关。

（P）　（S）　（E）

2. 二段式陈述　即 PE 或 SE 公式，常用于有危险的护理诊断的陈述或三段式护理诊断的简化。

例如：有体液不足的危险：与呕吐、禁食、出血有关。

（P）　（E）

胸痛：与心肌缺血、缺氧有关。

（S）　（E）

3. 一段式陈述　即 P 方式，常用于健康的护理诊断的陈述。

例如：婴幼儿有行为能力增强的潜力。

（P）

有提高健康水平的意愿。

（P）

（六）书写护理诊断时应注意的问题

1. 使用统一的护理诊断名称　尽量使用 NANDA 认可的护理诊断名称，有利于护理人员之间的交流与探讨、国际的接轨和护理教学的规范，不要随意编造护理诊断。

2. 贯彻整体护理观念　护理对象的护理诊断应包括生理、心理、社会等方面。列出的护理诊断、诊断依据和相关因素应体现整体护理的观念。

3. 明确护理诊断的相关因素　相关因素是健康问题的最直接原因,又是制订护理措施的关键。明确相关因素对确定护理诊断非常重要。对于相关因素的陈述,应使用"与……有关"的方式。

4. 有关"知识缺乏"诊断的陈述　知识缺乏在陈述上有其特殊性,应为"知识缺乏:缺乏……方面的知识",如"知识缺乏:缺乏结核病预防方面的知识"。不使用"与……有关"的陈述方式。

5. 陈述中避免与临床表现及相关因素相混淆　如"疼痛:与心前区疼痛有关"。心前区疼痛是疼痛的具体部位,是临床症状,并非是相关因素。

(七)护理诊断与医疗诊断的区别

医疗诊断是用一个名称说明患者的一种疾病或病理变化引起的症状、体征,以指导治疗;护理诊断是叙述患者由于病理状态所导致的包括生理、心理、社会等方面的行为反应,以指导护理实践。明确护理诊断和医疗诊断的区别十分重要,将关系到如何区分医疗和护理两个专业及确定各自的工作范畴。两者在研究的重点、适用的对象、描述的内容及解决问题的方法等均不相同(表 8 - 1)。

表 8 - 1　护理诊断与医疗诊断的区别

	护理诊断	医疗诊断
研究重点	研究患者出现疾病或问题后的反应,解决患者生理、心理、社会等方面的健康问题	对患者健康和疾病的本质做出判断,侧重于纠正身体结构和病理改变的异常
诊断数目	数目较多,随着患者的病情改变而不断发生变化	数目较少,在疾病的发展过程中相对稳定
解决问题的方法	通过护理措施能够解决的健康问题	医生采取药物、手术等医疗方法治疗疾病
适用对象	可用于个人、家庭和社会	适用于个体
决策者	护理人员	医疗人员

(八)护理诊断与合作性问题的区别

临床护理实践是一个复杂的、不断变化的过程,护士在工作中常遇到的一些情况和面临的问题无法包含在 NANDA 制订的护理诊断中,而这些问题确实需要护理提供干预,1983 年 Lynda juall Carpenito 提出了合作性问题(collaborative problem)这个概念。他把护士需要解决的问题分为两大类,一类是护士直接采取措施就可以解决的,属于护理诊断;另一类是需要与其他健康保健人员共同合作解决的,护士在解决问题的过程中主要承担监测职责,属于合作性问题。

合作性问题是需要护士进行监测,及时发现并发症的发生和病情的变化,需要护士运用医嘱和护理措施共同处理以减少并发症发生的问题。需要注意并非所有的并发症都是合作性问题,有些可以通过护理措施预防和处理的,属于护理诊断。如长期卧床患者因局部皮肤受压而导致“有皮肤完整性受损的危险”，可通过护理措施来预防或处理为护理诊断；而肝硬化呕血的患者，有潜在的并发症“出血性休克”，仅通过护理措施是无法预防的，则属于合作性问题。两者的区别见表 8－2。

表 8－2 护理诊断与合作性问题的区别

	护理诊断	合作性问题
描述内容	描述各种类型的人类反应所产生的生理并发症	包含人类反应：主要指疾病、治疗和检查
问题处理者	护理人员	医生和护理人员合作处理
陈述方式	PES 公式	潜在并发症：×××
预期目标	需要为护理对象确定预期目标，作为评价护理效果的标准	不强调预期目标，因为不是职责范围内单独解决的
护理措施的原则	减轻、消除、预防、解除疼痛，促进健康	预防、监测并发症的发展变化，医护共同干预

三、护理计划

护理计划(nursing planning)是依据确定的护理诊断制订具体护理措施的过程，是对护理对象实施护理措施的指南。通过护理计划，有组织、有系统的护理活动可以满足护理对象的具体需要。其目的是使护理对象得到个性化护理，保持护理工作的连续性，促进医护交流、利于评价。

（一）确定护理诊断顺序

当护理对象出现多个护理诊断时，应根据问题的轻、重、缓、急安排护理工作，以保证护理工作高效、有序地进行。

1. 排列优先顺序

(1) 首优问题：首优问题指直接威胁患者生命，需立即解决的问题。例如，昏迷患者存在“清理呼吸道无效”；休克患者存在“体液不足”等问题，应首先解决。紧急状态下，患者可以有几个首优问题。

(2) 中优问题：中优问题指虽然不直接威胁患者的生命，但给患者精神或躯体带来极大的痛苦，严重影响其健康的问题。例如“有皮肤完整性受损的危险”、“有感染的危险”等问题。

(3) 次优问题：次优问题指人们在应对发展和生活中变化时所产生的问题，这些问题并非不重要，而是指在安排护理工作时可以稍后考虑，不是很急迫或需要较少帮助即可解决。例如，疾病急性期的患者可能伴有“营养失调：高于机体的需要量”等问题。

2. 排序原则　在排列护理诊断顺序的过程中，比较重要的一点是如何判断出护理对象存在的问题的主次，应严格遵守以下原则。

(1) 优先解决危及生命的问题。

(2) 依据马斯洛人类基本需要层次理论，是一种最常用的方法。生理需要是最低层次的需要，也是人最重要的需要，只有在生理需要满足之后，才会考虑高水平需要，应首先考虑基本需要是否得到满足。

(3) 患者的主观需求与治疗、护理原则在无冲突的情况下,可考虑优先解决。

(4) 一般情况下应先处理现存的问题。潜在性问题,根据性质决定其解决的次序。

(二) 确定护理目标

护理目标是指护理对象在接受护理后,期望能够达到的健康状态,也是评价护理效果的标准。

1. 目标分类　目标可分为近期目标(短期目标)和远期目标(长期目标)两类。

(1) 近期目标:近期目标指在相对较短时间内可达到,一般不超过 7 天。例如,4 天时患者能将右臂举至肩水平。

(2) 远期目标:远期目标需要相对较长时间才能实现的目标,通常是几周或几个月。例如,患者在出院时说出糖尿病饮食治疗的具体措施。

2. 目标的陈述方式　陈述公式为:主语 + 谓语 + 行为标准 + 条件状语。

(1) 主语:主语指护理对象,有时可省略“患者”二字,可以是护理对象的生理功能或机体的一部分,如患者的体温、体重等。

(2) 谓语:谓语指护理对象能够完成的行为,患者叙述什么、做什么,该行为必须是可观察到的,所用的动词是可测量的,如“能够做到”“说明”“演示”“行走”“喝”等。

(3) 行为标准:行为标准指护理对象完成该行为所要达到的程度、次数等,如“每天步行 50 m,每次 10 min”。

(4) 条件状语:条件状语指护理对象完成行为所必须具备的条件或支撑物等。

举例:患者 4 周后拄拐杖行走 100 m。(正确)

护士 4 周后帮助患者拄拐杖行走 100 m。(错误)

3. 陈述中应注意的问题

(1) 目标是护理活动的结果,而非护理活动本身。必须是患者的行为,陈述时避免使用“使患者……”、“让患者……”。

(2) 目标具有明确的针对性,一个目标只针对一个护理诊断。

(3) 目标必须切实可行,属于护理工作范畴,通过实施护理措施可以达到。

(4) 目标具体,可观察、可测量。避免使用含糊、不明确的词句,如“增强”“良好”等词语。

(三) 制订护理措施

护理措施是护士协助护理对象实现护理目标的具体方法和手段,规定了解决健康问题的护理活动方式与步骤,也可称为护嘱。

1. 护理措施的类型　护理措施可分独立性护理措施、协作性护理措施和依赖性护理措施。

(1) 独立性护理措施:独立性护理措施是指护士运用护理知识和能力自行或授权其他护理人员进行的护理活动。是根据所收集的资料,独立思考、判断后做出的决策。包括生活护理、住院评估、患者的教育咨询和患者的住院环境管理等。

(2) 协作性护理措施:协作性护理措施是指护士与其他医务人员协作完成的护理活动。包括与医生、理疗师、营养师等协作。

（3）依赖性护理措施：依赖性护理措施是指护士遵医嘱执行的措施。如“遵医嘱给药”“记录出入量”等。

2. 护理措施的内容　主要包括病情观察、基础护理、功能锻炼、健康教育、执行医嘱、检查及手术前后护理、症状护理等。

3. 制订护理措施的要求

（1）护理措施必须切实可行：制订护理措施时应考虑患者的具体情况，符合患者的年龄、体力、病情、认知情况及自己对改变目前状况的愿望等；考虑医院现有的条件、设施、设备及护理人员的情况，是否能胜任实施制订的措施。

（2）护理措施应与其他医护人员的措施相一致：如护理措施与其他医护人员的措施相矛盾，会造成患者不信任。制订时有不同意见时一同协商，达成共识。

（3）护理措施应以科学的理论为依据：制订护理措施的前提是保证患者的安全，使患者乐于接受。每项护理措施应有科学的理论为依据，措施依据来自于自然科学、人文科学、行为科学的知识，禁忌将没有科学依据的措施应用于患者，以免引起不良的后果。

（4）护理措施应明确、具体：护理措施应有可操作性，是护士和护理对象能准确、便于执行的。如在针对高血压患者的健康教育中，教会患者及家属测量血压的方法。

4. 制订护理计划　护理计划是将护理诊断、目标、措施等各种信息按一定规格组合而形成的护理文件。护理计划一般都制成表格的形式，各医院的规格不完全相同，大致包括日期、诊断、目标、措施、效果评价等几项内容（表8－3）。

表8－3　护理计划单

开始日期	护理诊断	护理目标	护理措施	效果评价	停止日期	签名
4月5日	清理呼吸道无效：与肺部炎症、长期卧床、营养状况差、痰液黏稠有关	1周内患者能有效地咳嗽，痰液易咳出	1. 提供整洁舒适的环境，避免刺激 2. 增加营养，给予高蛋白、高维生素，足够热量的饮食，每天饮水1 500 mL以上 3. 促进有效的排痰，指导患者深呼吸和有效地咳嗽，给予雾化吸入或胸部叩击与胸壁震荡 4. 密切观察咳嗽、咳痰的情况，详细记录咳嗽，咳痰的色、量、质等			

护理计划应体现个体差异，一份护理计划只针对一个患者的护理活动。护理计划是动态的、发展的，根据患者病情变化和护理效果进行补充和调整。

四、护理实施

护理实施（nursing implementation）是将计划中的措施付诸行动，实现护理目标的过程。实施的活动包括各种护理活动，如护理技术、健康教育、咨询等。护士只有具备丰富的专业知识、熟练的操作技能和良好的人际沟通能力，才能保证患者得到高质量的护理。从理论上讲，实施是在护理计划制订之后，但在实际工作中，特别是抢救危重患者时，实施常先于计划。

（一）实施的步骤

实施的过程包括实施前的准备、实施和实施后的记录三个部分。

1. 实施前的准备　实施前的准备包括进一步审阅计划；分析实施计划所需要的护理知识与技术；预测可能会发生的并发症及如何预防；安排实施计划的人力、物力与时间。应具体安排以下几个问题。

（1）做什么（what）：包括评估患者目前情况，审阅已制订好的护理计划，保证其内容与患者目前情况相符，计划中的各项措施是否合适、科学和安全。组织给患者实施的措施，排列好工作的顺序，提高工作效率。

（2）谁去做（who）：将要对患者实施的护理措施进行分类和分工，确定护理措施由谁来做，需要一名护士单独执行，还是需要多名护士相互协助完成。

（3）怎么做（how）：完成护理措施将使用什么技术或技巧和设备等，应该熟悉需要进行的护理操作过程或仪器设备使用的方法；如果遇到的问题比较棘手，如患者情绪不佳，合作性差，需要考虑如何使措施得以顺利进行，一旦发生某些意外，应该如何应对等。

（4）何时做（when）：护士应该根据患者的情况、要求、医疗上的需要等多方面因素来选择执行护理措施的时机。例如，健康教育的时间应该选择在患者情绪稳定、身体状况良好的情况下进行，如果选择在患者不舒适时，则一定不会取得预期的效果。

（5）在何地（where）：确定实施护理措施的场所，对于涉及患者隐私的操作，更应该注意环境的选择。

2. 实施　准确、及时解答患者及家属咨询的问题，进行健康教育。充分发挥患者及家属的积极性，与其他医护人员密切配合，熟练运用护理操作技术，同时还要继续收集资料；评估患者健康状况、执行计划后的反应及效果、有无新的问题发生；迅速、正确处理一些新的健康问题。

3. 实施后的记录　实施各项护理措施后，应及时准确地进行记录，亦称护理病程记录或护理记录。包括护理活动的内容、时间、护士观察到的效果及患者的反应等。具体内容详见护理病案记录部分。

（二）注意事项

1. 解答患者及家属咨询的问题，进行健康教育，指导他们共同参与护理计划的实施。在执行过程中，应注意了解患者及家属的年龄、职业、文化程度、目前的健康状态和能力等，掌握教育的内容与范围，采用恰当的方法和通俗易懂的语言，以取得满意的效果。

2. 及时评估计划实施的质量、效果，注意观察患者病情的发展变化，处理突发急症。

3. 继续收集资料，及时、准确地完成护理记录，不断补充、修订护理计划。

4. 与其他医务人员保持良好的合作关系，提高工作效率。

五、护理评价

护理评价（nursing evaluation）是有目的、有组织的活动，是对实施护理计划后患者的健康状态与护理计划中预期目标进行比较并做出判断的过程，以了解患者的需求是否得到满足、是否达到预期护理目标。虽然评价是护理程序的最后步骤，但实际上评价贯穿于整个护理活动的始终。评价的结果决定护理措施是否终止、修改或增加。

（一）评价的步骤

1. 收集资料　通过护理过程的记录、与患者交流及检查评估等方法收集患者各方面的有价值资料，并对其进行分析，列出执行护理措施后患者的反应。

2. 对比标准，评价目标是否实现

将患者的反应与护理目标进行比较，确定目标的实现情况。

目标实现的程度分 3 种，即目标完全实现、目标部分实现、目标未实现。

例如：预期目标为“患者 2 周后能自行从床旁走到病房门口并返回，无不适感”。

“患者已能从床旁自行走到门口，无不适感。”——目标完全实现

“患者从床旁自行走到门口，因心慌、气短不能返回，由护士扶回病床。”——目标部分实现

“患者下床后即感心慌、气短，无法行走。”—— 目标未实现

3. 分析原因　对目标部分实现和未实现的原因进行分析、探讨，主要可从以下几个方面分析：收集的资料是否准确、全面；护理诊断是否正确；护理目标是否切实可行；护理措施是否恰当；措施是否已执行；患者是否出现了新问题。

4. 修订计划　评价的目的是及时发现问题，不断对护理计划进行修订，护理计划的调整包括以下几种方式。

（1）停止：对目标完全实现的护理诊断，也就是护理对象的问题已经解决，应停止原有的护理诊断及相应的护理措施。

（2）修订：对目标部分实现或未实现的护理诊断，应重新收集资料，分析影响因素，修正不恰当的诊断、目标或措施。

（3）增加：评价也是一个再评估的过程，在重新收集资料的基础上，对出现的新的健康问题做出新的诊断和制订新的目标与措施，及时将这一诊断加入到护理计划中，使护理对象最终达到健康状态。

（二）评价与护理程序中其他步骤的关系

护理评价虽然是护理程序的最后步骤，并不代表必须到护理的最终阶段才能评价。实际上，从收集资料开始评价就不停地进行。评价按时间分为以下 3 类。

1. 及时评价　护士实施护理程序的每一个步骤或每一项护理措施后，根据护理对象的反应及病情变化进行评价。

2. 阶段评价　护士进行一个阶段的工作之后进行的评价。

3. 最终评价　患者出院、转科或死亡后的总体评价。

没有评价就没有发展，护理程序也就无法体现其连续性的特点。评价贯穿护理程序的各步骤之中。评价中有两个关键问题：一是评价的基础是评估，只有评估所得的资料是全面真实的，才能开始有效的评价；二是评价标准的确定，即护理计划中的预期目标的重要性，目标不准确、不可行、不科学，导致评价时判断的失误，进一步影响护理计划的修订。

护理程序作为一种科学的工作方法和指导框架,对临床护理实践、护理教育、护理管理和护理科研等方面均产生了积极的作用。运用护理程序不仅能提高护理质量,满足护理对象对健康的需求,而且能培养护士的逻辑思维能力,增强其发现问题和解决问题的能力,使业务知识和技能水平得以提高,推动护理专业的发展。

第三节 护理病历

在应用护理程序解决患者健康问题的过程中,有关患者的资料,均应以书面形式记录,构成护理病历。目前,各医院、各病区护理病历的格式不完全相同,基本包括以下内容。

一、患者入院护理评估单

用于新入院患者的护理评估,以找出患者的健康问题,确立护理诊断。主要包括患者的一般情况、简要病史、护理体检、生活状况及自理程度、心理及社会方面状态等(表8-4)。

表8-4 患者入院护理评估单

姓名______ 床号______ 科别______ 病室______ 住院号______

(一)一般资料

姓名______ 性别______ 年龄______ 职业______ 民族______

籍贯______ 婚姻______ 文化程度______ 宗教信仰______

联系地址______ 联系人______ 电话______

主管医师______ 责任护士______ 收集资料时间______

入院时间______入院方式:步行 扶行 轮椅 平车

入院医疗诊断______

入院原因(主诉和简要病史)______

既往史:______

过敏史:无 有(药物______食物______其他______)

家族史:原发性高血压、冠心病、糖尿病、肿瘤______、癫痫、精神病______、传染病______、遗传病______、其他______

(二)生活状况及自理程度

1. 饮食

基本膳食:稀食 软饭 半流质 流质 禁食

食欲:正常 增加 亢进______d/周/月 下降/厌食______d/周/月

近期体重变化:无 增加/下降______kg/______月(原因______)

其他______

2. 睡眠/休息

休息后体力是否容易恢复:是 否(原因______)

睡眠:正常 入睡困难 易醒 早醒 多梦 噩梦 失眠

辅助睡眠:无 药物 其他方法

其他______

3. 排泄

排便:____ 次/d 性状________正常/便秘/腹泻/便失禁 造瘘

排尿:____ 次/d 颜色______ 性状______ 尿量________ mL/24h 尿失禁

4. 烟酒嗜好

吸烟:无 偶尔吸烟 经常吸烟______年________支/d 已戒____年

饮酒/酗酒:无 偶尔饮酒 经常饮酒______年______ mL/d 已戒____年

5. 活动

自理:全部 障碍(进食 沐浴/卫生 穿着/修饰 如厕)

活动能力:下床活动 卧床(自行翻身/不能自行翻身)

步态:稳 不稳(原因________________________)

医疗/疾病限制:医嘱卧床 持续静滴 石膏固定 牵引 瘫痪

6. 其他____

(二)体格检查

T ______℃ P ________次/min R ____次/min BP __________mmHg

身高__________cm 体重__________kg

1. 神经系统

意识状态:清醒 意识模糊 嗜睡 谵妄 昏迷

语言表达:清楚 含糊 语言困难 失语

定向能力:准确 障碍(自我 时间 地点 人物)

2. 皮肤黏膜

皮肤颜色:正常 潮红 苍白 发绀 黄染

皮肤温度:温 凉 热

皮肤湿度:正常 干燥 潮湿 多汗

完整性:完整 皮疹 出血点 其他________

压疮(Ⅰ/Ⅱ/Ⅲ/Ⅳ度)(部位/范围______________)

口腔黏膜:正常 充血 出血点 糜烂 溃疡 疱疹 白斑

其他____

3. 呼吸系统

呼吸方式:自主呼吸 机械呼吸

节律:规则 异常 频率__________次/min 深浅度:正常 深 浅

呼吸困难:无 轻度 中度 重度

咳嗽:无 有

痰:无 容易咳出 不易咳出 痰(色________量________黏稠度________)

其他____

4. 循环系统

心律:规则 心律不齐

心率:__________次/min

水肿:无 有(部位/程度______________)

其他____

5. 消化系统

胃肠道症状:恶心 呕吐(颜色________ 性质________ 次数________ 总量____)嗳气 反酸 烧灼感

腹胀　腹痛(部位/性质,＿＿＿＿＿＿＿＿)

腹部:软　肌紧张　压痛/反跳痛　可触及包块(部位/性质＿＿＿＿＿＿＿＿)　腹水(腹围＿＿＿＿＿＿cm)

其他＿＿＿＿＿＿＿＿＿＿＿＿＿＿＿＿＿＿＿＿＿＿＿＿＿＿＿＿＿＿＿＿＿＿＿＿

6. 生殖系统

月经:正常　紊乱　痛经　月经量过多　绝经

其他＿＿＿＿＿＿＿＿＿＿＿＿＿＿＿＿＿＿＿＿＿＿＿＿＿＿＿＿＿＿＿＿＿＿＿＿

7. 认知/感觉

疼痛:无　有(部位/性质＿＿＿＿＿＿＿＿)

视力:正常　远/近视　失明(左/右/双侧)

听力:正常　耳鸣　重听　耳聋(左/右/双侧)

触觉:正常　障碍(部位＿＿＿＿＿＿＿＿＿＿＿＿＿)

嗅觉:正常　减弱　缺失

思维过程:正常　注意力分散　远/近期记忆力下降　思维混乱

其他＿＿＿＿＿＿＿＿＿＿＿＿＿＿＿＿＿＿＿＿＿＿＿＿＿＿＿＿＿＿＿＿＿＿＿＿

(四) 心理社会方面

1. 情绪状态:镇静　易激动　焦虑　恐惧　悲哀　无反应
2. 就业状态:固定职业　丧失劳动力　失业　待业
3. 沟通:希望与更多的人交往　语言交流障碍　不愿与人交往
4. 医疗费用来源:自费　劳保　公费　医疗保险　其他
5. 与亲友关系:和睦　冷淡　紧张

二、护理计划单

根据患者入院护理评估,根据主次顺序将患者的护理诊断列于计划单(表 8 - 5)上,并制订相应的护理目标、措施。出现新的护理诊断,及时制订出相应的护理计划并做好记录。

表 8 - 5　护理计划单

姓名＿＿＿＿　床号＿＿＿＿　科别＿＿＿＿　病室＿＿＿＿　住院号＿＿＿＿＿

开始日期	护理诊断	护理目标	护理措施	效果评价	停止日期	签名
3月2日 9 am	气体交换受损:与左心功能不全所致肺循环淤血有关	1周内患者主诉呼吸困难程度减轻,无缺氧症状	1. 注意观察呼吸困难、发绀的程度及肺部啰音的变化 2. 注意室内空气流通,患者的衣物、被子应松软以减少憋闷感 3. 遵医嘱给予氧气吸入 4. 鼓励患者多翻身、咳嗽,进行深而慢的呼吸 5. 遵医嘱给予纠正心力衰竭的药物,注意观察和预防药物的不良反应	患者主诉呼吸困难减轻,无发绀表现,肺部无啰音,血气恢复正常水平	3月8日 10 am	

三、护理记录单

护理记录单是护士运用护理程序,为患者解决问题的记录。护理记录单记载患者的护理诊断、护士针对问题实施的护理措施和执行措施后患者是否达到预期目标。如果问题没有解决,需要分析原因,以便及时调整修改措施。

(一)记录目的

(1)便于其他医护人员了解患者的健康问题及其进展情况。
(2)作为护理工作效果和质量检查的评价依据。
(3)为护理科研积累资料。
(4)处理医疗纠纷时提供依据。

(二)记录内容

记录内容包括患者的健康问题及采取的护理措施;实施后患者的反应及护士观察的效果;患者出现新的健康问题与病情变化时所采取的治疗、护理措施,身心需要及其满足情况等。

常见的记录格式有以下两种。

1. PIO 格式　临床护理中常用的格式,书写时可采用 PIO 护理记录格式(表 8-6)。

表 8-6　护理记录(PIO 格式)

日期	时间	护理记录(PIO)	护士签名
5 月 4 日	7am	P:体温过高(39.5℃):与泌尿系感染有关 I:1. 物理降温,给予乙醇擦浴 2. 按医嘱给予氨苄西林 5.0 加 0.9% 的氯化钠注射液 500 mL 静脉滴注 3. 密切观察病情变化,4 h 测量体温一次 4. 每日饮水 2 500 mL	
	12am	O:体温降至 38℃	张 ×

P(problem)　即患者的健康问题,用护理诊断陈述,后面记录与护理诊断相对应的患者的病情及反应。

I(intervention)　记录护士针对患者的健康问题所采取的护理措施。

O(outcome)　记录经过护理后的结果,其内容是护理程序中"评价"。

2. SOAPE 格式

S:主观资料　即患者的感觉、主诉,如腹痛、胃部不适。

O:客观资料　即护士观察、检查的结果,如生命体征、检验报告等。

A:评估　指护士对上述资料的分析、解释及对存在问题的判断。

P:计划　指护士为解决患者的问题所采取的护理措施。

E:评价　将实施护理计划后患者的健康状况与预期护理目标比较,按评价标准将护士执行护理程序的效果、质量做出评定的过程。

四、患者出院护理评估单

(一)健康教育(始于入院)

健康教育包括的内容很多(表 8－7)。例如:① 制订标准宣教计划,帮助患者了解自己所患疾病的防治知识;② 与患者一起讨论有益的和有害的卫生习惯,如讲解戒除烟酒、科学的饮食起居和精神卫生对健康的影响;③ 要求患者主动参与并找出自己现存的与潜在的健康问题,必要时帮助患者制订目标并逐项解决;④ 出院指导:出院前针对患者现状,提出出院后饮食、服药、休息、功能锻炼和定期复查等方面的注意事项,必要时可为患者或家属提供有关的书面资料,护士要帮助患者在其原有健康基础上,取得最高水平的身心健康。

表 8－7　患者出院护理评估单

姓名________　床号________　科别________　病室________　住院号________

(一)健康教育(始于入院)

1. 患者对所患疾病的防治知识:　　有　　无
   患者对卫生习惯和科学的饮食起居知识:　　有　　无
   患者对现存或潜在的健康问题的认识:　　有　　无
2. 出院指导

(1)休息和功能锻炼________________

(2)饮食________________

(3)自我监测和护理(药物治疗、伤口处理、病理观察等)________________

____

(4)复查________________

(5)其他________________

(二)护理小结(住院期间护理程序实施情况与存在问题)________________

____

____

(三)评价(由护士长全面了解情况后负责评价)

1. 患者评价　　优　　良　　中　　差
2. 整体护理效果评价　　优　　良　　中　　差

护士长签名:________　护士签名:________

年　　月　　日

(二)护理小结

护理小结是患者在住院期间,护士按护理程序对患者进行护理活动的概括记录。

五、病例分析

李某，男性，70岁，咳嗽、咳痰、伴有喘息20余年，近6年明显加剧，咳白色泡沫痰，不能平卧。近5日咳黄痰，黏稠不易咳出，夜间烦躁难眠，白昼嗜睡。护理体检：T 39.5℃，P 110次/min，R 26次/min，BP 135/90 mmHg。意识模糊，半卧位，面色发绀，呼吸急促，胸廓呈桶状，呼吸运动减弱，叩诊呈过清音，肺下界和肝浊音界下移，两肺可听到散在哮鸣音和干啰音。实验室检查：PaO_2 52 mmHg，$PaCO_2$ 80 mmHg。患者自诉"上不来气，憋得慌，四肢无力"。临床诊断为慢性支气管炎急性发作，阻塞性肺气肿，呼吸衰竭。请分析该患者目前存在的护理问题。

通过对上述资料进行分析，患者存在的护理问题是：

气体交换受损：依据为患者面色发绀，呼吸急促、烦躁不眠、嗜睡；PaO_2 52 mmHg，$PaCO_2$ 80 mmHg，自诉"上不来气，憋得慌，四肢无力"等。

清理呼吸道无效：依据为咳黄痰，黏稠不易咳出，意识模糊，两肺可听到散在哮鸣音和干啰音等。

自理能力缺陷：依据为意识模糊，面色发绀，呼吸急促，胸廓呈桶状，呼吸运动减弱，PaO_2 52 mmHg，$PaCO_2$ 80 mmHg。自诉"上不来气，憋得慌，四肢无力"等。

有窒息的危险：依据为咳黄痰，黏稠不易咳出，意识模糊，面色发绀，呼吸急促，呼吸运动减弱，两肺可听到散在哮鸣音和干啰音。

思考与练习

1. 护理程序由哪几个步骤组成？各步骤的主要工作内容是什么？
2. 收集资料的内容包括哪些？
3. 护理诊断的陈述方式有哪几种？各举一例。
4. 排列护理诊断优先顺序应遵循的原则是什么？
5. 书写护理诊断应注意哪些问题？
6. 护理诊断与医疗诊断有哪些区别？
7. 陈述护理目标应注意哪些问题？
8. 常用护理记录的方式是什么？
9. 王某，女，65，急性心肌梗死，住入重症监护病房，患者主诉心前区疼痛、像有一块石头压着一样，胸闷、气短，3天无大便，偶有便意，但粪便干结，排便困难。请根据上述资料分析该患者目前存在的护理问题，并写出诊断依据及相关因素。

附:护理诊断一览表(128项)

一、交换 Exchanging

1. 营养失调:高于机体需要量	altered nutrition:more than body requirements
2. 营养失调:低于机体需要量	altered nutrition:less than body requirements
3. 营养失调:潜在的高于机体需要	altered nutrition:potential for more than body requirements
4. 有感染的危险	risk for infection
5. 有体温改变的危险	risk for altered body temperature
6. 体温过低	hypothermia
7. 体温过高	hyperthermia
8. 体温调节无效	ineffective thermoregulation
9. 反射失调	dysreflexia
10. 便秘	constipation
11. 感知性便秘	perceived constipation
12. 结肠性便秘	colonic constipation
13. 腹泻	diarrhea
14. 大便失禁	bowel incontinence
15. 排尿异常	altered urinary elimination
16. 压迫性尿失禁	stress incontinence
17. 反射性尿失禁	reflex incontinence
18. 功能性尿失禁	functional incontinence
19. 完全性尿失禁	total incontinence
20. 有急迫性尿失禁	urge incontinence
21. 尿潴留	urinary retention
22. 组织灌注量改变(肾、脑、心肺、胃肠或外周血管)	altered tissue perfusion (renal, cerebral, cardiopulnonary, gastrointestinal or peripheral)
23. 体液过多	fluid volume excess
24. 体液不足	fluid volume deficit
25. 有体液不足的危险	risk for fluid volume deficit
26. 心输出量减少	decreased cardiac output

27. 气体交换受损	impaired gas exchange
28. 清理呼吸道无效	ineffective airway clearance
29. 低效性呼吸型态	ineffective breathing pattern
30. 不能维持自主呼吸	inability to sustain spontaneous ventilation
31. 呼吸机依赖	dysfunctional ventilatory weaning response, DVWR
32. 有受伤的危险	risk for injury
33. 有窒息的危险	risk for suffocation
34. 有中毒的危险	risk for poisoning
35. 有外伤的危险	risk for trauma
36. 有误吸的危险	risk for aspiration
37. 有废用综合征的危险	risk for disuse syndrome
38. 保护能力改变	altered protection ability
39. 组织完整性受损	impaired tissue integrity
40. 口腔黏膜改变	altered oral mucous membrane
41. 皮肤完整性受损	impaired skin integrity
42. 有皮肤完整性受损的危险	risk for impaired skin integrity
43. 适应能力下降:颅内的	decvased adaplive capacity:intracranial
44. 精力困扰	energy field disturbance

二、沟通 Communicating

45. 语言沟通障碍	impaired verbal communication

三、关系 Relating

46. 社交障碍	impaired social interaction
47. 社交孤立	social isolation
48. 有孤立的危险	risk for loneliness
49. 角色紊乱	altered role performance
50. 父母不称职	altered parenting
51. 有父母不称职的危险	risk for altered parenting
52. 有父母亲子依恋改变的危险	risk for alered parent/infant/child attachment
53. 性功能障碍	sexual dysfunction
54. 家庭作用改变	altered family process

55. 照顾者角色障碍	caregiver role strain
56. 有照顾者角色障碍的危险	risk for caregiver role strain
57. 家庭作用改变:酗酒	altered family process: alcoholism
58. 父母角色冲突	parental role conflict
59. 性生活型态改变	altered sexuality patterns
四、赋予价值	**Valuing**
60. 精神困扰	spiritual distress
61. 增进精神健康:潜能性	potential for enhance spiritual well-belug
五、选择	**Choosing**
62. 个人应对无效	ineffective individual coping
63. 调节障碍	impaired adjustment
64. 防卫性应对	defensive coping
65. 防卫性否认	ineffective denial
66. 家庭应对无效;失去能力	ineffective family coping: disabling
67. 家庭应对无效:妥协性	ineffective family coping: compromised
68. 家庭应对:潜能性	family coping: potential for growth
69. 社区应对:潜能性	potential for enhanced community coping
70. 社区应对无效	ineffective community coping
71. 遵守治疗方案无效(个人的)	ineffective management of therapeutic regimen: individual
72. 不合作(特定的)	noncompliance(specify)
73. 遵守治疗方案无效(家庭的)	ineffective management of therapeutic regimen: families
74. 遵守治疗方案无效(社区的)	ineffective management of therapeutic regimen: community
75. 遵守治疗方案有效(个人)	ineffiective management of therapeutic regimen: individual
76. 抉择冲突(特定的)	decisional conflict(specify)
77. 寻求健康行为(特定的)	health seeking behaviors(specify)
六、活动	**Moving**
78. 躯体移动障碍	impaired physical mobility
79. 有周围血管神经功能障碍的危险	risk for peripheral neurovascular dysfunction
80. 有围术期损伤的危险	risk for perioperative positioning injury

81. 活动无耐力	activity intolerance
82. 疲乏	fatigue
83. 有活动无耐力的危险	risk for activity intolerance
84. 睡眠型态紊乱	sleep pattern disturbance
85. 娱乐能力缺陷	diversional activity deficit
86. 持家能力障碍	impaired home maintenance management
87. 保持健康的能力改变	altered health maintenance
88. 进食自理缺陷	feeding self care deficit
89. 吞咽障碍	impaired swallowing
90. 母乳喂养无效	ineffective breast feeding
91. 母乳喂养中断	interrupted breast feeding
92. 母乳喂养有效	effective breast feeding
93. 婴儿喂养困难	ineffective infant feeding pattern
94. 沐浴/卫生自理缺陷	bathing/hygiene self care deficit
95. 穿着/修饰自理缺陷	dressing/grooming self care deficit
96. 如厕自理缺陷	toileting self care deficit
97. 生长发育改变	altered growth and development
98. 迁居应激综合征	relocation stress syndrome
99. 有婴儿行为紊乱的危险	risk for disorganized infant behavior
100. 婴儿行为改变	disorganized infant behavior
101. 潜在的婴儿行为调节增强	potential for enhanced organized infant behavior
七、感知	**Perceiving**
102. 自我形象紊乱	body image disturbance
103. 自尊紊乱	self esteem disturbance
104. 长期自卑	chronic low self esteem
105. 情景性自卑	situational low self esteem
106. 自我认同紊乱	personal identity disturbance
107. 感知改变(特定的)(视味、触、嗅)	sensory/perceptual alterations(specify)(visual, tactile, olfactory)
108. 单侧感觉丧失	unilateral neglect
109. 绝望	hopelessness
110. 无能为力	powerlessness

八、认识	**Knowing**
111. 知识缺乏(特定的)	knowledge deficit(specify)
112. 定向力障碍	impaired environmental interpretation syndrome
113. 急性意识障碍	acute confusion
114. 慢性意识障碍	chronic confusion
115. 思维过程改变	altered thought processes
116. 记忆障碍	impaired memory
九、感觉	**Feeling**
117. 疼痛	pain
118. 慢性疼痛	chronic pain
119. 功能障碍性悲哀	dysfunctional grieving
120. 预感性悲哀	anticipatory grieving
121. 有暴力行为的危险	risk for violence
122. 有自伤的危险	risk for self-mutilation
123. 创伤后综合征	post-trauma syndrome
124. 强暴创伤综合征	rape-trauma syndrome
125. 强暴创伤综合征:复合性反应	rape-trauma syndrome; compound reaction
126. 强暴创伤综合征:沉默性反应	rape-trauma syndrome; silent reaction
127. 焦虑	anxiety
128. 恐惧	fear

(杨丽艳)

第九章　健康教育

学习目标

掌握：

1. 健康教育、护理健康教育、生活方式的概念。
2. 健康行为的形成，影响健康行为的因素。
3. 健康教育的程序。
4. 健康教育的内容及健康教育的方法。
5. 健康教育的注意事项。

熟悉：

1. 健康教育的目的、原则。
2. 健康信念模式、保健教育过程模式、促进健康模式。
3. 护士在健康教育中的作用。

了解：

1. 运用健康信念模式，对患者进行健康教育。
2. 运用保健教育过程模式，对患者进行健康教育
3. 运用促进健康模式，对患者进行健康教育。

健康是人类生存和发展的前提，是经济发展、社会进步、民族兴旺的保证，实现人人健康是全人类共同的理想和目标。随着社会经济、科学技术及生活水平的不断提高，人类对健康的认识也在不断深化。开展健康教育，保障和不断提高人们的健康水平，已成为社会文明进步的一个重要标志。

健康教育是通过信息传播及行为干预，帮助个人和群体掌握卫生保健知识、树立健康观念、自愿采纳有利于健康的行为和生活方式的系统教育活动。护理工作者的重要职责之一是通过健康教育唤起公众的健康意识，使他们改变不良的生活习惯，建立有利于健康的行为，掌握自我保健的方法和技术，提高全民族的健康素质及生活质量。

第一节　概　　述

一、健康教育的概念

健康教育（health education）是通过有计划、有组织、系统的社会和教育活动，促使人们自愿地改变不良的健康行为和影响健康行为的相关因素，消除或减轻影响健康的危险因素，预防

疾病,促进健康和提高生活质量。

健康教育是卫生知识和健康行为之间的桥梁与纽带,其核心问题是促使个体或群体改变不健康的行为和生活方式。健康教育的重点是研究知识传播和行为改变的理论、规律及方法,以及社区教育的组织、规划和评价。

健康教育是一个“知、信、行”的过程。一方面通过人们自我学习或相互学习取得知识、技能;另一方面通过有计划、多部门、多学科的社会实践获取经验。健康教育活动已经超出了保健的范畴,包括整个卫生服务体系以及相关的非卫生部门,如农业、交通、大众媒介等许多涉及卫生问题的部门。因此,健康教育既是教育活动也是社会活动。

健康教育与传统的卫生宣教不同,侧重于改变人们的卫生知识结构、生活方式和行为。我国作为发展中国家,普及卫生知识的任务仍然相当繁重,卫生知识的传播活动仍有待加强。因此,卫生宣传是健康教育的重要手段之一,但它不包括健康教育的全部内容,也不是健康教育活动的终结。

健康教育是护理实践的一个重要组成部分,是护士的职责之一。护理健康教育是利用护理学和健康教育学的基本理论和基本方法,通过对护理对象进行有目的、有计划、有评价的教育活动,提高护理对象自我保健和自我保护能力,达到预防疾病、保持健康、促进康复、规范健康行为、提高生活质量的目的。

二、健康教育的目的和意义

WHO 卫生教育与评价委员会认为:健康教育的目的是鼓励公众采取及维持健康的生活方式,自觉地选择及采取行动,应用现有的卫生资源,以改善生活环境及健康状况。

(一)健康教育是卫生保健的战略措施

随着疾病谱的变化,慢性病及与生活方式相关的疾病逐渐成为危害健康的主要因素。通过健康教育促使人们自愿地采纳健康的生活方式、生活行为,降低疾病的危险因素,预防疾病,促进健康。

(二)健康教育是一项最有效的保健措施

通过健康教育促使人们自愿放弃不良的行为和生活方式,减少自身影响健康的危险因素。美国疾病控制中心研究指出:如果美国男性公民不吸烟、不过量饮酒,寿命可望延长 10 年,而每年以数十亿美元提高临床医疗技术的投资,却难以使全美人均寿命增加 1 年。这说明只要人们改变不良的行为和生活方式,将会大大降低有关疾病的发病率和死亡率,同时减少医疗费用。因此有必要通过健康教育使广大群众学习自我保健的方法,培养自我照顾的能力,认识维持自身健康的责任,从而促进健康。

三、健康教育的原则

健康教育是教育者通过有目的、有组织、有计划的系统活动,把健康知识传播给公众,唤起公众的健康意识,从而使人们树立对自己及社会的责任感,投入到卫生保健活动中来。在实施健康教育时,应遵循以下原则。

（一）建立信任的原则

良好的护患关系，不仅可以帮助患者战胜疾病，恢复健康，而且对保障及恢复患者的心理健康有重要的意义。信任感在人际关系中有重要的作用，它是良好护患关系的前提，有助于交往的双方产生安全感，使人感受到别人的关心和重视。同时信任感可以创造一种支持性的气氛，使人能够真诚、坦率地表达自己的价值观、思想及愿望。护士在工作的过程中，应注意用自己的责任心、爱心、同情心及耐心来创造有充分信任及支持感的融洽的气氛，并通过自己扎实的知识与技能，增加护理对象对自己的信任感，以发展良好的护患关系。

（二）巩固性原则

巩固性原则就是教学应使学习者能够对所学知识牢固地、长久地保持在记忆中，需要时能及时、准确地运用。巩固知识的主要手段是复习，复习是学习之母。教育者在进行健康教育时，应注意运用复习这一学习技巧。

（三）参与教学的原则

健康教育的主要目的是改变教育对象不健康的行为及生活方式，教育对象的积极参与是保证健康教育质量的必要因素。因此，应鼓励教育对象积极参与健康教育的每一个步骤。

（四）理论与实践相结合的原则

健康教育的目的是使公众掌握健康知识，并将其应用到防治疾病及自我保健中去。因此，安排教学时应注意理论与实践相结合，使公众了解、掌握健康知识，并能自觉地应用这些知识去维护及提高自己的健康水平。

（五）深入浅出的原则

进行健康教育的实质是让学习者明白保持或恢复健康的道理。因此必须做到深入浅出、由简单到复杂。“深入”是指教育者要对健康教育的问题有深刻的理解，“浅出”则是指从教育对象现有的知识水平和接受能力出发，以人群熟悉的语言和喜闻乐见的形式表达出来。必须在充分了解学习者需要的基础上，有目的地选择及安排教学内容，由简单到复杂、循序渐进，以取得良好的教学效果。

（六）因人施教的原则

因人施教就是从教育对象的实际情况出发进行教学，包括两方面的含义：一是教学应适合学习者的知识水平和能力，过高过低都是不适宜的；二是教学应该照顾学习者的个别差异，平等对待每个人的健康教育需要。教育者在制订教育计划时应考虑学习者的年龄、性别、经历、社会经济状况、文化、职业等方面的差异。教育者在健康教育时应注意针对性、适应性和实用性。

四、护士在健康教育中的作用

随着护理模式的转变,护士的工作区域不仅是医院,更应该面向个体、家庭和社会。护士必须提高履行健康教育的责任意识,承担起现代护理学所赋予的任务,在健康教育中发挥应有的作用。护士在健康教育中承担着教育者、组织者和协调者的角色,其作用有以下3个方面。

(一)桥梁作用

对护理对象的教育是一种特殊的教学活动,护士作为教育者不同于一般意义上的教师。护士必须为护理对象提供健康教育服务,其职责不仅是传授相关知识,还要帮助学习者建立健康行为。因此,护士的作用是在不健康行为与健康行为之间架起一座传授知识和纠正不健康行为的桥梁。这种桥梁作用要求护士必须把教学重点放在帮助护理对象建立健康行为上。

(二)组织作用

护士是健康教育的具体组织者和实施者,教育计划的制订、教育内容的确定、教育方法的选择及教学进度的控制都是由护士策划和决定的。有目的、有计划、有评价的教育活动都是由护士来组织实现的,护士组织教学能力的强弱对教育效果有直接影响。因此,护士必须努力学习相关知识,掌握护理对象教育的基本原则和基本技能,创造性地做好护理对象的教学组织工作。

(三)协调作用

患者教育是一个完整的教育系统。在此系统中,虽然教育计划由护士来制订,但在健康教育实施的过程中,需要各级各类人员的密切配合,护士必须有良好的人际关系和沟通技巧,承担起与医生、专职教育人员、营养师、物理治疗师等的协调工作,以满足患者对健康教育的需求。

随着人们生活水平的提高、生活方式的变化以及科学技术的发展,疾病谱也发生了很大的转变,即从急性传染性疾病为主导,转变为慢性疾病为主导,而多数慢性疾病目前只能控制,而无法治愈。因此,慢性疾病患者必须通过接受健康教育学会自理和调整生活方式。另外,健康人的保健需求日渐增强,他们热切希望能够通过健康教育学到保持健康和预防疾病的知识。总之,随着时代的发展,护士将有更多的机会和责任为不同人群提供健康教育。

五、健康行为的形成

(一)健康行为

行为(behavior)是指有机体在外界环境刺激下产生的生理、心理变化的反应。

健康行为(health behavior)指朝向健康或被健康结果所强化的行为,客观上有益于个体与群体的健康。就个体而言,健康行为又可理解为个体为了预防疾病和维护自身健康所做的相关行为,如均衡营养、预防接种等。健康行为可分为以下5大类。

1. 基本健康行为　基本健康行为是指日常生活中有益于健康的基本行为,如合理营养、平衡膳食、适量睡眠、积极锻炼等。

2. 保健行为　保健行为是指正确、合理地利用卫生保健服务，以维护自身身心健康的行为，如定期体检、预防接种、患病后及时就诊、遵医嘱配合治疗等。

3. 避免有害环境　避免有害环境是指主动地以积极或消极的方式避开自然环境和社会环境中对健康有害的各种因素，如避免污染环境、采取措施减轻环境污染、积极应对那些引起人们心理应激的紧张生活事件等。

4. 预警行为　预警行为是指预防事故发生和发生事故后正确处理的行为。如乘飞机、汽车要系好安全带，发生车祸后能自救或对受伤者实施救助。

5. 戒除不良嗜好　不良嗜好是指日常生活中对健康有危害的个人偏好，如吸烟、酗酒、滥用药物等。戒除不良嗜好包括日常生活中不吸烟、不酗酒、不滥用药物等。

（二）健康的生活方式

人类的生活方式受家庭、社会、文化、宗教和风俗的影响，良好的行为和生活方式可增进健康，防治疾病；反之则危害健康。不良的生活方式则是一组习以为常的、对健康有害的行为习惯，包括能导致各种成年慢性退行性病变的生活方式，如吸烟、酗酒、缺乏运动锻炼、高盐高脂饮食等。不良的生活方式与肥胖、高血压、冠心病、胃溃疡及癌症等的发生关系密切。美国保健学家贝洛克（N. B. Belloc）和布雷罗斯（Breslow）曾对 7 000 名成年人随访观察了 5 年多，发现具有良好生活习惯的中年人的平均寿命比具有不良生活习惯的同龄人高 53%。

1. 美国科学家提出的良好生活习惯

（1）不吸烟。

（2）不酗酒。

（3）节制饮食，控制热量、脂肪、盐与糖的摄入。

（4）适当锻炼。

（5）定期体检。

（6）遵守交通规则，使用安全带。

2. 我国科学家提出的良好生活习惯

（1）心胸豁达、乐观。

（2）劳逸结合、坚持锻炼。

（3）生活规律、善用闲暇。

（4）营养得当。

（5）不吸烟、不酗酒。

（6）家庭和谐、适应环境。

（7）与人为善、自尊自重。

（8）爱清洁、注意安全。

第二节　健康教育的模式

健康教育模式是健康教育活动的指南，健康相关行为的转变也是一个相当复杂的过程，很多学者和专家提出多种转变行为的理论，期望改变人们的健康相关行为，促进健康。健康教育模式的核心是帮助护理对象避免和改变不良的健康行为,建立良好的行为方式,从而维持和促进人群的健康。应用较广泛的理论模式有健康信念模式、保健教育过程模式和促进健康模式。

一、健康信念模式

健康信念模式是最常用于各种健康相关行为改变的一种模式。人们通过自身的实践、他人的实践经验或接受他人的劝告,激发内在的动机,使他们相信自己有能力改变不健康的行为并获得预期结果。

(一)模式的发展

健康信念模式(health belief model)是由霍克巴姆(Hochbaum)于1970年研究了人的健康行为与健康信念之间的关系后提出的,1974年又经贝克(Becker)及其同事的修改完善而发展成为健康信念模式。健康信念模式以心理学理论为基础,解释了人们采取或不采取健康行为的原因,从而预测人们对预防性健康行为的执行与否。

(二)模式的组成

健康信念模式主要由3部分组成:个体健康信念、修正因素、行动的可能性(图9-1)。

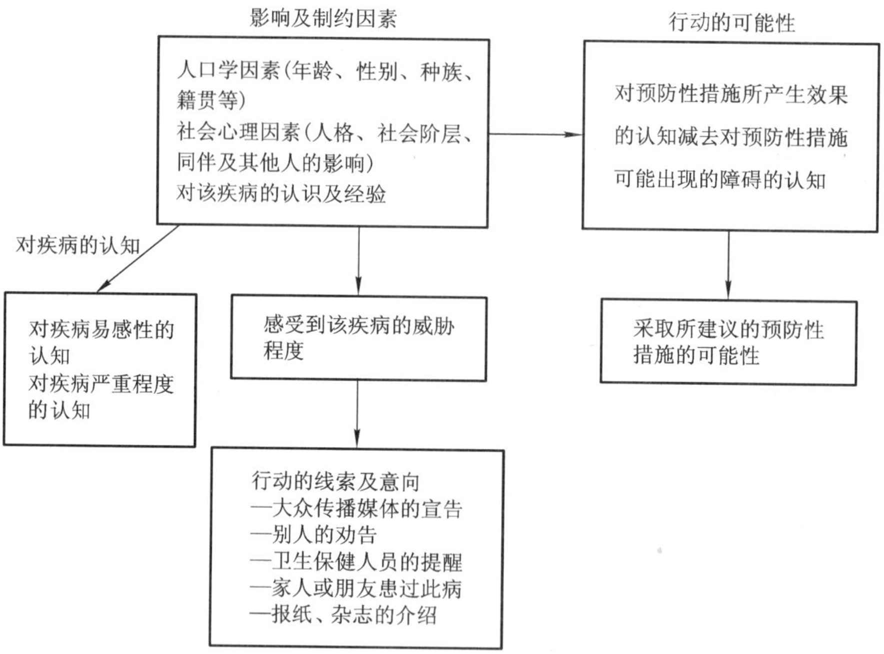

图9-1 健康信念模式

1. 健康信念 即人如何认识健康与疾病、如何认识疾病的严重程度及易感性、如何认识采取预防措施后的效果及采取措施所遇到的障碍。人的健康信念受以下因素影响。

(1) 对疾病易感性的认知:即人们对自己患某种疾病可能性的认识。如“患某种疾病的可能性大吗?自己会得某种疾病吗”等问题。回答是肯定者,则说明对该疾病的易感性认知高。

(2) 对疾病严重性的认识:即人们对自己可能患的疾病严重程度的认识。如“患上某种疾病,对自己的生活会有严重影响吗?该疾病容易治疗吗?会导致死亡吗”。

(3) 对预防性健康行为利益的认知:是否相信通过采取某些健康行为,可以减少疾病的发生或减轻疾病的严重程度。如认为“通过自己的饮食调整,减少心血管疾病的发生”时,则已认识到遵守预防性健康行为的重要性。

(4) 对预防性健康行为利益障碍的认知:是否认为采取某些健康行为时,会造成疼痛、不便、经济负担等。

2. 修正因素

(1) 人口学、社会心理学及结构变量:如年龄、性格、文化程度、职业、患病的经历、同事和亲友的压力等。

(2) 行动的线索:如大众媒体的宣传、医护人员的提醒及亲朋好友的忠告等。

(3) 感受到该疾病的威胁。

3. 行动的可能性　对预防性健康行为利益的认知大于对预防性健康行为利益障碍的认知,就可能采取预防性健康行为。

(三) 健康信念模式在健康教育中的应用

护士通过对健康信念模式的学习,在进行健康教育时,从加强教育对象的健康信念入手,如利用各种宣传手册、电视、报纸、杂志等媒体宣传促进健康、预防疾病的知识和方法,增强公众的健康信念,采取预防性措施,防止疾病的发生。

(四) 病例分析

李某,男,40 岁,高中毕业,推销员。平时嗜酒,每天吸烟 2 包。由于工作原因经常外出,不能规律进食。两年来空腹胃痛,返酸,多次上消化道出血。此次因进食不当呕血急诊入院。护理体检:T 38.5℃,P 106 次/min,R 24 次/min,BP 90/60 mmHg,意识清楚,精神紧张,焦虑。胃肠钡透示“十二指肠球部溃疡”。临床诊断十二指肠球部溃疡并发上消化道出血。经积极治疗患者康复出院。应用健康信念模式分析该患者是否采取促进健康的行为。

应用健康信念模式分析如下。

健康信念模式的组成包括 3 部分:个体健康信念、修正因素、行动的可能性。

1. 健康信念　① 对疾病易感性的认知:与患者在交谈的过程中,了解患者是否了解吸烟、不规律进食与溃疡病的关系。吸烟增加胃酸和胃蛋白酶分泌,降低幽门括约肌张力,影响胃黏膜和前列腺素合成等;不规律的进食增加胃的负担,增加胃酸及胃蛋白酶的分泌,可增加疾病的发生。② 对疾病严重性的认识:溃疡病对生活产生一定的影响,可以导致机体的不舒适,增加经济负担,影响工作和生活。严重时出现并发症,如上消化道出血、幽门梗阻、癌变等,甚至导致死亡。③ 对预防性健康行为利益的认知:生活中通过戒除不良嗜好,建立正确的生活方式可以减少溃疡及并发症的发生。④ 对预防性健康行为利益障碍的认知:如果生活中不采取相关的促进健康行为，则会给自己带来疼痛等不舒适的症状，加重经济负担，影响正常工作及生活。

2. 修正因素　患者意识清楚，有较高的文化素质，可以通过媒体宣传、健康教育宣传单、医护人员的教育以及朋友忠告等，意识到疾病对自身健康状况的威胁。

3. 行动的可能性　该患者能够意识到通过采取有益的措施，如保持乐观的情绪、戒除烟酒，建立合理的饮食结构和规律，避免摄入刺激性的食物等，可以促进溃疡的愈合，减少疾病的发生，积极配合采取促进健康行为。

二、保健教育过程模式

（一）模式的发展

保健教育过程模式（procede-proceed model）是由格林（Green）与克鲁塔（Kreuter）于1980年首先提出的，并于20世纪90年代完善的指导保健计划及评价模式（图9－2）。该模式通过评估对健康产生重要影响的多方面因素，最终可以得出一个诊断，精确描述护理对象的学习需要，为健康教育项目做准备。

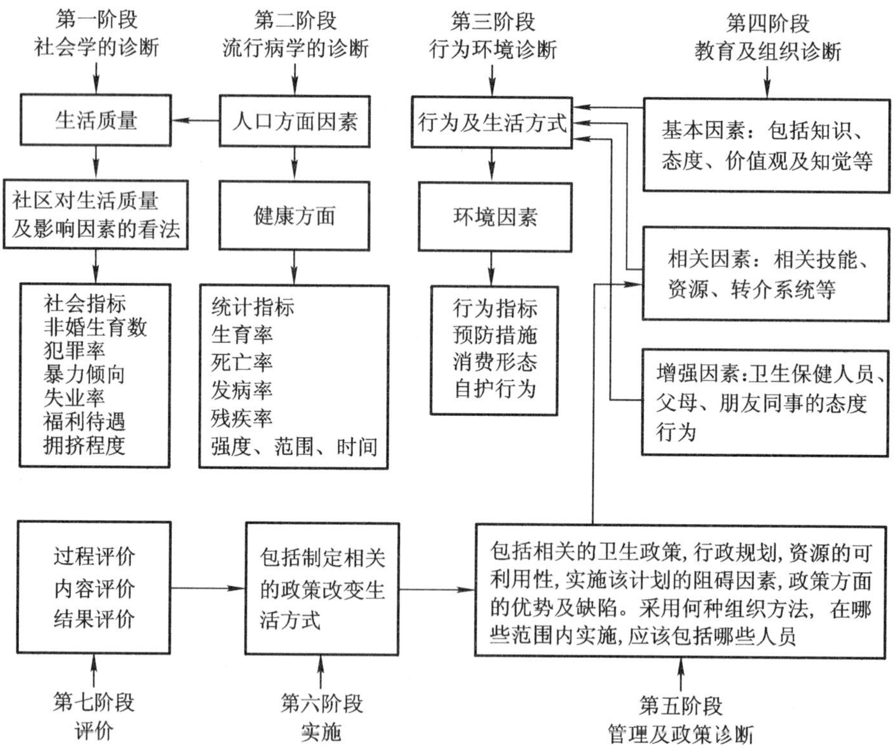

图9－2　保健教育过程模式

（二）模式的组成

该模式由7个基本步骤组成，包括：社会学诊断、流行病学诊断、行为与环境诊断、教育与组织诊断、管理与政策诊断、实施和评价。

1. 社会学诊断　健康能够影响生活质量及社会的良好状态，同时生活质量和社会问题又会影响健康。主要评估学习者的生活质量，依据相关的社会性指标，如失业率、教育、经济、福利政策等来进行。还要了解教育对象的主观感受，如理想的生活质量是怎样的、对自己的生活质量是否满意等。

2. 流行病学诊断　在确定教育对象的社会问题之后，教育者应通过对有关流行病学资料的分析，进一步找出教育对象存在的健康问题及影响因素。

3. 行为与环境诊断　健康问题与行为和环境因素有关，针对教育对象所存在的健康问题，教育者通过调查分析，找出教育对象存在的健康问题的行为和环境因素。

4. 教育与组织诊断　通过调查分析，确定易患人群，并研究促进这些人群采取健康行为的三大主要因素，即倾向因素、促成因素和强化因素。倾向因素是产生某种行为的动机，包括公众的知识、态度、价值观、认知及对健康行为的看法等；促成因素是指促使某种行为的动机或愿望得以实现的因素，它是实现某种行为所必需的技术和资源，包括保健措施、相关的技能、资源及阻碍因素等；强化因素是激励某种行为发展、维持或减弱的因素，如家人、朋友、同事的态度与行为等。

5. 管理与政策诊断　对行政管理方面在实施该计划的能力及资源方面进行分析及判断，包括相关资源、政策方面的优势、缺陷及实施该计划的组织方法等。

6. 实施　执行已制订的健康教育项目。

7. 评价　评价包括3个方面：过程评价、内容评价及效果评价。过程评价是在健康教育的过程中，不断地进行评价；内容评价是对健康教育所产生的影响及短期效应进行评价；效果评价是健康教育项目结束时，评价是否达到预期目标，是否促进了身心健康、提高了生活质量。常用的评价指标是发病率、伤残率、死亡率的变化。

（三）保健过程教育模式在健康教育中的应用

依据保健过程教育模式，一项健康教育内容要取得成功，必须经过教育者多层次、多方位的评估及诊断，才能根据教育对象的实际需要实施教育。因此，该模式常用来指导健康教育的计划和实施。

三、促进健康模式

（一）模式的发展

促进健康模式（health promotion model）是潘德于1980年在社会学习理论及健康信念模式的基础上提出的。此模式解释了健康生活方式及健康促进行为可能产生的条件，提出健康促进行为主要取决于3个主要因素（图9－3）。

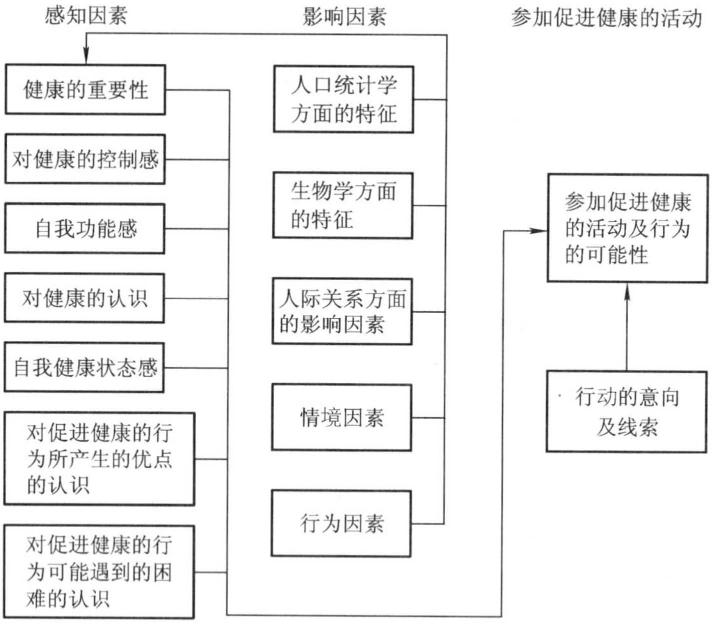

图 9－3　促进健康模式

（二）模式的组成

促进健康模式主要由 3 个部分组成，即自我感知因素、影响因素和采取健康行为的可能性。

1. 自我感知因素　包括人们对健康的理解、对健康重要性的认识、对自我健康状况的认识、对自我健康控制能力的认识、对采取某种健康促进行为后所带来的利弊的认识等。

2. 影响因素　包括年龄、性别、种族、教育、经济收入、文化程度、重要关系人的期望及影响、采取促进健康因素的认知及行为技巧等。

3. 采取健康行为的可能性　主要与本人对健康的渴望程度、媒体对健康促进的宣传、健康教育的效果等有关。

（三）促进健康模式在健康教育中的应用

促进健康模式主要应用于指导计划的制订及实施预防疾病、促进健康的活动。护士与健康教育对象的接触机会最多，有更多的机会为护理对象树立健康的榜样，对人群提供健康教育。

病例分析

患者，张某，男性，28 岁。2 年前因进食增加、口干、尿多、体重下降到某医院诊治，经饮食控制和注射胰岛素治疗后病情稳定。6 日后赴宴并终止治疗，感到疲乏、口干、厌食。近两天出现恶心、呕吐、腹痛。否认其他病史。护理体检：T 36.5℃，P 120 次/min，R 24 次/min，BP 80/50 mmHg。皮肤干燥，呼吸深大，有烂苹果味。实验室检查：空腹血糖16.7 mmol/L，血酮 4.8 mmol/L,临床诊断为糖尿病,酮症酸中毒。给予积极的治疗后病情稳定,应用促进健康模式对该患者进行分析,实施健康教育。

应用促进健康模式对该患者分析如下。

促进健康模式包括3部分,即自我感知因素、影响因素和采取健康行为的可能性。

1. 自我感知因素　该患者对健康重要性缺乏认识,对自我健康控制的能力较低。因赴宴而终止治疗,导致并发症的出现。

2. 影响因素　男性,年龄较轻,争强好胜,控制力相对较弱,采取促进健康因素的认知不够深刻。

3. 采取健康行为的可能性　通过与患者认真讲解,说明糖尿病是临床的常见病、多发病,是严重危害健康的慢性疾病,本病虽不可根治,但如果控制良好仍可享受正常人的寿命,帮助其树立接受正规治疗、终身与疾病斗争的信心,提高生活质量,延长寿命。如果不能很好地控制,急性并发症常危及生命,慢性并发症如大血管、微血管病变可使患者致死、致残。患者对糖尿病的相关知识有了深刻的认识后,一定会以积极态度,坚持正确的生活方式,坚持治疗,促进康复。

糖尿病的健康教育内容包括:① 糖尿病的药物治疗,包括口服降糖药物及注射胰岛素的教育,使患者了解口服降糖药的种类、作用特点、使用方法及副作用及胰岛素的种类、作用特点、储存方法、注射方法及副作用。② 糖尿病的饮食疗法:包括饮食疗法的重要意义、饮食治疗的原则、如何控制总热量合理安排自己的饮食。③ 糖尿病的运动疗法:包括运动疗法的重要意义、运动治疗的原则、如何选择适合的运动、运动的方法和注意事项。④ 糖尿病患者的心理卫生:使患者了解心理情绪因素对血糖及病情变化的影响,帮助患者树立控制疾病的信心并积极配合治疗。⑤ 糖尿病的病情监测:内容包括血糖、体重、腰围、糖化血红蛋白、肝肾功能、眼底检查等。掌握病情变化并及早采取措施,防治急性并发症的发生,延缓慢性并发症的发展,进而改善生活质量和延长生命。⑥ 正确的注射胰岛素及测血糖的方法:掌握正确的注射及监测方法,指导治疗。⑦ 改善不良生活习惯:患者认识到吸烟、饮酒、不规律进食和起居等不良生活习惯,可直接对血糖的控制产生影响,要尽量避免这些不利因素,建立健康生活模式。

第三节　健康教育的程序及方法

健康教育是有组织、有目的、有计划的健康教育活动,其目的是通过教育的手段帮助人们预防疾病、促进健康。健康教育的过程与护理程序一样,也遵循一定的过程,不同的学习者,需要采用不同的健康教育方法。

一、健康教育的程序

健康教育是一个连续不断的过程,包括:评估、诊断、计划、实施教育计划及评价教育效果5个步骤。

(一) 评估阶段

健康教育是教育者与教育对象双方的互动过程。学习需要指教育对象已经掌握的知识与实现有效行为所需要的知识之间的差距。评估学习者的学习需要是健康教育的第一个步骤。

1. 评估教育对象的学习需要　教育者可以通过各种方式收集教育对象的各种资料，为开展健康教育提供依据。教育者要了解教育对象以下相关方面的资料。

（1）基本资料：如性别、年龄、种族等。

（2）生活方式：如饮食、睡眠、锻炼、吸烟、酗酒、性生活等。

（3）心理状况：如学习的愿望、态度及心理压力等。

（4）学习能力：如文化程度、学习经历、语言表达能力、记忆力及学习方式等。

（5）生活及社会环境：如职业、经济收入、住房状况、交通设备、自然环境等。

（6）医疗卫生服务：如医疗卫生机构的地理位置及享受基本医疗卫生服务的状况等。

2. 评估学习资源　评估达到健康教育目标所需的时间、需要参与的人员、需要何种教学环境、教育资料及设备，如宣传手册、幻灯片、宣传栏、VCD 等。

3. 教育者的评估　教育者也应对自己从事健康教育的知识、水平及能力做出评估，以选择最佳的教育方式。

常用的评估方式可分为直接评估和间接评估两种。直接评估包括观察、面谈、问卷等方式；间接评估多为查阅有关档案资料、询问知情人员等方式。

（二）诊断阶段

通过对上述收集的资料进行分析，确定教育对象存在的健康问题。其核心是确定影响教育对象健康问题的主要健康相关行为，以及确定影响该健康相关行为发生发展的主要倾向因素、促进因素和强化因素。正如临床医学诊断的核心是患者所患疾病对影响该疾病发生、发展原因的推断。问题确定后，确立通过健康教育要达到的目标。

设立健康教育目标是健康教育中的一项重要内容，教育者应根据教育对象的不同情况、学习动机及愿望、学习条件等制定一系列的行为目标，目标设立应当是明确、具体和可测量的。

健康教育的总体目标是帮助教育对象了解健康知识，充分发挥自己的健康潜能。社区护理的健康教育目标主要是为了使社区群体了解有关健康的信息及知识，识别有害健康的因素及行为，培养良好的生活方式；对临床患者而言，是帮助他们学习有关自己健康与疾病方面的知识，正视自己目前的健康状况，根据健康的需要做出理智的选择，有效的参与自己的治疗、护理及康复活动。

（三）计划阶段

问题、教育目标确定后，即可拟订健康教育计划。为了使健康教育计划能有效地实施，教育者应与其他医护人员、行政领导及教育对象共同磋商制订教育计划。教育计划应视健康教育的规模大小以及教育者对技能的掌握程度而定。一份完整的健康教育计划应当包括：教育内容、教育时间、教育地点、师资、教育方法和评价方式。在制订教育计划时应根据人力、物力及其他教育资源的情况，合理安排教育的先后次序及教育方法，以获得最佳的效果。

（四）实施教育计划

实施健康教育计划时，需要各部门及组织之间的密切配合与沟通，以保证教育计划的完成及教育的质量。健康教育的实施过程中，教育者应灵活机动，注意教育对象学习需求的变化，外界环境的干扰可能影响原有教育计划的实施。健康教育应遵循教学原则，因人、因时和因事制宜，及时了解学习者对教育结果的满意程度，以便及时调整教育方法，获得更佳的教育效果。

（五）评价阶段

评价是对照计划进行检查、总结的过程，是健康教育的一个重要组成部分。评价的目的是了解教育的效果，以完善整个教育的运作过程、及时修改教育计划以满足教育对象的健康需要。健康教育的评价可以分为 3 种。

1. 即时评价　是指在进行健康教育时，教育者应通过教育对象不同形式的反馈，如面部表情、提问等及时修改教育的内容及方法。

2. 阶段性评价　是指在健康教育的过程中，教育者应定期对照计划检查教育进度及效果。

3. 效果评价　是指健康教育结束时，教育者应根据计划对教育活动进行全面的检查和总结。

二、健康教育的内容

（一）一般健康教育

帮助公众了解增强个人及人群健康的基本知识，内容包括个人卫生、营养方面的知识、疾病防治方面的知识、精神心理卫生方面的知识。

（二）特殊健康教育

针对特殊的人群或个人所进行的健康教育，其中包括妇女健康知识、儿童健康知识、中老年的预防保健知识、特殊人群的性病防治知识、职业病的预防知识、学校卫生知识等内容。

（三）卫生法规的教育

帮助个人、家庭及社区了解有关的卫生政策及法规，促使人们建立良好的卫生及健康道德，提高居民的健康责任心及自觉性，使他们自觉的遵守卫生法规，维护社会健康。

（四）患者的健康教育

患者的健康教育包括门诊及住院患者的健康教育。应根据不同的疾病，设立相应的健康教育目标和提供教育，使患者及家属了解病情、积极参与治疗护理，能早日康复、预防疾病的复发。住院患者的健康教育项目多，根据患者的实际需求，可采用不同病种患者的集体教育，也可以用个别教育法。

三、健康教育的方法

（一）健康教育方法的选择

教育者应根据教育目标选择恰当的教育方法。一般教育目标可分为知识、技能和态度3个方面。当教育目标是为了增加教育对象的知识时，可采用讲座、发放阅读材料和讨论等方法；为了使教育对象获得某种技能时，可以运用示教、角色扮演、游戏等方法；为改变教育对象学习态度时，可运用小组讨论、案例分析和角色扮演等方法。此外，还应结合教育的内容和教育对象等因素具体分析。

在选择教学方法时应注意以下原则：

1. 目的性　选择的教学方法是达到教学目标的最佳途径。
2. 经济性　教学方法的选择必须充分地使用可及性资源，费用低廉。
3. 实用性　教学方法的选择符合学习者的社会及文化背景。
4. 配合性　一种教学方法必须与其他方法配合，以取得良好的效果。

（二）健康教育的方法

教育方法是多种多样的，以下将介绍健康教育中常用的教育方法。

1. 专题讲座法　是将教育主题正式地用语言表达出来的一种教育方法。是一种专业性、知识性较强的教育方式，一般由卫生专业技术人员对关于健康的某个专题进行讲座，以口头配合书面的方式将信息传达给学习者。适用于系统地传播大众健康知识，为学习者观念、态度及行为的改变奠定一定的基础。

其突出的优点是容易组织，能在有限的时间内将知识系统完整地传授给受教育者。教育者必须具有一定的专业知识及讲授能力，讲授内容应简明扼要，一般以30 min为佳。教育者应首先了解受教育者的人数、教育程度和职业等基本资料，安排适宜的环境，鼓励受教育者积极参与，形成双向沟通以达到预期效果。

2. 讨论学习法　是针对学习者的共同需要或存在相同的健康问题，以小组或团体的方式进行健康信息的沟通及经验交流，大家就共同关心的问题展开讨论，各抒己见。讨论本身是一种良好的互动式教育方法。在讨论中，学习者得以集思广益，获取及分享知识与感受，扩大个人的经验范围，加深对某一问题的认识及了解，可以刺激其态度或行为的改变。以7～8人的小组为最佳，最多不要超过15人，同一小组应选择由年龄、健康状况、教育程度等背景相似的人组成。讨论前明确讨论的主题，并拟出讨论的基本内容，使受教育者了解讨论的基本内容。

其优点是在共同参与讨论的交流中，学习者不仅从教育者处获取信息，还可以从同伴中获取有用的经验、取长补短；适用范围广，如高血压患者的居家护理、社区妇女的婴幼儿喂养等。小组的组织及讨论需要较长时间，会出现不平衡现象，有人可能过于突出，有人参与较少，有时会出现小组讨论离题现象。因此，在组织讨论时，教育者应在现场，防止出现偏离主题现象的发生。

3. 个别指导法　是一种简单易行的健康教育方法，随时随地都可以进行。指导教育过程中应注意与教育者建立良好的关系，及时了解其所存在的困难及问题，以便实施正确的健康教育。

此种教育方法不受时间限制，可根据护理对象的需求有针对性地进行教育。便于讨论一些敏感话题，如对保密、隐私及自理自护等方面的问题给予指导。

4. 角色模拟法　是一种制造或模拟一定的现实生活片段，由受教育者扮演其中的角色，将角色的言语、行为、表情及内心世界表现出来，以学习新的行为或解决问题的方法。角色模拟法为受教育者提供了具体而有兴趣的学习环境。角色扮演前，教育者应根据教育目标选择主题，设计和分配角色。角色扮演时，教育者应说明教学活动的目的与意义，进行组织安排。角色扮演后应进行讨论，可先由表演者谈自己的感受，然后让其他人员积极参加讨论。教育者可以引导参加人员讨论剧中的重点及内容，以便其了解相关的知识及原理。可以通过讨论让有关人员真正获得相关的知识。

5. 演示互动法　是将某项技术或行为过程详细地进行示范，使学习者通过实际观察，对如何执行有清晰的感性认识。是操作技能培训的重要方式，适用于小组教学或一对一的教学。

演示时动作不宜过快，将动作分解的同时配以口头说明，保证所有的学习者都能清楚地看到及听到，如果示范的内容较复杂，则可事先利用视听教具，如录像带，说明步骤及原理，然后再演示。演示后安排一段时间让学习者进行练习，示范者在旁边指导，在纠正错误时，应详细说明错误的地方，切忌用责备的语气。在结束时，通过对学习者回示以评价学习效果。

6. 其他方法　利用宣传单、宣传册、录像、幻灯片、投影仪、电影、展览等，使学习者在最短的时间内对某一教学内容有所了解。

(1) 宣传材料：如宣传单、宣传册等，宣传材料成本低，可大量印刷，有选择性地分发给需要的人。例如，在门诊、社区等可以摆放此类宣传材料，供候诊的患者或家属自由阅读。使用时应注意，不要无选择地分发，使大家随意乱丢而造成浪费。

(2) 电化教育：如幻灯片、投影仪及电影等，可根据学习者的兴趣及背景来安排学习。由于利用了学习者的视、听等其他的感觉，能激发学习者的学习兴趣，提高学习效果。

(3) 参观展览：利用图表、模型、标本的展示，系统地将学习资料提供给学习者，以提高学习者的学习兴趣和学习效果，使学习者在没有压力及紧张的气氛中获得健康知识。

四、健康教育的注意事项

(一) 根据健康教育对象的学习需要制订健康教育计划

在制订和实施健康教育计划之前，应全面评估教育对象需要的学习知识和内容，并在此基础上制订出有效的、切实可行的健康教育计划，实现预期的健康教育目标。

(二) 根据健康教育对象的特点选择恰当的教育方法

不同年龄、不同文化背景和不同风俗习惯的人，其智力发展和学习能力均不相同。因此，在选择教育方法时，应考虑学习者的特点，选择适宜的教学方法。如老年人的记忆力、听力和视力有不同程度的降低，在教学时应注意加强重复和强化。

（三）教学内容应从简单到复杂，由具体到抽象

为激发学习者的兴趣，教学安排尽量由简单、具体、容易理解的内容逐步向复杂、抽象的内容过渡。还应注意一次健康教育不宜安排过多的教学内容，应循序渐进地传授，使学习者能真正理解和掌握，达到健康教育的目标。

（四）健康教育应强调理论与实践相结合

健康教育的目的是帮助教育对象掌握基本的健康知识，以使自觉采纳健康行为和生活方式。掌握知识的目的在于应用，进行健康教育时，应注重将知识传授和实践应用相结合，从而使学习者能够学有所用。

（五）创造良好的学习环境和氛围

良好的学习环境是提高教学效果的基本保证，环境嘈杂、温度过高或太低均会影响教学效果。此外，学习者的学习兴趣和热情同样影响教学的气氛。因此，应尽量提供环境安静、光线充足、温度适宜和教学音响设备良好的学习环境，并积极调动学习者的学习热情，以保证教学效果，达到教学目标。

健康教育是一种有目的、有组织、有计划的系统活动。其目的是使人们改变不良的生活习惯，自觉地采纳有益于健康的行为和生活方式，从而预防疾病，促进健康，提高生活质量。护理工作者可以通过多种途径及方法，对护理对象实施健康教育，以达到促进全民健康的目的。

思考与练习

1. 健康教育的目的是什么？
2. 在健康教育中应遵循哪些原则？
3. 护士在健康教育中起到什么样的作用？
4. 何谓保健行为？主要内容有哪些？
5. 在日常生活中，应养成哪些良好的生活习惯？
6. 在健康教育中应注意的问题是什么？
7. WHO在1995年就对世界各国发出警告，在今后几十年内，由于不健康的生活方式导致引发威胁生命的疾病将席卷第三世界国家。通过流行病学调查发现，我国高血压的发病率呈明显上升趋势，城市高于农村，北方高于南方，要解决13亿人口的保健问题，有效控制心血管病发病率，仅仅靠扩大医疗服务是远远不够的。通过健康教育，尽快改变人们贫乏的卫生知识状况，建立起良好的生活方式，把科学的知识和健康的观念转化为群众的自觉行为有着深刻的意义。请针对目前的现状，拟定一份高血压的健康教育计划。

（杨丽艳）

汉英对照护理专业名词

第一章　护理学与护理专业

弗罗伦斯·南丁格尔	Florence Nightingale
健康	health
国际护士会	International Council of Nurse, ICN
护理学	nursing science
南丁格尔理论	Nightingale's theory

第二章　护士的素质与角色功能

评判性思维	critical thinking
素质	diathesis
循证护理	evidence-based nursing
保健	health care
目的	object
初级卫生保健	primary health care
地点	place
角色	role
时间	time

第三章　护理学的基本概念

获得保健设施的可能性	accessibility to health service
美国护士协会	American Nurses Association, ANA
生物医学模式	biomedical model
身体心像	body image
机体因素	body factors
照顾	caring
环境	environment
环境因素	environmental factors
健康—疾病连续相模式	health-illness continuum model
帮助	help
最佳健康模式	high-level wellness model
整体护理	holistic caring
人道	humanistic perspective
生活方式	lifestyle

医学模式	medical model
自我特征	personal identity
角色表现	role performance
自我概念	self-concept
自尊	self-esteem
亚健康	sub-health
治疗性环境	therapeutic environment

第四章　文化与护理

态度和信仰	attitudes and beliefs
关怀	caring
文化	culture
文化关怀	culture care
文化关怀差异	culture care diversity
文化关怀的共性	culture care universality
多元文化	culture diversity
文化休克	culture shock
沟通交流	communication
风俗习惯	customs
孤独	isolation
日常生活活动差异	mechanical difference
跨文化护理	trans-cultural nursing
日出模式	sunrise model

第五章　护患关系与沟通交流

主动—被动型模式	activity-passivity model
沟通	communication
清晰、简洁	clarity and brevity
有效沟通	effective communication
指导—合作型模式	guidance-cooperation model
幽默	humor
人际关系	interpersonal relationship
语调、声调	intonation
共同参与型模式	mutual-participation model
护患关系	nurse-patient relationship
护理对象	object of nursing
语速	pacing
患者	patient
治疗性沟通	therapeutic communication
词汇	vocabulary

第六章 护理学相关理论

适应	adaptation
肛欲期	anal stage
路·冯·贝塔朗菲	Bertalanffy L. Von
意识	consciousness
发展	development
自我	ego
艾瑞克森	Erik Erikson
全身适应征候群	general adaptation syndrome, GAS
生殖期	genital stage
成长	growth
汉斯·塞利	Hans Selye
本我	id
让·皮亚杰	Jean Piaget
潜伏期	latency stage
局部适应征候群	local adaptation syndrome, LAS
爱与归属的需要	love and belongingness needs
马斯洛	Maslow A · H.
成熟	maturation
人类基本需求层次理论	need hierarchy theory
自我实现的需要	needs for self-actualization
需要	need
口欲期	oral stage
性蕾期	phallic stage
生理需要	physiological needs
前意识	preconsciousness
理查德·凯利希	Richard A. Kalish
拉赫	R. Lahe
拉扎勒斯	R. Lazarus
安全需要	safety needs
自尊的需要	self-esteem needs
弗洛伊德	Sigmund Freud
压力源	stressor
压力反应	stress response
压力	stress
潜意识	subconsciousness
超我	superego
系统	system
霍姆斯	T. Holmes

第七章 护理学理论

适应性反应	adaptive response
基本结构	basic structure
贝蒂·纽曼	Betty Neuman
相关刺激	contextual stimulus
应对机制	coping mechanisms
创造环境	created environment
多萝西娅·奥瑞姆	Dorothea. E. Orem
效应器	effector
应变防线	flexible line of defense
主要刺激	focal stimulus
保健系统模式	health care system model
无效性反应	ineffective response
相互依赖	interdependence
抵抗线	lines of resistance
心理调节	mental regulation
正常防线	normal line of defense
部分补偿系统	partly compensatory system
生理功能	physiological function
生理调节	physiological regulation
预防保健护理	preventive nursing
一级预防	primary prevention
固有刺激	residual stimulus
角色功能	role function
二级预防	secondary prevention
自理力	self- care agency
自理模式	self- care model
自理需要	self- care requisites
自理	self- care
自我概念	self- concept
卡利斯塔·罗伊	Sister cattista Roy
刺激	stimulus
辅助教育系统	supportive- education system
三级预防	tertiary prevention
治疗性自理需求	therapeutic self- care demand
护理系统结构	the theory of nursing system
自理缺陷结构	the theory of self- care deficit
自理结构	the theory of self- care
全补偿系统	wholly compensatory system

第八章 护理程序

怎么做	how
护理评估	nursing assessment
护理诊断	nursing diagnosis
护理评价	nursing evaluation
护理实施	nursing implementation
护理程序	nursing process
护理计划	nursing planning
结果	outcome
健康问题	problem
做什么	what
何时做	when
在何地	where
谁去做	who

第九章 健康教育

行为	behavior
健康教育	health education
健康行为	health behavior
健康信念模式	health belief model
促进健康模式	health promotion model
保健教育过程模式	precede- proceed model

参考文献

[1] 姜安丽.新编护理学基础.北京:人民卫生出版社,2012.
[2] 王瑞敏.护理学导论.北京:人民卫生出版社,2011.
[3] 李晓松.护理概论.北京:人民卫生出版社,2007.
[4] 潘杰,赵国琴.护理学导论.西安:第四军医大学出版社,2012.
[5] 黄敬亨,邢育健.健康教育学.上海:复旦大学出版社,2011.
[6] 邹恂.现代护理新概念与相关理论.北京:北京大学医学出版社,2004.
[7] 杨新月.护理学导论.北京:人民卫生出版社,2007.
[8] 李小妹.护理学导论.北京:人民卫生出版社,2012.
[9] 尤黎明,吴瑛.内科护理学.北京:人民卫生出版社,2012.
[10] 冯先琼.护理学导论.北京:人民卫生出版社,2011.
[11] 刘宇.护理礼仪.北京:人民卫生出版社,2006.
[12] 陈淑英.现代实用护理学.上海:复旦大学出版社,2007.
[13] 杨新月.护理学基础.天津:天津科学技术出版社,2012.
[14] 马小琴,冯志仙.护理学基础.北京:高等教育出版社,2012.